Daniel Sollberger

Beziehungsgestaltung in psychiatrisch-psychotherapeutischen Behandlungen

Psychiatrie Verlag

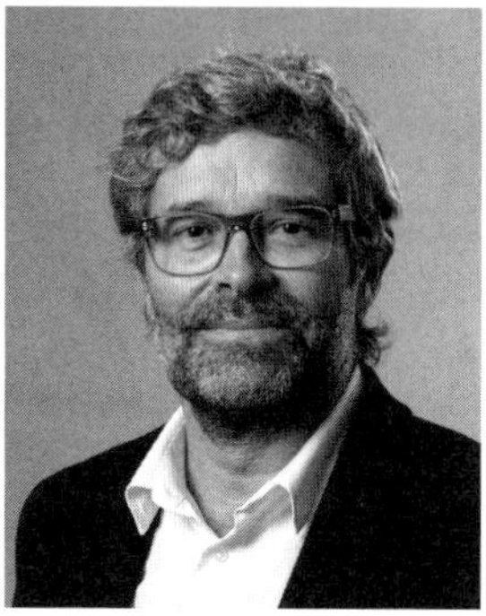

Daniel Sollberger, PD Dr. med. Dr. phil., ist Facharzt FMH für Psychiatrie und Psychotherapie und promoviert in Philosophie und Medizin. Er arbeitet als stellvertretender Direktor der Psychiatrie Baselland/Schweiz und Chefarzt des Schwerpunkts für spezialisierte Psychotherapien und Psychosomatik und des Schwerpunkts für psychosoziale Therapie der Psychiatrie Baselland und als Privatdozent an der Medizinischen Fakultät der Universität Basel. Zu seinen Arbeitsschwerpunkten gehören die Diagnostik und Therapie von Persönlichkeitsstörungen und Essstörungen, Psychotherapieforschung, qualitative Narrativforschung sowie die Schnittstellen von Philosophie und Psychiatrie.

Für
Anouk und Joscha,
Jakob und Elias

Daniel Sollberger

Beziehungsgestaltung in psychiatrisch-psychotherapeutischen Behandlungen

Psychiatrie Verlag

Daniel Sollberger
Beziehungsgestaltung in psychiatrisch-psychotherapeutischen Behandlungen

1. Auflage 2023
ISBN Print: 978-3-96605-115-6
ISBN eBook (PDF): 978-3-96605-221-4

Bibliografische Information der Deutschen Nationalbibliothek
Die Deutsche Nationalbibliothek verzeichnet diese Publikation in der Deutschen Nationalbibliografie; detaillierte bibliografische Daten sind im Internet über http://dnb.d-nb.de abrufbar.

Lektorat: Uwe Britten, Eisenach
Umschlagkonzeption und -gestaltung: Michael Schmitz, Arnbruck, www.grafikschmitz.de unter Verwendung eines Fotos von .marqs / photocase.de
Typografiekonzeption: Iga Bielejec, Nierstein
Satz: Psychiatrie Verlag
Druck und Bindung: Plump Druck & Medien GmbH

Vorwort

Die therapeutische Beziehung ist als allgemeiner und spezifischer Wirkfaktor nicht nur Gegenstand therapeutischen Verstehens, sondern zugleich dessen Medium: Das Verstehen der Beziehung erfolgt als Verstehen *in* Beziehung. Die therapeutische Beziehung ist damit nicht nur die Grundlage für eine Behandlung, sondern selbst das Mittel. Und dies ist letztlich nicht nur für die Behandlung der Fall, sondern bereits auch für diagnostische Prozesse. Denn in der Art und Weise der Beziehungsaufnahme und Beziehungsgestaltung werden Beziehungserfahrungen, -fantasien und -erwartungen erkennbar, die als Beziehungsrepräsentationen und geronnene Beziehungsmuster die innere Struktur einer Persönlichkeit prägen und damit deren Wahrnehmen, Empfinden, Fühlen, Denken und Handeln mit beeinflussen – und also auch deren Leiden.
Mit anderen Worten: Wenn sich Menschen an uns wenden und wir uns ihnen zuwenden im Herstellen einer Beziehung, und zwar bereits in einer ersten Kontaktaufnahme, steht die Beziehung zugleich implizit oder auch explizit im Fokus, sodass nicht nur etwas getan wird, sondern dieses Tun zugleich fokussiert, angesprochen, besprochen und gemeinsam reflektiert werden kann und soll als bedeutender Teil einer Behandlung. Die Wendung an andere und die in der Gestaltung der psychiatrisch-psychotherapeutischen Behandlung erfolgende Zuwendung hat also das Potenzial, dass sich etwas wenden kann.
Diese schlichte Überlegung hat die Grundlage für den Aufbau des Buches gegeben, der dem therapeutischen Prozess einer Behandlung folgt mit den Aspekten Erstkontakt, Beziehungsaufnahme, Behandlungsrahmen, Vertrauensaufbau, Therapie mit verschiedenen und besonderen Herausforderungen und schließlich mit Abschluss und Beendigung.
Unübersehbar haben mich in meinem psychodynamischen Denken mir intellektuell und therapeutisch nahestehende und überaus bedeutsame Personen geprägt und auch in der Ausarbeitung des Buches innerlich geleitet. Es sind dies Joachim Küchenhoff, mit dem ich über viele Jahre zusammengearbeitet habe, der leider viel zu früh verstorbene und mir so wertvolle Supervisor und Freund Gerhard Dammann sowie Otto F. Kernberg, dessen Persönlichkeit

und Arbeiten mich nicht nur in Form seiner Bücher, Aufsätze und Vorträge, sondern auch während meines Aufenthalts in New York am Personality Disorders Institute geprägt haben.
Bedanken möchte ich mich bei meinen Kolleginnen und Kollegen für die engagierte und überaus anregende berufliche Zusammenarbeit und für manche Einsicht, die aus gemeinsamen Diskussionen insbesondere zu Fallbeispielen erwachsen sind und das Buch bereichern.
Ebenso gilt mein Dank meinen Patientinnen und Patienten für das mir entgegengebrachte Vertrauen und die gemeinsame therapeutische Arbeit.
Die Arbeit am Text hat mich während einer intensiven Lebensphase begleitet, sodass das Schreiben auch zu einem Reflexionsmedium für eigene Veränderungen geworden ist und durch diese Erfahrungen mitgeprägt wurde.
Serena danke ich für die inspirierenden Gespräche zu Vorarbeiten und Inhalten des Buches. Sie hat in der Zeit des Schreibens meinen Erlebnisraum »gekrümmt« und meine Umlaufbahn zu verändern vermocht.
Vania hat mein Nachdenken über und das Bemühen um ein Verständnis therapeutischer Beziehungen in vielen Gesprächen nachhaltig geprägt. Dafür wie für so manches andere bin und bleibe ich ihr überaus dankbar.
Das Buch aber widme ich unseren und meinen Kindern, die das größte Glück bedeuten.

Daniel Sollberger
Januar 2023

Einleitung

Der Anfang beginnt zumeist mit einem Scheitern: Menschen, die sich in der Psychiatrie vorstellen, die für eine stationäre Behandlung in eine psychiatrische Klinik eingewiesen werden, freiwillig oder unfreiwillig, Menschen, die eine psychiatrische Ambulanz oder einen niedergelassenen Therapeuten bzw. eine Therapeutin aufsuchen, sie alle sehen sich gezwungen zu diesem Schritt, weil sie selbst oder weil andere mit ihnen nicht mehr weiterwissen und sie auffordern, drängen oder gar zwingen. Sie kommen als Verunsicherte, ja, nicht selten als Gescheiterte, die nicht mehr zurechtkommen mit Konflikten, die sie in sich tragen, mit Beziehungsabbrüchen, mit Ängsten, die sie hindern und einschränken, mit Verunsicherungen, die aus dem »Verlust einer natürlichen Selbstverständlichkeit« (Blankenburg 1967/2012) entstehen, oder mit Gefühlen der Sinnlosigkeit, die sie des Lebens überdrüssig werden lassen. Sie kommen als Leidende, als Individuen mit Symptomen.

In einem solchen Prozess passiert etwas Besonderes: Als Subjekte des Leidens wenden sie sich an uns und werden zu Subjekten des Sprechens, die sich mit Fragen an uns wenden: »Was habe ich?«, »Was stimmt nicht mit mir?«, »Was hat das zu bedeuten?« (siehe Kläui 2008, S. 38 ff.). Diese *Wendung* macht sie in gewisser Weise zu »Philosophen wider Willen« (Holzhey-Kunz 2014), indem am Anfang nicht mehr allein das Leiden, sondern ein existenzielles Fragen steht, so wie in der antiken Philosophie ein Staunen, in der neuzeitlichen ein Zweifel den Anfang machten. Das Staunen im Zustand der Verwunderung oder schlicht der Irritation motiviert ein Fragen und Suchen (siehe Sollberger 1994, S. 356 ff.). Ebenso bewirkt dies der Zweifel.

Die Fragen drängen sich der psychisch kranken Person auf. Menschen wenden sich also in ihrem Leiden *als Fragende* an uns. Gleichwohl sind sie selbst in solchem Fragen auf sich selbst bezogen als Suchende, hermeneutisch Auslegende und Sinngebende, eben »Philosophen wider Willen«, die sich nicht einfach als »Opfer« ihrer Krankheit sehen, sondern in ihrer Subjektivität als Fragende ernst genommen sein wollen. Damit wird eine Symptomatik nicht bloß zu einem Leiden, sondern ist vielmehr *Ausdruck* eines Leidens und also Gegenstand von Deutung und Verstehen.

»Wir deuten, was uns angeht, dessen Bewandtnis aber nicht offen zutage liegt« – so schreibt der Philosoph Dieter Henrich (1982, S. 11) und ergänzt: »Schriftzeichen und Tierspuren werden nicht gedeutet. Sie werden gelesen.« Gedeutet wird, was nicht zur vertrauten Umwelt gehört, das, was zwar verlässlich erscheint, aber nicht in voller Klarheit zutage tritt, also – bei allen Unterschieden – zum Beispiel die Sternkonstellationen für die Astrologen, der Vogelflug für Auguren oder Träume für Analytikerinnen und Analytiker. Was heißt das für uns psychiatrisch-psychotherapeutisch Tätigen?

Wer deutet, der betrachtet das Gedeutete als etwas, was dunkel, aber vielsagend sowie auf eine verborgene Bewandtnis hin zu entschlüsseln ist – oder sagen wir besser: zu verstehen gesucht wird. Wir Menschen stehen uns in solchen auf Verstehen ausgerichteten Beziehungen gegenüber; ja, mehr noch: Wir stehen zu uns selbst in einer solchen zu deutenden Beziehung.

Eine Psychiatrie, in der die Person in ihrer Integrität, das heißt ihrer Subjektivität, Individualität und Identität adressiert wird, ist notwendigerweise eine beziehungsorientierte Psychiatrie, denn die genannten Aspekte der Person gründen in Beziehungen, das heißt in den internalisierten, identifikatorischen und abgrenzenden Bezugnahmen zu anderen, der Zugehörigkeit, Vertrautheit, aber auch der Nichtzugehörigkeit und Fremdheit. Der Mensch wird psychisch krank, *weil* er Person ist und dabei sich nicht nur von sich selbst entzweien, entfremden, ja, sich selbst verlieren kann, sondern damit sich zugleich in der Beziehung zu anderen entfremdet – einen Verlust der natürlichen Selbstverständlichkeit erleidet, wie Wolfgang Blankenburg (1967/2012) dies für die Schizophrenie auf den Punkt gebracht hat.

Dieser Verlust wird zum intersubjektiven Problem der Verständigung. Die Beziehungsorientierung in der psychiatrischen Arbeit baut auf Vertrauen auf, und zwar deshalb, weil der Bezug zur Person des Gegenübers sich nicht nach einer bestimmten Regel oder gemäß Manualen herstellen lässt, sondern gerade davon lebt, dass sie durch Offenheit, Eigensinn, Überraschung und durchaus auch Befremdung charakterisiert ist. Dieses Sich-Einlassen auf eine therapeutische Beziehung fordert gegenseitig, was allerdings aufseiten des Patienten, der Patientin schwerfällt, da er bzw. sie einen Vertrauensvorschuss geben müssen, um sich in die Hände und Abhängigkeit eines Behandlungsteams, einer Therapeutin oder eines Therapeuten zu begeben. Vonseiten der psychiatrisch Tätigen ist das herausfordernd, da zu viel Erfahrung das Risiko eines allzu raschen, vermeintlichen Wiedererkennens von Mustern birgt und damit allzu schnelle Einordnungen und das Verschließen eines zweckfreien Hinhörens zur Folge haben kann, während eine anfänglich ja durchaus wünschenswerte Verunsicherung bei der generellen Unsicherheit von noch wenig Erfahrenen ebenfalls zu Versuchen eines vorschnellen Einordnens und verschließenden Deutens führen kann.

Die Begegnungen, wie sie in einem Erstkontakt, sei es im klinischen Rahmen einer Institution oder in der niedergelassenen Praxis, erfolgen, weisen häufig schon im Kern auf wichtige Aspekte einer Beziehungsdynamik hin, die neben den Schilderungen einer Problematik oder einer Symptomatik nicht nur für die Etablierung einer tragfähigen therapeutischen Beziehung eine große Rolle spielt, sondern ebenso bereits Teil der Behandlung ist. Entsprechend lohnt es sich – und es finden sich in der Literatur, insbesondere der psychoanalytischen, auch viele Untersuchungen dazu (siehe Argelander 1970; Laimböck 2011; Boucsein-Keller 2017) –, einen Fokus auf die Erstbegegnung mit ihrem zwischenmenschlichen Kontakt und seiner Entwicklung zu legen, bewusst und mit offenen Ohren und Sinnen wahrzunehmen und neben dem Gesagten das Wie des Sprechens, die Art und Weise, wie sich jemand an uns wendet, und die eigenen Gefühle und Gedanken gut zu reflektieren. Häufig ist in den Erstbegegnungen in nuce bereits angelegt, was sich später in einer Therapie entfalten wird, was in der therapeutischen Beziehung möglicherweise die großen Herausforderungen sein werden, in welcher Form sich etwas inszeniert, ein intrapsychischer Konflikt interaktionell aufgespannt wird und ein Behandlungsteam mit Patientinnen und Patienten in einen »Handlungsdialog« (Klüwer 2001) einbezogen ist.

»Angesteckt« von Affekten beginnen alle psychiatrisch oder psychotherapeutisch Tätigen (unbewusst), Rollen zu übernehmen und sich an einer »Inszenierung« (Argelander 1968) zu beteiligen, in der sich je nach eigener Persönlichkeit, eigener Konflikt- und Übertragungsneigung die Betreffenden mit Anteilen des Selbst des Patienten oder mit Anteilen der von der Patientin in anderen gesehenen wichtigen Bezugspersonen identifizieren. Die psychoanalytische Theorie spricht hier von der »Gegenübertragung«, die in »konkordanter«, das heißt mit dem Selbstanteil von Patienten identifizierter Form, oder in »komplementärer« Form, mit dem von der Patientin dem Gegenüber zugeschriebenen und übertragenen Anteil (Racker 1970), erfolgen kann.

Bereits im Erstkontakt und -gespräch ist man also in eine Szene involviert, in der man selbst affektiv gestimmt ist bzw. umgestimmt wird, vielleicht traurig wird, erschüttert ist, sich wie gelähmt fühlt (möglicherweise so, wie eine Patientin dies von sich in Beziehungen schildert – eine konkordante Gegenübertragung) oder aber auch kritischer ist, als man es von sich kennt, konfrontierend, vielleicht gar ärgerlich wird (wie ein Patient möglicherweise andere, die ihm begegnen, schildert – eine komplementäre Gegenübertragung). Wie auch immer solche Gefühlsreaktionen das eigene Verhalten und Handeln beeinflussen, sie werden es auf jeden Fall tun – auch bei einer »kontrollierten« Gegenübertragungsreaktion –, sodass man als Therapeutin oder Therapeut nolens volens bewusst, häufig auch unbewusst »mitspielt«.

Dies zeigt, dass im Erstkontakt eine komplexe Situation gegeben ist, eine Szene sich konstelliert, in der Informationen entstehen, die nicht nur erfragt, gesammelt und geordnet werden und die auch nicht allein verbal-inhaltlicher, sondern ebenso para- und nonverbaler Art sind, die auf einen Modus des Sprechens und Sich-Verhaltens hinweisen und schließlich sowohl im Patienten wie auch in der Untersucherin emotionale und gedanklich mehr oder weniger assoziative Reaktionen auslösen. Es inszeniert sich etwas zwischen Personen, ein Interaktionsgeschehen, das im Nachhinein über den Inhalt des Gesagten hinaus auch unbewusste und nur in der Interaktion sich entfaltende Anteile einer Problematik zum Ausdruck bringt, die emotional erlebt und bewusst werden können, weil das Geschilderte sich im Moment der Begegnung selbst abbildet, performativ wird und sich also eine Wendung ergibt.

Entsprechend lassen sich für einen psychiatrisch-psychotherapeutischen Erstkontakt verschiedene Vorgehensweisen unterscheiden und auch kombinieren: ein eher explorativer, objektivierender sowie ein eher beziehungsdynamisch-subjektiver, bedeutungsorientierter Ansatz. Beide Vorgehensweisen sind aufeinander bezogen und lassen sich im Behandlungsprozess von Anfang bis Ende verfolgen. Expertenwissen auf der einen Seite, dialogisch verfasste therapeutische Beziehung auf der anderen Seite unterscheiden sich und lassen sich sowohl im Blick auf die Diagnostik wie auch auf die Therapie kombinieren. So bestimmen einerseits ein psychopathologischer Befund, explorativ erhobene Angaben auf spezifischen Fragen, Befunde aus somatischen und gegebenenfalls (neuro-)psychologischen Voruntersuchungen erste (differenzial-)diagnostische Überlegungen, andererseits bilden beziehungsdynamische Aspekte, wie sie sich in der aktualen Interaktion zeigen, ebenso wichtige Grundlagen für die Diagnostik und das Erfassen einer Person in ihren Schwierigkeiten.

Auch in den verschiedenen Rahmenbedingungen und -setzungen eines diagnostischen und therapeutischen Prozesses zeigt sich eine Verschränkung von vorgegebenen und zu beachtenden objektiven Gegebenheiten mit beziehungsgestaltenden Aspekten. Medizinethische und medizinrechtliche Grundlagen und Gesetze bilden den äußeren Rahmen einer psychiatrischen Behandlung, etwa wenn es um Fragen eines Einverständnisses mit einer Behandlung und den »Informed Consent« geht. Gleichzeitig aber erfolgt ein ernst genommenes informiertes Einverständnis nur auf der Basis einer fachlich fundierten Aufklärung, die in der Beziehung ein Wissensgefälle sichtbar werden lässt, das die Beziehung zwischen Patient und Behandelnden mitprägt, sodass etwa die Frage entsteht, wie ein vertrauensvolles Verhältnis in der therapeutischen Beziehung etabliert werden kann. Ähnlich bilden sowohl Behandlungspläne und Therapievereinbarungen wie auch Patientenverfügungen einen medizinischen und juristischen Rahmen, sind aber zugleich beziehungsrelevant und -stiftend und erhalten damit ebenfalls einen therapeutischen Charakter.

Mitunter müssen solche rahmensetzenden, therapierelevanten und beziehungsprägenden Instrumente in Situationen eingesetzt werden, bei denen Zeit- und Handlungsdruck (Krisensituationen) herrschen oder Maßnahmen gegen den Willen eines Patienten, einer Patientin erfolgen (Freiheitseinschränkungen und Zwangsbehandlungen). Dies führt zu besonderen Herausforderungen in der Beziehungsgestaltung, da auch und gerade in diesen Situationen die therapeutische Beziehung auf die Probe gestellt wird und in Gefahr gerät, zwar vielleicht routiniert, aber unreflektiert und unverstanden von der Handlungsebene überformt zu werden. Um aus solchen gezwungenermaßen handlungsfordernden Situationen wieder in eine »technisch neutrale« therapeutische Haltung zu finden, »das Blatt wieder zu wenden« und aus einer von Patienten als dominant erlebten »Täterrolle« – in der im harmlosesten Fall supportiv unterstützt, im härtesten Fall Gewalt ausgeübt und Macht demonstriert wird – ein Vertrauensverhältnis zu reetablieren, bedarf es einer intensiven Bearbeitung der Übertragungskonstellationen.

Die Qualität der therapeutischen Beziehung, dies ist in unzähligen Studien längst repliziert, spielt im Blick auf die Faktoren, die einen Therapieerfolg mitbedingen, eine der zentralen Rollen. Wodurch aber zeichnet sie sich aus, wie wird sie etabliert, was stellt sie auf die Probe, woran scheitert sie? Fragen der Symmetrie und Asymmetrie in therapeutischen Beziehungen, Herausforderungen durch Rupturen und drohende Therapieabbrüche, Umgang mit Schweigen in therapeutischen Sitzungen, Idealisierungen, Sexualisierungen, Belastungen durch Suizidalität, durch Misstrauen, Lügen und Täuschungen, Prägungen durch Diskurswechsel von psychodynamischer Beziehungsarbeit zu ärztlich-psychiatrischer Pharmakotherapie sind einige der einen Therapieprozess bestimmenden und in der therapeutischen Beziehung zu gestaltenden Themen. Es sind Themen, die uns in der Reflexion der therapeutischen Beziehung, der Übertragungs- und Gegenübertragungsprozesse beschäftigen müssen, um Rollenfixierungen zu erkennen und um uns daraus lösen zu können, was paradigmatisch mit dem »Instrument« der Supervision versucht wird.

Der Anfang beginnt also zumeist mit einem Scheitern. Wie aber kommt eine Therapie an ein Ende? Wie werden Behandlungen abgeschlossen? Was braucht es seitens der Patientinnen und Patienten an Fähigkeiten, um einen Prozess von Loslösung, Trennung und Abschluss bzw. Abschied vollziehen zu können? Was braucht es aufseiten der Therapeutinnen und Therapeuten? Während bereits eine Auftragsklärung am Anfang einer Behandlung eine Auffächerung von Zeitdimensionen anzeigt, indem Fragen nach dem Woher und Wozu einer Problematik und nach dem Wohin, das heißt der Zielsetzung einer Therapie, in Form von Herkunftsgeschichten und Aufbruchsnarrativen auftauchen, fragt sich auch im Verlauf einer Therapie, welche Veränderungen sich ergeben haben, wohin sie führen sollen, welche Wünsche offenbleiben, welche erfüllt sind.

Diese Fragen gehen zumeist einher mit Ängsten vor Veränderungen, denn Veränderungen verunsichern, sodass vielfach Widerstände dagegen auftreten, die bei allen psychischen Störungen auch das subjektive Zeitbewusstsein mitprägen. Wie kann etwas zu einem Ende kommen, wenn immer wieder Widerstände dagegen auftauchen oder aber Beziehungen vorzeitig abbrechen? Eine der zentralen Antworten des vorliegenden Buches lautet: in der Übertragungsbeziehung und deren Bearbeitung. Dort stecken der Anfang und das Ende. Sie etabliert sich am Anfang in der Wendung eines Menschen, indem er sich in seinem Leid an uns richtet und damit zum Subjekt wird, ein Subjekt, das nicht einfach Symptome hat und leidet, sondern nach Hilfe sucht bzw. diese vielleicht auch ablehnt und mit beidem einen Anspruch verbindet, als Person in ihrer Integrität und in Anerkennung ihres Leids respektiert zu werden.

In der Übertragung verschränken sich die Zeitdimensionen der Vergangenheit und Gegenwart, und zwar deshalb, weil den Beziehungsmustern der Gegenwart der Index vergangener Beziehungserfahrungen anhaftet. In der therapeutischen Beziehung reinszenieren sich also die in der Vergangenheit geprägten Muster und werden als solche in performativer Weise *nirgendwo anders* als in eben dieser Übertragungsbeziehung im Hier und Jetzt erlebbar sowie im Gespräch verbalisier-, versteh- und bearbeitbar.

Die Endlichkeit einer Therapie, die schon am Anfang explizit oder implizit (etwa indem keine Begrenzung gesetzt wird) Thema wird, wird in der Abschlussphase real und erhält eine existenzielle Bedeutung. Im Abschluss von Behandlungen wird die Übertragungsbeziehung nochmals in besonderem Maß aktualisiert, indem es um die Frage nach deren Auflösung geht – dies auch in nicht psychoanalytisch oder psychodynamisch verfahrenden Therapien, in langen ambulanten Psychotherapien ebenso wie auch in kurzen stationären Kriseninterventionen, wenn auch mit Unterschieden. Trennungsängste und Trennungswünsche begleiten den Prozess der Loslösung, des Abschieds, der damit verbundenen Gefühle der Angst vor Verlassensein, Trauer um Verlust, der Dankbarkeit, aber auch des Gefühls der Befreiung, der Freude auf Neubeginn, der Erwartung einer allfälligen Weiterbehandlung in einem anderen Setting mit einer anderen Therapeutin, einem anderen Therapeuten. Trennungen können allerdings in Therapien durchaus auch als vorzeitige Behandlungsbeendigungen oder als Behandlungsabbrüche erfolgen. Bei der Beziehungsgestaltung im Wissen um die Endlichkeit der Therapie handelt sich also um eine besondere therapeutische Herausforderung sowohl für Patientinnen und Patienten wie auch für Therapeutinnen und Therapeuten. Um eine Trennung und einen Abschied gut vollziehen zu können, bedarf es verschiedener Fähigkeiten, etwa der Fähigkeit, den anderen als eigenständige Person und nicht als untrennbaren und unverzichtbaren Teil der eigenen Person, des eigenen seelischen Innenlebens wahrzunehmen; oder auch der Fähigkeit, sich den Gefühlen der Trauer, des Vermissens, der Leere, aber auch der Dankbarkeit etc. auszusetzen, sie auszuhalten und sich auf diesen Prozess einzulassen; und schließlich bedarf es auch der Fähigkeit, in der Trennung und im Verlust etwas zu gewinnen oder vielmehr zu kreieren: nämlich die gemeinsame Fähigkeit, eine Erfahrung zu symbolisieren, Repräsentationen internalisierter Beziehungserfahrungen zu bilden, innere Bilder von den in der Behandlung erlebten und durchgearbeiteten Beziehungsdyaden in ihren unterschiedlichen affektiven Prägungen. In der Beendigung der Therapie und der damit verbundenen Trennung wird eine einstige Gegenwart zur Vergangenheit, die in den Erinnerungen die aktuelle Gegenwart neuer Beziehungen wiederum prägt.

So liegt in der Zeitverschiebung der Übertragungsbeziehung die Chance, dass sich in der Begegnung und den sich aufbauenden therapeutischen Beziehungen zu Therapeutinnen und Therapeuten oder auch zu einem therapeutischen Team – möglicherweise auch zu einer psychiatrischen Klinik oder sonst einer therapeutischen Institution – emotionale und kognitive Fixierungen, sklerosierte Beziehungsmuster und die subjektiven Zeitveränderungen mit Stillstand und Veränderungswiderständen wieder in Bewegung bringen lassen, damit sich etwas wenden kann.

So würde im günstigen Fall das anfängliche Scheitern über den Umweg der (Hin-)Wendung an andere Menschen und über das therapeutische Gespräch zur Entwicklung einer Innenwelt internalisierter Repräsentationen und Symbole führen, die Wünsche und Sehnsüchte auch in ihrer Unerfüllbarkeit erträglich werden lassen und damit ein Begehren wieder ermöglichen, das den Ausgang für Neugierde und Kreativität und damit den Bezug auch zur Außenwelt bildet.

ERSTKONTAKT UND FRÜHE BEZIEHUNGSAUFNAHMEN

Erstkontakt und Beziehungsaufnahme

Mit offenen, expliziten, aber auch mit impliziten Fragen beginnt's. Zumeist sind die Irritationen, in denen sich Patientinnen und Patienten befinden, verbunden mit Gefühlen des Fremdseins oder Fremdgewordenseins für die Betroffenen selbst oder/und für Angehörige und ein weiteres soziales Umfeld. Die psychopathologische Auffälligkeit, das, was irritiert, kann als ein solches Fremdheitserleben gelten. Sehr deutlich wird uns dies in der Begegnung mit Menschen, die eine psychotische Weltwahrnehmung und aus unserer Sicht Realitätsverkennung zeigen. Der Umgang mit bzw. die Haltung gegenüber solchem Fremdheitserleben kann dabei sehr unterschiedlich sein. Ordnen wir die Wahnsymptomatik einfach kategorial einem psychopathologischen Syndrom zu und stellen eine Differenzialdiagnose? Oder lassen wir uns von einem »Verlust der natürlichen Selbstverständlichkeit«, wie Blankenburg (1967/2012) dies benannt hat, affizieren? Letzteres würde bedeuten, dass wir uns nicht einfach zufriedengeben mit der verdinglichenden Einordnung und Distanzierung eines irritierenden Phänomens als letztlich unverständlicher Wahn – so wie etwa Karl Jaspers dies mit seinem Unverständlichkeitstheorem postuliert (Jaspers 1973) –, sondern dass wir erkennen, dass ein Verlust nicht nur der Selbstverständlichkeit, sondern der *Verständlichkeit* vorliegt und wir also zunächst in der Beziehung, das heißt im Bereich der Intersubjektivität, der Irritation begegnen. So unverständlich *uns* möglicherweise ein Patient oder eine Patientin erscheint, so unverständlich werden auch wir *ihm* oder *ihr* möglicherweise erscheinen.

Erforderlich wäre zunächst eine Offenheit gegenüber Fremdem – sei dieses nun ein kulturell Fremdes oder eine irritierende, bizarr wirkende Symptomatik etwa eines Wahns, einer Melancholie, eines Suizidbegehrens oder selbstverletzenden Verhaltens –, eine Offenheit also als Grundhaltung, die nicht gleichzusetzen ist mit Empathie. Natürlich braucht es Letztere, das heißt die Vermittlung eines Gefühls, dass mir das Gegenüber nicht gänzlich fremd ist, sondern in uns eine Resonanz findet. Allerdings sollte damit nicht der Anschein erweckt werden, als würden wir wissen, worum es geht. Menschen in ihrem Leiden wenden sich *nicht* an uns (jedenfalls nicht immer und unbedingt) als jene, die glauben, ihre Welt zu kennen. Dies wäre der Anfang.

BEISPIEL Eine 41-jährige Patientin mit der Diagnose einer schizoiden Persönlichkeitsstörung erlebt eine große Hilflosigkeit in der Konfrontation mit eigenen Gefühlen und denen anderer, sieht sich in sozialen Interaktionen als ungelenk und inkompetent. Im Verlauf einer Einzeltherapie kann sie sich auf Empfehlung ihres Therapeuten überwinden, in Kombination eine psychodynamische Gruppentherapie in Anspruch zu nehmen.
Nach zwei Sitzungen, die viele Gefühle in ihr auslösen, drängt sie die Gruppentherapeutin in einer E-Mail dazu, die Gruppentherapie aufgrund der Corona-Pandemieentwicklung online durchzuführen. Das Infektionsrisiko sei zu hoch, insbesondere wegen der Zugfahrt zur Therapie. Die Therapeutin hält daran fest, dass die Therapie vorerst in Präsenz stattfinde und man die Lage beobachte bzw. die behördlichen Weisungen befolge. Sie könne aber die Sorge der Patientin gut verstehen. Diese fühlt sich daraufhin zurückgewiesen und ärgert sich, dass die Therapeutin schreibt, dass sie sie »gut verstehen« könne. Sie würde gar nichts verstehen und maße sich dies bloß an bzw. verwende irgendeine therapeutische Floskel, die sie besänftigen soll. Die Patientin fühlt sich überhaupt nicht gehört, sondern schlicht ruhiggestellt und ausgeschlossen.
In der Einzeltherapie lässt sich herausarbeiten, dass hinter diesem Gefühl, nicht verstanden zu werden, die weit größere Not steht, dass die Patientin in der Gruppe von der Dynamik überfordert gewesen war und letztlich in der äußeren Pandemiesituation einen Kompromiss gesucht hatte, um sich dieser Dynamik zu entziehen (»schizoide Beziehungsphobie«), gleichwohl weiterhin aber zur Gruppe zu gehören (Beziehungswunsch mit Befürchtung, dass die eigene Bedürftigkeit auch den anderen zu viel werden könnte). x

Gefordert, so könnte man sagen, ist ein multimodales Vorgehen bei einem Erstkontakt. Nebst einem explorativen Ansatz, in welchem mit spezifischen Fragen Fakten gesammelt werden sollten, gilt es, einen beziehungsdynamischen Ansatz zu verfolgen, bei dem die Bedeutung des subjektiven Erlebens der Patienten ins Zentrum gestellt wird. Alles, was naheliegend und offensichtlich erscheint, wird dann als nicht mehr selbstverständlich und selbsterklärend behandelt. Vielmehr erstaunt dies, wird rätselhaft und muss neu bedacht werden. Dabei geht ein beziehungsdynamischer Ansatz in Anlehnung an Sigmund Freuds Begriff der Übertragung (Selbstdarstellung, 1925, 68 f.) davon aus, dass die Information über die Problematik, welche die Patienten zum Erstgespräch und in Therapie bringt, letztlich aus einer »Wiederherstellung infantiler Objektbeziehungen in der Übertragung-Gegenübertragung zwischen Psychotherapeut und Patient« (Janssen u. a. 1996) gewonnen wird (siehe Arbeitskreis OPD 2006).

Schon der Begriff »Erstkontakt« sollte gut reflektiert werden, da er suggeriert, dass weitere Termine folgen. Das aber wissen wir nicht, sodass wir es offenlassen und eher von »Konsultation« oder von einem »Beratungsgespräch« sprechen sollten.
Anders als in alltäglichen Begegnungen spielt sich das Erstgespräch im psychiatrisch-psychotherapeutischen Kontext in einem formalisierten, gleichwohl intimen Rahmen ab: »Intimität im Kontext von Formalität« (Ogden 1992, S. 230, eigene Übersetzung). Das heißt, dass den Patienten in der ersten Begegnung Respekt vor ihrer Person, aber auch vor dem gemeinsamen Gespräch und dessen Form entgegengebracht wird. Die Form des Gesprächs bietet den notwendigen Schutz, in welchem ein respektvoller, zugleich aber für eine erste Begegnung ungewöhnlich intimer Kontakt stattfinden kann. Otto F. Kernberg hat mit seinem »strukturellen Interview« eine Zwischenform gefunden, nach der er im Gespräch in unstrukturierten Teilen eine Inszenierung verinnerlichter Beziehungserfahrungen in der Übertragungsbeziehung zulässt *und* zugleich zyklisch in explorativ-strukturierter Weise detaillierte Informationen über Selbst- und Objektrepräsentationen sowie realitätsgerechte Wahrnehmungen der Patienten erfragt, dies insbesondere mit Blick auf die Kernbereiche des Lebens: Liebe und Sexualität, Arbeit und Beruf, Sozialleben, Neugierde und Kreativität (Kernberg 1981, 1985).
Die Diskussion darüber, welcher Ansatz, der explorative oder der beziehungsdynamische, in welcher klinischen Situation der günstigere ist bzw. in welcher Reihenfolge oder zyklischen bzw. spiralförmigen Vermischung beide zur Anwendung kommen sollten, hat Tradition (siehe Arbeitskreis OPD 2006, S. 281 ff.). Entsprechend unterscheiden sich durchaus auch die Haltungen gegenüber Patientinnen und Patienten in Erstgesprächen. Während vor dem Hintergrund von »Laien- oder Alltagsgesprächen« viele eine allgemeinmenschliche, empathische Haltung einnehmen und diese durchaus auch konzeptuell etwa im Sinn einer personenzentrierten Psychotherapie und humanistischen Psychologie fundiert wurde, wonach Patienten authentisch, wertschätzend und empathisch zu begegnen ist (Rogers 1993), sehen andere umgekehrt gerade darin eine Chance vertan, die Initialbegegnung für die unbewussten Dynamiken, Konflikte und strukturellen Schwierigkeiten von Patienten diagnostisch und letztlich auch therapeutisch zu nutzen. So kann es nach der letzteren Auffassung nicht darum gehen, Patienten möglichst zu entlasten, ihnen Komfort zu geben und sich wohlfühlen zu lassen. Vielmehr gilt es, besonders darauf zu achten, wie sich die Übertragung, die Gefühle von Patienten und ihre daraus entstehenden Vorstellungen und inneren Bilder

ihres Therapeuten entwickeln, das also, was es den Patienten möglicherweise schwermacht, sich der Therapeutin zuzuwenden.

Die Alltagspraxis in nichtpsychiatrischen Kontexten legt es nahe, Menschen in Schwierigkeiten supportiv und entlastend zu begegnen. In psychiatrischen, insbesondere aber psychotherapeutischen Kontexten wirken kleine Bemerkungen oder Handlungen mehr oder weniger bewusst bereits auf das interaktionelle Geschehen ein. Thomas Ogden hat dies an einem ganz einfachen Beispiel verdeutlicht: Ein Satz des Therapeuten zum Patienten während des Gangs zum Sprechzimmer wie »Ich hoffe, Sie haben keine Schwierigkeiten gehabt, einen Parkplatz zu finden« (Ogden 1992, S. 230), kann im Subtext verschiedene Bedeutungen annehmen. Zunächst könnte er verstanden werden als Ausdruck des unbewussten Gefühls des Therapeuten, es handle sich beim Patienten um einen unsicheren Charakter, dem es schwerfällt, sich in einer widrigen Umwelt zurechtzufinden, sodass sich der Therapeut in der Pflicht oder Schuld sieht, dem Patienten das Leben zu erleichtern. Sodann bringt dies den Patienten sogleich seinerseits in die Pflicht, auf die Freundlichkeit des Therapeuten und seine Sorge zu antworten, ihn also seinerseits von unangenehmen Gefühlen zu entlasten. Auch könnte ein solcher Satz darauf hinweisen, dass der Therapeut sich nicht sicher ist, dass die Therapie, die er anzubieten hat, den Aufwand einer Parkplatzsuche rechtfertigt. Und schließlich wird der Patient mit einem solchen Satz möglicherweise auch der Gelegenheit beraubt, sich dem Therapeuten so zu präsentieren, wie er möchte, ohne bereits schon in einer Anfangsszene auf seine möglichen Defizite bezogen zu sein oder auf die Befindlichkeit des Therapeuten allzu sehr Rücksicht nehmen zu müssen.

Bereits diese mikroskopische Szene kann uns bewusst machen, wie komplex sich eine erste Begegnung im psychiatrisch-psychotherapeutischen Kontext präsentiert und wie wichtig deshalb die Gestaltung des Rahmens und Settings ist. Gerade im Bereich der institutionellen Versorgung gilt es, den Rahmen gut an die Schwierigkeiten der Patientinnen und Patienten anzupassen.

Dies kann folgende Aspekte betreffen: Es beginnt bereits mit (innen-)architektonischen Gestaltungen, wonach Eingangsbereiche nicht zu anonym und verschlossen, zugleich aber auch nicht zu offen und durchlässig zu konzipieren sind. Weiter ist zu beachten, dass klare Informationen an Patienten darüber gegeben werden, was als Nächstes folgt, wer mit ihnen sprechen wird, wo das sein und wie lange es dauern wird. Im Gespräch selbst muss berücksichtigt werden, dass Patienten möglichst keine Türen im Rücken haben, um nicht das Gefühl zu bekommen, möglicherweise von hinten überrascht zu werden.

Auch sollten Therapeuten nicht vor einem Fenster sitzen, da dann ihr Gesicht ungünstig ausgeleuchtet und schwer erkennbar ist.

Die Gesprächsführung selbst muss dann bei aller allgemeinen Freundlichkeit und Zugewandtheit dem individuellen Patienten angepasst werden, indem so viel Sicherheit wie nötig, gleichwohl aber auch nicht unbegrenzt Komfort und Support gegeben wird – wie eben im Beispiel von Ogden exemplarisch angedeutet –, um die Entfaltung eines bereits im Erstgespräch sich öffnenden interaktionellen und therapeutischen Raums zu ermöglichen. In ihm lassen sich unbewusste Schwierigkeiten von Patienten wahrscheinlich in höherem Maß erkennen, als dies individualpsychologisch auf der intrapsychischen Bühne der Objektbeziehungen eines jeden Patienten möglich ist (dazu mehr im folgenden Kapitel).

Ist der Rahmen selbst gefährdet, etwa durch ständiges Unterbrechen des Gesprächs aufgrund von Telefonanrufen oder wenn es aus irgendwelchen Gründen nicht gelingt, mit Patienten ein Einverständnis über die Art der Gesprächssituation zu erzielen, und wenn eine »konsensuelle Situationsdefinition« (Glatzel 1978) misslingt, dann hat dies Vorrang vor anderen Themen.

Bereits in der Erstbegegnung also, so der Anspruch einer verstehenden Psychopathologie und Zugangsweise zu den psychischen Schwierigkeiten eines Menschen, gilt es nicht nur, auffällige Formen und Inhalte des Denkens und Verhaltens ernst zu nehmen, sondern auch von einer medizinisch-objektivierenden Betrachtung und Beurteilung zu einer interaktionalen und intersubjektiven Sichtweise fortzuschreiten (Küchenhoff 2012 a, S. 10), in der Befunde nicht einfach gegeben sind, sondern hergestellt, in einer interaktionellen Situation miteinander konstruiert werden.

BEISPIEL Ein 23-jähriger Mann, der sich in Begleitung seiner Eltern in der Walk-in-Ambulanz einer psychiatrischen Klinik vorstellt, berichtet, dass er im öffentlichen Raum zunehmend geglaubt habe, andere würden ihn beobachten. Auch habe er Gesprächsfetzen als an ihn adressiert wahrgenommen und es sei ihm kaum noch gelungen, sich davon abzulenken. Das sei jetzt Vergangenheit, es sei alles wieder in Ordnung (und er blickt dabei versichernd zu seinen Eltern, die am Gespräch teilnehmen). Es fällt der aufnehmenden Ärztin im Gespräch auf, dass der Patient wiederholt in die obere linke Ecke des Zimmers schaut. Darauf angesprochen, äußert er, dass er sich nicht sicher sei, ob dort nicht eine Kamera installiert sei. Die Ärztin korrigiert nicht sofort, obwohl sie den Impuls dazu hat, sondern nimmt die Verunsicherung des Patienten wahr und fokussiert auf die damit verbundene Schwierigkeit in der Gesprächsbeziehung, indem sie die Frage nach dem Vertrauen und sein mögliches Misstrauen anspricht und fragt, ob er sich denn nicht sicher sei, ob er ihr trauen könne und vielleicht doch vorsichtiger sein wolle. ⌘

Auch eine scheinbar objektive Diagnostik kann nicht losgelöst vom Kontext, also auch von der initialen Begegnung und Interaktion, vorgenommen werden. Ob ein Verhalten als auffällig und von einer zu erwartenden Norm abweichend beurteilt und als psychopathologischer Befund erhoben wird, hängt sowohl von kulturellen, gesellschaftlichen und in einer Sprachgemeinschaft existierenden kollektiven Normen ab wie auch von situativen Gegebenheiten – und nicht zuletzt ganz besonders von der subjektiven Beurteilung der Teilnehmenden.

Die initiale interaktionelle Situation wird schließlich immer auch überformt von den Beziehungserfahrungen, die Patienten und Patientinnen in ihrem Leben gemacht haben und die ihr aktuelles Verhalten in der initialen Begegnung mitprägen. Die Ermöglichung einer solchen Übertragungsentwicklung durch das Bereitstellen einer sicheren »Bühne« kann dabei durchaus auch von einer einzelnen Person abgelöst sein, dann etwa, wenn für Patienten eine Klinik als solche zum Übertragungsobjekt wird und in die Funktion eines hilfreichen Gegenübers kommt (siehe Staats 2017, S. 47).

Abklärungs-, Diagnostik- und Indikationssituationen

Wenden sich Menschen, die aufgrund ihres psychischen Leidens in Not sind, als Fragende an uns, können wir ihnen als Fachpersonen in sehr unterschiedlicher professioneller Weise begegnen. Eine als negativ erscheinende klinische Symptomatik, in der sich ein Leiden an einer Krankheit präsentiert, kann neben der psychopathologischen und nosologischen Kategorisierung auch auf ihren Sinn, auf ihre Bedeutung und auf einen positiven Gehalt hin befragt werden. Gemeint ist damit nicht eine schlichte Positivierung oder Missachtung des Leidens, indem eine psychische Krise etwa umstandslos als Chance schöngeredet wird. Negatives kann Anlass für Kreativität und Produktivität sein, die vielleicht von der Patientin nicht gesehen werden kann, aber von der Therapeutin. Joachim Küchenhoff hat sich in verschiedenen Publikationen immer wieder um ein solches Verstehen bemüht (siehe Küchenhoff 2012 b und 2013, S. 91 ff.).

So kann ein Therapeut im »Defekt« eine Negation erkennen, die produktiv ist, das heißt, einen Widerspruch und eine in der Negation symbolisierte Aussage darstellt. Wenn sich also ein depressiv erkrankter Mensch zurückzieht und isoliert und unter einem damit verbundenen verminderten Selbstwerterleben leidet, kann dies vonseiten des Therapeuten durchaus konstruktiv verstanden werden: Der Rückzug von der Außenwelt könnte etwa im Dienst stehen, erneute Verluste, Traumatisierungen oder Enttäuschungen zu vermeiden (Mentzos 2010, S. 127) oder aber auch eine nahe (imaginierte) Bezugsperson vor den eigenen negativen Affekten und aggressiven Impulsen zu schützen. Ebenso könnte ein selbstverletzendes Verhalten einer Patientin, das auf den ersten Blick als dysfunktionaler Umgang mit Defiziten der Emotions- und Impulsregulation verstanden werden kann, eine »konstruktive« Bedeutung haben, wenn die primären Bezugspersonen für die eigenen destruktiven, »bösen« Impulse der Patientin nicht zur Verfügung standen und stehen (etwa weil die Bezugspersonen selbst unter psychischen Problemen leiden und nicht belastbar sind). Der eigene Körper wird dann als deren Ersatz genommen und an ihm ausgetragen, was die innere Erlebenswelt ausmacht, sodass diese gewissermaßen symbolisiert werden kann und zugleich der Angriff gegen andere auf den eigenen Körper abgeleitet und damit Bezugspersonen vor den aggressiven Projektionen geschützt werden (siehe Küchenhoff 2013, S. 100). Auf der anderen Seite kann sich eine manische Patientin in ihrem Hochgefühl erleben, als wäre sie zu allem fähig, während der Therapeut klar erkennt, wie sie sich mit unüberlegten und maßlosen Geldausgaben oder distanzlosem Verhalten gegenüber Kollegen oder Freundinnen enorm schadet – dem positiv erlebten Verhalten seitens der Patientin aufseiten des Therapeuten die Einschätzung einer wenig produktiven Negation gegenübersteht, was nicht bedeutet, dass auch darin noch nach der Funktionalität oder biografischen Bedeutung gefragt werden kann. Ein Innehalten und Nachdenken über die Bedeutung und die intrapsychische bzw. interpersonelle Funktion eines wie auch immer gearteten Verhaltens soll vor einer zuweilen allzu raschen psychopathologischen und diagnostisch eingeordneten Beurteilung schützen.

Die Bewertung des Negativen nimmt also eine intersubjektive Dimension an und wird mehrdeutig. Im Symptom zeigt sich eine unbewusste Dynamik an, die den Weg über das Symptom erzwingt und auf Nichtverfügbares und Ungesagtes verweist und dieses *aufhebt* im Doppelsinn: Es wird verabschiedet, verleugnet oder verdrängt, in der Symptombildung aber dennoch präsent gehalten und konserviert. Damit ist dem Symptom selbst etwas Produktives inhärent. Wie die Symptome so ist auch die Krankheit nicht umstandslos als

Verlust von Gesundheit zu bewerten, sondern eben vielleicht auch als Anzeige einer möglichen Entwicklung des Subjekts, als Potenzial für Veränderung und etwas Neues. Ob ein Verhalten oder die zugrunde liegenden unbewussten Prozesse funktional oder dysfunktional sind, produktiv oder destruktiv, muss zunächst offen, das heißt unentschieden bleiben (Küchenhoff 2012 b, S. 63 f.).

Thomas Fuchs hat ähnliche Überlegungen aus phänomenologischer Perspektive vertieft, indem er in seinem Buch »Randzonen der Erfahrung« (2020) von zwei Grundannahmen ausgeht: zum einen, dass psychisches Kranksein nicht »von außen« über Menschen hereinbricht, sondern gewissermaßen eine anthropologische Konstitution und Möglichkeit des Menschen betrifft und also von den »Randzonen und Ausnahmeerfahrungen« ein Verständnis für das Wesen des Menschseins gewonnen werden kann. Mit dem Rand ist also keine Marginalisierung anzeigt, sondern im Gegenteil wird der Blick auf den Kern gelenkt. Zum andern impliziert diese Annahme zugleich, dass nicht nur Kranken, sondern auch Gesunden – und damit auch allen, die professionellerweise mit Patienten zu tun haben – psychisches Kranksein nicht gänzlich fremd ist. Vielmehr ist dieses Fremde in uns allen und bildet als »das Andere unserer selbst« Grundlage für eine »emphatische Solidarität« (Fuchs 2020, S. 13; siehe dazu auch Sollberger 2022).

Das heißt aber erstens: Ob ein Symptom und ein Leiden destruktiv oder auch produktiv zu bewerten ist, ist *nicht* aus diesem selbst abzuleiten. Und zweitens: Etwas in diesem Sinn Negatives ist nicht absolut, sondern für jemanden als Individuum und Subjekt negativ. Beides ist folgenreich für den Umgang damit.

In einem ersten Kontakt treffen wir also insofern auf eine sehr komplexe und vielschichtige Situation, als wir über verschiedene Kommunikationskanäle Informationen erhalten und diese zu einem Gesamtbild zu integrieren versuchen, wir uns gleichzeitig aber gewahr sind, dass geschilderte Symptome nicht unbedingt Ausdruck eines Leidens sein müssen. Für uns psychopathologisch auffällige und damit auf eine psychische Störung hinweisende Ausdrucks- und Verhaltensweisen werden von unserem Gegenüber möglicherweise gar nicht also solche wahrgenommen und beurteilt.

Auch wenn nicht jedes psychische Leiden aus einer scheiternden oder negativen Beziehungserfahrung erwächst – seien dies nun traumatisierende Gewalterfahrungen oder Erfahrungen einer emotionalen Vernachlässigung –, liegen diese doch vielen psychischen Störungen zugrunde. In jedem Fall aber sind Beziehungen bei psychischen Störungen immer in der einen oder anderen

Weise belastet, auf die Probe gestellt und auch gefordert. Entsprechend gilt es, in der professionellen Begegnung mit Patientinnen und Patienten sorgsam darauf zu achten, wie eine Beziehung aufgebaut werden kann. Angesichts vieler Negativerfahrungen mit dem Verlust von Vertrauen in andere ist auch damit zu rechnen, dass die Versuche eines Beziehungsaufbaus zunächst scheitern, zumindest sehr erschwert sind. Vertrauen kann nicht vorausgesetzt werden, sondern muss sich in der Arbeit an der Beziehung erst aufbauen.

Eine Erstbegegnung bzw. die ersten Begegnungen in einem psychiatrisch-psychotherapeutischen Abklärungs-, Diagnose- und Indikationsprozess stellen sich also in ihrem Bezug auf die Bedeutung bestimmter Verhaltensweisen, in Bezug auf die Bedeutung des Geäußerten und der Art und Weise des Ausdrucks, auf die eigenen Gefühlsreaktionen und Assoziationen sowie in Bezug auf die Beurteilungen als komplex dar. Gerade weil zum einen möglicherweise verdeckt bleibt, was erst im Nachhinein sich zeigt als das, was bereits in ersten Begegnungen präsent gewesen war (Doppeldeutigkeit des Symptoms), und zum anderen die Wertigkeit einer Symptomatik unentschieden ist, gilt es auch in scheinbar klaren Situationen psychiatrischer Praxis, in denen sich Patientinnen und Patienten mit einer objektiven psychischen Problematik vorstellen, eine offene Haltung einzunehmen und es sich mit einer Auftragsklärung nicht zu leicht zu machen. Der subjektive Sinn einer Schwierigkeit, einer Symptomatik oder psychischen Erkrankung entsteht dann erst im interaktionellen Geschehen und wird erst auf diesem Weg besser erkennbar.

Selbstverständlich können wir einem Patienten, der uns sagt, dass sein Leben keinen Sinn mehr habe und er auch nicht glaube, dass unser Gespräch daran etwas ändern könnte, ärztlich-psychiatrisch begegnen und ihm antworten, dass dies Ausdruck seiner Depression sei, ein Syndrom, das behandelbar ist und vielleicht sogar verschwinden werde im Verlauf der Therapie. Wir könnten ihm im Weiteren empfehlen, ein Antidepressivum einzunehmen. Wir können ihm allerdings auch anders begegnen und sagen, dass wir aus seiner Aussage die Frage hören, ob wir denn glauben, gemeinsam etwas erreichen zu können (siehe Kläui 2008, S. 30 f.), wenn wir eine Therapie begännen. Wir antworten dann auf den Zweifel des Patienten nicht mit einer fachlich-psychiatrischen Expertise, wonach wir beurteilen, diagnostizieren, eine Therapie empfehlen und einen Therapieplan aufstellen. Vielmehr hören wir die Lebensgeschichte als Erzählung über die Sinnlosigkeit, die den Patienten plagt. Und nicht nur das: Im Erzählen wird das Erzählen selbst von der Sinnlosigkeit tangiert, sodass nicht bloß darüber gesprochen wird, dass etwas sinnlos sei. Im Erzählen wird die Sinnlosigkeit performativ, sie richtet sich auf das aktuelle Erzählen selbst und damit auch gegen das, was der Patient und wir gerade tun. Wir werden damit zu einem Teil des Problems, das sich im Hier und Jetzt ereignet.

Das Problem, das einer Klärung zugeführt werden soll, also die Auftragsklärung, geht der Behandlung dann möglicherweise gar nicht einfach voraus, sondern entsteht und zeigt sich erst im Bemühen um ein Verstehen, im Verständlichmachen. In der Beziehung würde dann nicht etwas, was schon da und sprachlich fassbar ist, sichtbar gemacht, sondern erst inszeniert. Bereits ein Satz wie »Meine Frau schickt mich« zeigt an, dass ein Patient seine Alkoholabhängigkeit nicht so sehr als Problem sieht, sondern die möglicherweise mittels entwertenden und bagatellisierenden Untertons abgewehrte Angst, verlassen zu werden – wir können damit sein Problem *mithören.* Affektiv bedeutsames Material emergiert bereits im Erstkontakt aus der Beziehung im Hier und Jetzt. Es braucht dazu ein Gegenüber, damit das, was nicht bewusst zutage liegt und sich nicht in intentionaler, direkter Art sagen lässt – Bedürfnisse also, Wünsche, Befürchtungen, Ängste etc. –, sich in der Interaktion szenisch Ausdruck verschafft. Damit wird ein Anfang eröffnet, sodass in der Folge Vorerfahrungen, Erwartungen und Befürchtungen, die die Begegnung prägen und unter deren Perspektive diese steht, reflektiert werden können.

Mit der Auftragsklärung erfolgt dann auch eine Ausrichtung von Fragen nach dem Woher, Wozu und Wohin und damit eine Ordnung nach den Zeitdimensionen der Vergangenheit, Gegenwart und Zukunft. Fragen danach werden in der Regel in Geschichten beantwortet. Wir kennen das nicht nur im Fall individueller, biografischer Geschichten, sondern letztlich aus kulturellen Ursprungs- oder auch Aufbruchsmythen, in welchen ein Verlust aus dem Standpunkt der Konsequenzen ex post oder ein Aufbruch und Wagnis ins Ungewisse erzählt, beglaubigt und verstehbar wird (paradigmatisch etwa im christlichen Sündenfallmythos, in der griechischen Odyssee oder in der alttestamentarischen Geschichte von Abrahams Aufbruch ins gelobte Land). Letztlich haben wir es auch in der Psychotherapie mit beidem zu tun: mit den regressiven Wünschen und Sehnsüchten der Patienten nach Verlorenem, nach Versorgung, Zuwendung und Anerkennung, aber auch mit der Neugierde, der Kreativität und dem Aufbruch, der durch Verheißungsvolles motiviert ist (siehe dazu Küchenhoff 2005, S. 79 ff.).

Fassen wir kurz zusammen:

Im Rahmen initialer Konsultations-, Abklärungs-, Indikations- oder auch Therapiegespräche, in denen eine Auftragsklärung erfolgt, soll nicht einfach algorithmisch nach Diagnosestellung die leitliniengerechte Behandlung einer Störung angeboten und dann appliziert, sondern die Vielschichtigkeit der

Situation des Krankseins berücksichtigt werden. Dann ereignet sich zweierlei: Zum einen braucht es andere, damit in der Interaktion szenisch etwas zum Ausdruck kommen kann, was vielleicht noch nicht bewusst und sprachlich fassbar ist. Damit verbunden ist ein Anspruch, ein »Sich-Wenden-an«: Patienten suchen nicht einfach Hilfe – nicht selten lehnen sie diese gar ab –, vielmehr scheint mir mit dem Anspruch ein Wunsch nicht oder jedenfalls nicht nur nach Hilfe, sondern ein Wunsch oder gar eine Forderung nach *Anerkennung* ihres Leids bzw. ihrer ganzen Person verbunden zu sein. Zum anderen geht diesem Anspruch und dieser »Wendung« eine – wenn auch noch so kleine – Hoffnung voraus, dass in der Begegnung und therapeutischen Auseinandersetzung – und sei es vielleicht zunächst in der Ablehnung, der Zurückweisung und im Widerstand – etwas sich einlöst und in der Folge sich schlicht etwas löst, das heißt, eine Veränderung des eigenen Zustandes möglich wird.

»Informed Consent« und therapeutische Beziehung

Wollte man juristisch argumentieren, dann sind medizinische Behandlungen und Eingriffe nur dann straffrei und nicht als Verletzung der (körperlichen) Integrität eines anderen zu werten, wenn die Zustimmung eines aufgeklärten Patienten vorliegt. Ärztinnen und Ärzte, die zumeist juristische Laien sind, tun sich oft noch schwer mit der Vorstellung, dass eine Handlung, die einem Patienten aus ihrer Sicht zum Wohl gereicht, ohne dessen Zustimmung juristisch eine Körperverletzung darstellt. Die Legitimation ärztlichen und therapeutischen Handelns hängt also von der Aufklärung und Einwilligung der Patientin, des Patienten ab. Der englische Terminus »informed consent« wird im Deutschen zumeist mit Einwilligung nach Aufklärung wiedergegeben; besser wäre von einem »informierten Einverständnis« die Rede, da der Entscheidung ein Prozess vorausgeht, der in Gegenseitigkeit erfolgt (siehe Fabry 1999, S. 6). Bei der ärztlichen, ja, generell einer von helfenden Berufsgruppen etablierten therapeutischen Beziehung zu Patientinnen und Patienten handelt es sich also in zweierlei Hinsicht um ein ganz besonderes Gut.

Zum einen – und dies hat sich durch die medizinethischen und medizinrechtlichen Entwicklungen der letzten Jahrzehnte ergeben – steht das Selbstbestimmungsrecht von Patientinnen und Patienten im Zentrum. Patienten entscheiden über diagnostische und therapeutische Maßnahmen und Handlungen, die an und mit ihnen vorgenommen werden. Das bedeutet in erster Linie, dass Patienten ein nahezu absolutes Veto- oder Verweigerungsrecht gegenüber solchen Handlungen haben. Ausnahmen ergeben sich einzig durch außerordentliche Situationen, in welchen eine Urteils*un*fähigkeit vorliegt, wenn also bei signifikant eingeschränkten mentalen Fähigkeiten einer Person ohne Behandlung ein ernsthafter gesundheitlicher Schaden droht bzw. die körperliche Integrität Dritter gefährdet ist. Die betroffene Person muss also bezüglich ihrer Behandlungsbedürftigkeit urteilsunfähig sein, es dürfen weiter keine weniger einschränkenden Maßnahmen mehr zur Verfügung stehen und es soll möglichst eine Patientenverfügung umgesetzt werden, das heißt, dass beispielsweise eine genannte Vertrauensperson konsultiert werden muss. Bei Nichtbeachtung müssen triftige Gründe vorliegen.

In solchen außerordentlichen Situationen können etwa gemäß dem Schweizer Recht chefärztliche Anordnungen im Sinn einer Behandlung ohne Zustimmung bei Patienten im Status einer Fürsorgerischen Unterbringung schriftlich und unter Rechtsmittelbelehrung erfolgen (siehe Schweizerisches Zivilgesetzbuch ZGB Art. 434). Im Weiteren können im Fall von übertragbaren Krankheiten bei Patienten, die eine medizinisch notwendige Behandlung verweigern, nach schweizerischem Epidemiengesetz (Art. 30 ff.) auch bei gegebener Urteilsfähigkeit Zwangsmaßnahmen angeordnet werden, wobei diese weniger die Behandlung, sondern hauptsächlich Einschränkungen der Bewegungsfreiheit betreffen (SAMW 2016, S. 19). Diese hochschwelligen Regelungen weisen auf das hohe Gut der Patientenautonomie hin als eines der vier wesentlichen medizinethischen Grundprinzipien neben den anderen der Schadensvermeidung (Non-Malefizienz), der Fürsorge (Benevolenz) und der Gerechtigkeit (siehe Beauchamp & Childress 2019).

Ein informiertes Einverständnis setzt also voraus, dass eine Urteilsfähigkeit in Bezug auf ein vorliegendes medizinisches Problem vorliegt, das heißt:

- dass ein Patient, eine Patientin in der Lage ist, den Sachverhalt richtig zu erkennen und sich ein adäquates Bild zu machen (Erkenntnisfähigkeit),
- die Fähigkeit hat, rational zu beurteilen, was das für ihn bzw. sie bedeutet und welche Tragweite bzw. Opportunität eine infrage stehende Handlung hat (Wertungsfähigkeit),
- drittens voluntativ zur Willensbildung fähig ist, das heißt einen Willen aufgrund der Einsicht und der eigenen Motivation bilden und sich zwischen verschiedenen Möglichkeiten entscheiden kann,
- und schließlich viertens die Kraft hat, gemäß diesem eigenen Willen zu handeln (Willenskraft).

Das informierte Einverständnis beruht also auf einem komplexen kognitiven, emotionalen und voluntativen Prozess, in welchem in Aufklärungsgesprächen über den Grund, den Zweck, die Art, den Umfang, die Risiken und Nebenwirkungen, die möglichen Alternativen, die Folgen und Kosten diagnostischer bzw. therapeutischer Handlungen sowie über den vermutlichen Verlauf ohne eine Behandlung informiert und dies schließlich in der Krankenakte dokumentiert werden muss (Dittmann 2008).

Neben dem Selbstbestimmungsrecht als hohem Gut der therapeutischen Beziehung ist Letztere zum anderen und in gleichem Maß durch ein besonderes Vertrauensverhältnis geprägt, in welchem Patientinnen und Patienten sich bei allem informiertem Einverständnis in die Hände von Fachpersonen oder gar in die Obhut einer Institution begeben, bei denen sie davon ausgehen, dass sie nach bestem Wissen und Gewissen zu ihrem Wohl behandelt werden. Dies weist darauf hin, dass es bei allem Respekt vor der Selbstbestimmung des Patienten eine Asymmetrie in der therapeutischen Beziehung anzuerkennen gilt. Das therapeutische Handeln ist wesentlich auf ein Vertrauensverhältnis angewiesen, denn bei aller Informiertheit bleibt ein Wissensgefälle bestehen, das sich nicht ganz aufheben lässt. Kann kein Vertrauensverhältnis aufgebaut werden, dann gereicht dies letztlich den Patientinnen und Patienten zum Nachteil, indem sie in eine Situation der Handlungsunfähigkeit geraten, denn bei anhaltendem, nicht bearbeitbarem Misstrauen in die therapeutische Beziehung können sich Patienten letztlich nicht helfen lassen.

Dass das Misstrauen gerade im Zusammenhang mit Klinikeinweisungen von Patientinnen und Patienten gegen deren Willen nicht selten in Aufnahme- und weiteren Behandlungssituationen dominiert, spricht nicht gegen das notwendige Vertrauensverhältnis, sondern verdeutlicht vielmehr, dass dieses nicht einfach vorausgesetzt werden kann, sondern erarbeitet und gewonnen werden muss. Ich komme unten darauf zurück.

Um es zu verdeutlichen: Ein Vertrauensverhältnis wird dort notwendig, wo es Ermessensspielräume gibt und man sich auf eine integre und eigenverantwortlich handelnde Person verlassen können möchte und können muss, weil man weiß, dass sich ein Beziehungsverhältnis nicht vollständig formalisieren lässt. Die Medizin und mehr noch die Psychiatrie ist keine algorithmisch funktionierende Maschine, sondern bedarf der im weitesten Sinn therapeutischen Kunst, bei der das für jeden Patienten und jede Patientin individuell Passende zu finden ist. Dieses kann nicht aus einem operational-schematisierten Vorgehen bestehen. Vertrauen bedeutet dann, dass Patienten ihren Behandelnden zutrauen, das für sie individuell Angemessene in Anwendung eines erfahrungsfundierten, mit evidenzbasiertem Wissen abgeglichenen klinischen Urteilsvermögens herauszufinden. Das schließt selbstverständlich mit ein, dass sich Behandelnde auch rechtlich zur Sorgfalt verpflichten sowie sich an Standards, Leitlinien, Behandlungsempfehlungen und aktuellen Forschungsbefunden orientieren. Rechtliche Verpflichtungen allerdings sichern ab und sind bindend, aber sie *ver*binden nicht. Für Letzteres ist Vertrauen die Voraussetzung.

Aufseiten der Behandelnden bedeutet dies, dass der Respekt vor der Patientenautonomie im Sinn des Verweigerungs*rechts* gegenüber jeglichen diagnostischen und therapeutischen Handlungen ebenso sehr auch eine Fürsorge*pflicht* verlangt, sich einer auf Hilfe angewiesenen Person im Zustand der Schwäche anzunehmen und ein individualisiertes Angebot einer Abklärung, Indikationsstellung, Aufklärung mit Bemühung um informiertes Einverständnis und schließlich Behandlung zu machen. Die Behandlung liegt in der Verantwortung der diagnostisch und therapeutisch Handelnden und ist nicht Gegenstand einer Patientenforderung. Patienten können zwar nicht davon ausgehen, dass sie bekommen, was sie wollen, aber unbedingt davon, dass sie bekommen, was für sie als Patientin und Patient das Passendstes ist, allerdings aus Sicht derer, denen sie aufgrund ihres Sachwissens, aufgrund der geführten Gespräche und Auseinandersetzungen sowie aufgrund der Integrität der therapeutischen Fachpersonen vertrauen. Die Ablehnung ist dabei ganz ihre Sache und muss – bis auf die oben erwähnten Ausnahmesituationen – bedingungslos respektiert werden.

Damit es gelingt, dass ein Vertrauensverhältnis in diesem Sinn entsteht, dass man sich bei aller Informiertheit einer Therapeutin, einer psychiatrisch tätigen Person oder einer ganzen Institution anvertraut, braucht es zunächst die oben beschriebene empathische Offenheit der beteiligten Fachpersonen gegenüber einer Irritation, einem eigenen Fremdheitserleben, das nicht vorschnell in einer Haltung des oder der Wissenden distanziert und voreilig in einer diagnostisch-kategorialen Einordnung abgewehrt wird. Aufseiten der Patienten und Patientinnen, die sich als Gescheiterte erleben, als Enttäuschte, in ihrem Selbstwert Beeinträchtigte, als ängstlich oder aggressiv Leidende, als Ausgeschlossene ist aufgrund der vielen Negativerfahrungen mit Schwierigkeiten im vertrauensvollen Beziehungsaufbau zu rechnen.

Der Prozess der Vertrauensbildung

Medizinisch-therapeutische Verhältnisse und therapeutisches Handeln sind bei allen rechtlichen Rahmenbedingungen, die geregelt und gewährleistet sein müssen, nicht ohne gegenseitiges Vertrauen zu denken. Giovanni Maio (2017) hat den Begriff des Vertrauens in insgesamt acht Grundelementen analysiert und aufbauend darauf nachdrücklich die Bedeutung des Vertrauens in der Medizin thematisiert. Zunächst handelt es sich beim Vertrauen nicht um eine Entscheidung im Sinn von: »Jetzt vertraue ich.« Vielmehr ist Vertrauen ein Geschehen, das sich interaktiv ergibt und nicht intentional vorgenommen wird. Vertrauen basiert dabei auf einem Erfahrungswissen, nämlich auf bisherigen positiven Erfahrungen mit anderen Menschen. Vertrauen entsteht im Kontakt mit anderen, entfaltet sich darin. Damit das geschehen kann, braucht es eine Fähigkeit, sich auf andere einzulassen. Wenn nun allerdings mehrheitlich negative Beziehungserfahrungen ein Leben prägen, tangiert dies unweigerlich auch das Vertrauenkönnen und erschüttert es je nach Schweregrad und Wiederholung von Negativerfahrungen.

Als weitere Besonderheit des Vertrauens streicht Maio hervor, dass von Vertrauen zu einem anderen Menschen nur dort die Rede sein kann, »wo es keine Sicherheit gibt« (Maio 2017, S. 233). Dabei bewegt sich Vertrauen zwischen einem Wissen und einem Nichtwissen, also zwischen Sicherheit und Unsicherheit. Es bleibt ein Rest Unsicherheit beim Vertrauen bestehen, sonst wäre es eine »Vereinbarung«. Vertrauen ist also eine »konstruktive Antwort« (ebd.) auf eine Restunsicherheit, die als kognitiv unaufhebbares Wissensdefizit emotional überbrückt wird und werden muss. Damit wird die Unsicherheit toleriert, das heißt eine »objektive Unzulänglichkeit des Wissens [...] durch das Vertrauen in eine subjektive Gewissheit überführt« (ebd.).

Vertrauen bedeutet weiter, dass man sich exponiert, das heißt, sich dem Denken, Fühlen und Handeln des anderen aussetzt und sich damit auch verwundbar macht – und dass dies freiwillig geschieht. Dieses Anerkennen der eigenen Verwundbarkeit bedeutet gleichzeitig eine Zuschreibung von Freiheit: Der andere, dem man sich anvertraut, kann und soll eigenverantwortlich handeln. Ich anerkenne den anderen in seiner Personalität, indem ich ihm die Freiheit schenke, nach eigenem Ermessen zu handeln.

Damit bildet Vertrauen die Basis für ein gemeinsames Handeln. Im Blick auf einen »Informed Consent« ist es Grundlage, dass ein gemeinsamer Prozess der Entscheidungsfindung mit klärenden Gesprächen, Abklärungen, Untersuchungen, Indikationsstellungen, Abwägen von Optionen und schließlich

Einverständnis möglich wird. Zu Recht weist Maio darauf hin, dass mit dem Vertrauen ein »qualitativer Sprung« in der Beziehung erfolgt. Mit Vertrauen werde eine Beziehung zu einer moralischen Beziehung, da damit nicht einfach eine Abmachung getroffen ist und eine entsprechende Erwartung an eine bestimmte Handlung verknüpft wird, sondern die Beziehung in ihrem Fortbestand im Zentrum steht. Das lässt sich ex negativo zeigen: Ein Missbrauch des Vertrauens ist nicht einfach mit einem Gefühl von Enttäuschung und Ärger verknüpft, sondern weit mehr verletzt und kränkt es uns. Die Beziehung als solche ist infrage gestellt. Die Erwartung bezieht sich beim Vertrauen nicht bloß auf eine bestimmte Handlung oder Verhaltensweise, sondern auf die Beziehung selbst. Und damit ist letztlich eine »Loyalitätserwartung« (ebd., S. 235) verbunden. Wir erwarten, dass der andere nicht opportunistisch, sondern gemäß einer gemeinsamen Wertvorstellung handelt.

Die therapeutische Beziehung, darauf werde ich unten im Kapitel zu Rupturen und Therapieabbrüchen eingehender zurückkommen, ist sicherlich komplexer, als es zunächst erscheint, das zeigt sich bereits bei frühen Beziehungsaufnahmen in therapeutischen Kontexten und der Frage des Vertrauens. So könnte man sagen, dass eine therapeutische Beziehung Voraussetzung für das Vertrauen und für die darauf aufbauende Veränderung bildet. Gleichzeitig aber ist das Vertrauen oder vielmehr die Fähigkeit, zu vertrauen, ihrerseits eine Voraussetzung für die therapeutische Beziehung, die nun wiederum ein eigenständiger Wirkfaktor und zugleich Spielfeld wird, auf dem die therapeutische Arbeit stattfindet. Die therapeutische Beziehung ist Medium und Gegenstand eines therapeutischen Verstehens zugleich: »Das Verstehen der Beziehung geschieht als Verstehen in der Beziehung« (Storck 2016, S. 98).

Und so steht es auch um einen »Informed Consent«. Auch dieser ist komplexer, als er zunächst und in Orientierung an prozeduralen Vorgaben den Anschein macht. Gerade im Fall psychischer Schwierigkeiten, die neben den manifesten und bewussten auch unbewusste, das heißt verdrängte, verleugnete oder auch interaktionell abgewehrte Anteile haben, ist möglicherweise eine Auftragsklärung komplex und braucht Zeit. Auch wenn sich in der Regel bereits in einem Erstkontakt solche unbewussten Anteile szenisch entfalten und in der Beziehung sichtbar werden, braucht es neben einem offenen Ohr auch die Zeit und die Geduld, um ein sich entfaltendes Geschehen nicht zu rasch mit diagnostischen Kategorisierungen zu verschließen, sondern affektiv bedeutsames Material im Verlauf des Beziehungsaufbaus im Hier und Jetzt entstehen zu lassen.

BEISPIEL Eine 43-jährige Frau wird von der Polizei in die Notaufnahme einer psychiatrischen Klinik gebracht. Im Aufnahmegespräch des diensthabenden Assistenzarztes zusammen mit einer Pflegeperson beginnt die Patientin zu schimpfen, zu fluchen, die beiden Gesprächspartner mit Obszönitäten zu überschütten und ist dabei kaum zu bremsen. Die beiden Professionellen lassen sie gewähren, bis sie sich von selbst etwas beruhigt und die erfahrene Pflegeperson in ruhigem Ton sagt: »Es scheint für Sie nicht einfach, ja, gar bedrohlich, hier zu sein.«

Ein Gespräch wird dann mit der Zeit zumindest rudimentär möglich, die Aufnahme der Patientin erfolgt danach einigermaßen geordnet. In der Nachbesprechung äußert der noch wenig erfahrene Assistenzarzt seine Bewunderung für die Ruhe, mit welcher die Pflegefachfrau auf den verbalen Affektsturm der Patientin reagiert hat, und hört von dieser, dass es für sie auch schwer sei, nicht mit disziplinierender oder gar drohender Gegenaggression zu reagieren. Bei mutmaßlich psychotischen Patientinnen und Patienten in solchen Ausnahmezuständen helfe ihr die Erfahrung, dass Aufnahmesituationen als sehr bedrohlich wahrgenommen werden können, da diese eine Art Vakuum bilden, bei dem die Betroffenen befürchten, dass mentale Inhalte »abgesogen« würden. Da helfe es, diese vermutete Angst vor dem Vakuum anzusprechen und nicht die Feindseligkeit.

Später im Bericht gegenüber der Oberärztin ergänzt diese, es komme durchaus vor, dass Patienten in Ausnahmezuständen sehr viel freundlicher aufträten, aber ähnlich den »Gesprächsraum vollstellen« würden mit fortwährenden Fragen, was man verstehen könnte als Versuch, eigene Inhalte, die als beschämend, gefährlich, wertlos empfunden werden, nicht äußern zu müssen, um nicht nur sich, sondern durchaus auch die Professionellen zu schützen. Oder aber es könne sein, dass Schweigen dominiere und Patienten verstummten, sodass die Gesprächsführenden implizit aufgefordert seien, zu fragen, zu sprechen und damit den »Raum vollzustellen«, um das Vakuum abzuwenden. x

Sich anderen anvertrauen zu können hängt letztlich auch mit dem Vertrauen zusammen, das man in sich selbst hat. Vertraue ich darauf, dass ich mich in unvorhersehbaren, nicht im Voraus plan- und berechenbaren Situationen zurechtfinden werde, dass ich einen Umgang finden und fähig sein werde, die Situation und letztlich mein Leben so zu gestalten, dass es mir und anderen nach Irritationen, Erschütterungen und Krisen auch wieder gut gehen kann, dass ich mich selbst mit einer schweren Krankheit, vielleicht auch mit der Bedrohung durch den Tod zurechtfinden werde? Vertraue ich darauf, dass ich bei aller Aufmerksamkeit, Rationalität und Überlegtheit möglicherweise auch von inneren Kräften, von Gefühlen, Wünschen und Begehren mitgenommen, ja, mitgerissen werden kann, dass ich auch dem Raum geben, mich ihm übergeben kann, mich vielleicht damit auch anderen anvertrauen und in ihre Hände begeben kann, ohne dass ich deswegen zugrunde gehen bzw. mich verlieren werde? Bleibt ein Vertrauen in mich und dann eben auch in andere, sodass ein letzter Halt bleibt? Was ermöglicht diesen Halt, worin gründet die Fähigkeit, zu vertrauen – in sich, in andere? Eine Antwort darauf fällt nicht leicht bzw. muss komplex ausfallen, ist aber einerseits sicherlich in den frühen Beziehungserfahrungen zu finden, das heißt in der Bildung innerer, Angst bindender, Halt und Trost gebender Objekte, sprich: generalisierter und zu inneren Bildern gereifter positiver Beziehungserfahrungen (Liebe), die ein tiefes Gefühl des Anerkanntwerdens (Respekt) vermitteln. Zum anderen ist dieses Gefühl der Anerkennung ebenso abhängig von aktuellen Beziehungskontexten, dem sozialen Eingebundensein in eine Gemeinschaft und den damit verbundenen Gefühlen der Zugehörigkeit (soziale Wertschätzung) – Liebe, Respekt und soziale Wertschätzung, die drei Formen der Anerkennung (siehe Honneth 1992).

Ich möchte an dieser Stelle, nachdem ich von »inneren Objekten« gesprochen habe, eine kurze Klärung des psychoanalytischen Objektbegriffs vornehmen, da ich den Begriff im Folgenden verschiedentlich wiederaufnehme. Mit »Objekt« ist nicht der andere Mensch beschrieben, sondern differenzierter der andere Mensch in der emotionalen Besetzung, das heißt in einer wunsch- und triebbestimmten Perspektivierung. Es sind also nicht die verinnerlichten »wahren« Bilder der anderen, sondern vielmehr die anderen in dem Wechselspiel von Verbindung und Differenz. Dabei ist von »äußeren Objekten« die Rede, wenn wir bereits mit der Differenz rechnen, das heißt, um die eigene Perspektivierung im Blick auf den anderen wissen und also auch wissen, dass der Andere nicht unmittelbar erfahrbar ist, sodass wir das Bild, das wir von anderen haben, immer erneut anpassen müssen. Das Besondere am Begriff des Objekts ist also, dass er einerseits die Andersheit des Anderen negiert, indem er eben in der subjektiven Perspektivierung sich den anderen gewissermaßen aneignet; zugleich aber wird im Objektbegriff diese Aneignung rückgängig gemacht in der Berücksichtigung, dass der andere in dieser Perspektivierung nie ganz aufgeht. Entsprechend oszillieren die Objektbeziehungsformen zwischen der Auslöschung der Differenz in der Aneignung (durch Identifikation oder emotionale Objektbesetzung) einerseits und der Anerkennung der Differenz andererseits (Trennung ist kein nur tragisches Phänomen, sondern bereichert zugleich, da es Neugierde und eine Bereicherung durch Erfahrung des Fremden ermöglicht) (siehe dazu Küchenhoff 2013, S. 85 ff.).

Behandlungspläne und Therapievereinbarungen

Behandlungspläne und Therapievereinbarungen sind klinische Instrumente, die auf gesetzlichen Grundlagen basieren, unter anderem auf dem Behandlungsvertrag. Dieser kommt in der Regel bereits bei der Vereinbarung eines Sprechstundentermins zustande – sofern die Person urteilsfähig ist, was auch bei minderjährigen, rechtlich nicht handlungsfähigen Jugendlichen und Kindern grundsätzlich der Fall ist (siehe dazu SAMW 2020, S. 30). Ein solcher Vertrag schafft Rechte und Pflichten auf Patienten- und auf Leistungserbringerseite: auf Patientenseite beispielsweise die Verpflichtung, notwendige Auskünfte über sich und das eigene Leiden zu geben, in der Klinik eine Hausordnung zu respektieren oder auf Mitpatienten und Personal Rücksicht zu nehmen. Aufseiten der Behandelnden besteht im Fall eines Klinikeintritts einer Person die Verpflichtung, mit ihr und gegebenenfalls zusammen mit ihrer Vertrauensperson einen Behandlungsplan zu erstellen, diesen schriftlich festzuhalten und ihn der laufenden Entwicklung anzupassen (SAMW 2020, S. 48).
Damit ist eine notwendige gesetzliche und auch therapeutisch überaus hilfreiche Grundlage geschaffen. Allerdings ist sie noch nicht hinreichend für die Rahmensetzung einer möglichst erfolgreichen Behandlung. Die detaillierte Ausgestaltung und der Prozess der Erarbeitung sind dabei von nicht zu unterschätzender Bedeutung, denn bereits bei der Etablierung eines Behandlungsrahmens geht es um das therapeutische Bündnis. Dieses Arbeitsbündnis wie auch die Rahmensetzung selbst sind, um es vorwegzunehmen (siehe auch das Kapitel zum Schweigen), geprägt sowohl von einer sachlichen als auch von einer interpersonellen Ebene mit der Entwicklung eines Übertragungsprozesses.
Sachlich gilt es neben den Zielsetzungen auch Verantwortlichkeiten zu klären, zum Beispiel bezüglich des Umgangs mit Krisen, Notfällen, Kontakten zwischen den Therapiesitzungen, Abwesenheiten, Verschiebungen von Therapiesitzungen, oder das Klären von Hausordnungen und Ausgangsregelungen im stationären Rahmen, Festlegungen von Frequenz und Bezahlung im ambulanten Setting. Dabei sind die Fragen von Patienten auch auf der Sachebene zu

beantworten. Ebenfalls sind hierarchisch wichtige Themen zu besprechen, so etwa Fragen des Umgangs mit Suizidalität, Fremdaggression, Impulsdurchbrüchen und destruktiven Verhaltensweisen, mit Selbstverletzungen, Drohungen, aber auch mit Verschweigen, Unaufrichtigkeit und Lügen, mit Schweigen in Sitzungen oder mit dem Vermeiden und Trivialisieren wichtiger Probleme. Dies lässt bereits erkennen, dass sich ein Behandlungsplan und eine Therapievereinbarung nicht ausschließlich »sachlich« klären lassen, sondern immer auch schon von der Interaktion und entstehenden Übertragungen geprägt sind. So haben etwa ein rigider Behandlungsplan und eine wenig flexible Haltung von Behandelnden einen starken Einfluss auf die Beziehungsgestaltung und können Auslöser sein für eine bestimmte Übertragung – wie dies neben dem Rahmen natürlich auch Charakter- und Verhaltenseigenschaften der Personen sein können.

Die Gestaltung der Flexibilität eines Therapierahmens kann unterschiedlich gehandhabt werden. Während die einen den Rahmen als gemeinsame Verpflichtung von Patienten und Behandelnden auf ein Drittes sehen, das einen Halt außerhalb der therapeutischen Beziehung gibt (Triangulierung) und also nicht verändert werden sollte, sehen andere den Rahmen nicht als unveränderlichen Bezugspunkt, sondern selbst als Gegenstand einer anhaltenden Auseinandersetzung. Beides hat seine Berechtigung.

Im Fall eines rigideren Festhaltens am haltgebenden Rahmen hilft es einem Therapeuten etwa, das Gefühl, er sei herzlos, wenn er Telefonate seiner sich in einer Krise befindenden Patientin abends nicht mehr entgegennimmt, besser auszuhalten bzw. zu korrigieren in Erinnerung an die Vereinbarung, eine regelmäßige, höchst verbindliche Abmachung getroffen zu haben, in der der Umgang mit Krisen geregelt wurde. In dieser Weise kann das entstehende Schuldgefühl besser verstanden werden als Gegenübertragung, die mit einem Anteil in der Patientin korrespondiert und den es zu bearbeiten gilt. Würde die ursprüngliche Vereinbarung im Krisenfall gebrochen, würde damit die Chance einer solchen Bearbeitung vertan.

Umgekehrt könnte eine flexiblere Handhabung eines Behandlungsrahmens dazu führen, dass ein Aushandeln von Vereinbarungen geübt wird und dies zur Konfliktfähigkeit der Patientin beiträgt, wenn gemeinsam Kompromisse gesucht werden, wenn es etwa um die Klärung geht, ob und für welchen Zeitraum eine Ausnahme bezüglich der Ausgangsregelung von der Station vereinbart werden kann.

Behandlungspläne und Therapievereinbarungen zeigen also durchaus neben den rechtlichen auch psychodynamische Aspekte und erhalten damit auch eine

therapeutische Funktion. Diese sind eng verknüpft mit den Zielsetzungen, die nicht vorab schon zu erfassen sind, sondern sich häufig erst mit den interaktionell sich inszenierenden Schwierigkeiten und einer Klärung des Auftrags verbalisieren lassen. Zu unterscheiden sind dabei persönliche Ziele von Behandlungszielen, die therapeutisch eine Orientierung während der Behandlung und Möglichkeit zur Einschätzung des Therapieprogresses geben.
Bei Patienten mit schweren Persönlichkeitsstörungen, die mit einer chaotischen Innenwelt, großer Bedürftigkeit und gleichzeitig Bindungsschwierigkeiten konfrontiert sind, dehnen sich Behandlungen nicht selten aus und verlieren an Struktur und Orientierung. Das mag unterschiedliche Gründe haben, nicht selten findet sich aber eine Dynamik, dass unbewusste Wünsche nach bedingungsloser und nicht endender Versorgung durch ein elterliches Idealobjekt Behandlungen prolongieren und Abschlüsse verhindern, gelingt es nicht, die Dynamik zu bearbeiten. Hier hilft es, wenn bereits am Anfang der Therapie eine Zielsetzung thematisiert wird und Teil der Therapievereinbarungen ist. Es wird damit bereits zu Beginn symbolisiert, dass es in der Therapie um eine Veränderung gehen soll und nicht um eine endlose supportive Betreuung. Während die persönlichen Ziele vielleicht offensichtlicher und für Patienten besser zu formulieren sind, sind die Behandlungsziele häufig schwieriger zu fassen. Denn sie bilden die Orientierungspunkte für kleinschrittige Veränderungen, also etwa bei Problemen im zwischenmenschlichen Bereich, wenn diese wiederholt zu Kündigungen von Arbeitsstellen geführt haben und das Ziel eines Patienten darin liegt, länger einen Job behalten zu können. Solche zwischenmenschlichen Schwierigkeiten zeigen sich in der Regel auch in der sich entwickelnden therapeutischen Beziehung selbst, wo sie dann im Hier und Jetzt bearbeitbar werden.

BEISPIEL Eine 23-jährige Patientin erwähnt in der Anamnese wiederholte private und berufliche Beziehungsabbrüche. In den letzten Jahren kam es ebenso mehrfach zu Therapieabbrüchen, was dann in der Behandlungsvereinbarung und Klärung der Verantwortlichkeiten auch thematisiert werden kann. Insgesamt wirkt das Leben der Patientin und ihre Beziehungsmuster chaotisch und für sie selbst leidvoll. Im Rahmen einer krisenhaften suizidalen Zuspitzung zu Beginn der Therapie kommt es zu Anrufen der Patientin, in denen sie ihrer Therapeutin mitteilt, dass es ihr nicht gut gehe. Die Therapeutin gibt der Patientin daraufhin, ohne dass dies in einer Therapievereinbarung geklärt worden wäre, einen Notfalltermin, in dem sich die Lage zuspitzt. Nachdem ihr die Therapeutin klargemacht hat, dass sie nicht jederzeit telefonisch verfügbar sei, wirft die junge Frau ihr vor, dass sie ja nur dasitze und nichts tue, während sie selbst am Abgrund stehe. Die Therapeutin gerät innerlich unter Druck und empfindet sich in der Gegenübertragung selbst plötzlich als herzlos. Sie versteht bzw. übernimmt den Vorwurf der Patientin, nur passiv deren Leid zu beobachten. x

In einer solchen Situation hilft es, auf die Vereinbarung zurückgreifen zu können, insbesondere wenn eine solche Krisensituation zuvor antizipiert und besprochen wurde. Die Therapeutin kann sich dann an der Vereinbarung orientieren und sehen, dass sie keineswegs herzlos und passiv zuschaut, sondern sich an eine Abmachung hält und sehr viel anzubieten hat im vereinbarten Therapiesetting. Die Therapievereinbarung gibt ihr jetzt genügend Raum, zurückzutreten, die Szene zu betrachten und zu erkennen, dass die Kritik der Patientin wahrscheinlich einer verzerrten Wahrnehmung der realen Therapiebeziehung entspringt und den Blick auf die innere Welt der Objektbeziehungen freigibt. Auf der Kehrseite dieser Kritik könnte nämlich die unreife, kindliche Vorstellung eines idealen, immer verfügbaren, allmächtigen elterlichen Objekts stehen, das die Patientin rasch beruhigen, ja, heilen könnte, wäre es nur nicht so herzlos und sadistisch (siehe Yeomans u. a. 2017, S. 101).

Die therapeutischen Funktionen von Behandlungsplänen und Therapievereinbarungen sind vielfältig: Sie dienen zunächst der Rahmensetzung für eine Behandlung und helfen damit, eine Verlässlichkeit und gegenseitige Verpflichtung als Grundlage für das Entstehen von Vertrauen und Halt zu etablieren. Verantwortlichkeiten werden geklärt, ebenso der Schutz der Patientin, aber auch der Therapeutin selbst und ihrer Fähigkeit, klar zu denken. Letztlich wird die Therapie wieder ins Zentrum gerückt, also die Schaffung eines sicheren Ortes, an dem sich die Psychodynamik der Patientin entfalten und die Arbeit an den Problemen statthaben kann.

Nur wenn ein Therapierahmen, ein informiertes Einverständnis und eine verbindliche Vereinbarung bestehen, gewinnen Rahmenbrüche wie ein wiederholtes Zuspätkommen eine besondere Bedeutung in der Beziehung. Ohne Rahmen hätten sie dies nicht und könnten auch nicht näher untersucht werden. Weiter dient eine Therapievereinbarung der Minimierung eines sekundären Krankheitsgewinns, also der Reduzierung von Vorteilen, die sich aus einem Krankenstatus für Patienten und Patientinnen ergeben könnten. So kann eine gelungene Arbeit an einer Therapievereinbarung bereits modellhaft für die Behandlung als Ganzes stehen (siehe Dammann u. a. 2001).

Krisensituationen und Zeitbegrenzung

Eine Krise sei ein produktiver Zustand. Man müsse ihr nur den Beigeschmack der Katastrophe nehmen, so soll – gemäß inflationärem Zitieren im Internet, ohne dass je eine Quellenangabe gemacht würde – Max Frisch einst geschrieben haben. Psychische oder psychosoziale Krisen gehören zum Leben. Alle Menschen, nicht nur psychisch erkrankte, können in Krisen geraten, in jeder Lebensphase und in jedem Alter. Krisen zeichnen sich dadurch aus, dass außergewöhnlich belastende Ereignisse wie Trennungen, Todesfälle, Jobverlust, schwerwiegende Erkrankungen oder Ähnliches, aber durchaus auch positive lebensverändernde Situationen auftreten, etwa die Geburt eines Kindes oder eine Heirat, denn auch das sind Herausforderungen, die es zu bewältigen gilt.

Zur Krise kommt es, wenn angesichts der Herausforderungen die innere Überzeugung, Sicherheit, Gewissheit oder zumindest das Vertrauen dafür fehlt, dass die eigenen Fähigkeiten und Ressourcen ausreichen, um mit den anstehenden Aufgaben adäquat umgehen zu können. Es entsteht dann ein Ungleichgewicht zwischen Anforderung und Bewältigungsmöglichkeiten, sodass Gefühle der Überforderung, Hilflosigkeit sowie Befürchtungen und Ängste bis hin zur Verzweiflung aufkommen können, die weitere psychopathologische Symptome nach sich ziehen. Abhängig ist dies vom Schweregrad der subjektiven und objektiven Belastung, der aktuellen und konstitutionellen psychischen und psychosozialen Verfassung sowie von der Persönlichkeit. Je nach bisherigen negativen Erfahrungen in der Bewältigung von Schwierigkeiten, bei völligem Fehlen von oder bei belasteten sozialen Beziehungen, der eingeschränkten Fähigkeit, Hilfe in Anspruch zu nehmen, und möglicherweise negativen Reaktionen eines sozialen Umfelds können Krisensituationen entstehen, in denen Betroffene Gefühle von Hoffnungslosigkeit und Unerträglichkeit entwickeln. Dies gilt umso mehr, wenn erfolgte Bewältigungsversuche scheitern und sich eine bestehende Situation weiter verschärft.

Das Risiko, dass in solchen Situationen die Wahrnehmungs-, Beurteilungs- und Denkfähigkeit eingeschränkt wird und affektiv-impulsive Reaktionen auftreten, steigt, sodass Betroffene in Gefahr geraten, suizidale oder Gewalthandlungen als letzte Auswege zu sehen. Während umgekehrt die Erfahrung, solche Situationen meistern zu können, die Personen einer Lösung nahebringt, die auch das Potenzial einer Chance in sich trägt, dass also – in Anlehnung an Max Frisch – die Krise ein *produktiver* Zustand sein kann.

Eine Typisierung von Krisen und die darauf aufbauenden Indikationen für bestimmte Interventionen in Psychiatrie und Psychotherapie hat Claudius Stein (2015) vorgenommen. Er unterscheidet Verlustkrisen von Lebensveränderungskrisen, die beide eine klassische Krisenintervention erfordern. Des Weiteren beschreibt er Entwicklungskrisen, die sich je nach Lebensphase durch bestimmte innere Konfliktmuster auszeichnen, so etwa die Adoleszentenkrise durch den Konflikt von Identität und Identitätsdiffusion, Krisen im Kleinkindalter durch einen Konflikt zwischen Autonomie und schambesetztem Zweifel oder im Erwachsenenalter zwischen Generativität und »Selbstabsorption (Stagnation)« (ebd., S. 41).

Diese Formen von Krisen unterscheiden sich von akuten Traumatisierungen, die unmittelbare notfallpsychiatrische und -psychologische Kriseninterventionen erfordern, bei denen häufig hoher Zeitdruck und Handlungsbedarf bestehen, da eine Suizidgefahr oder Gefahr für andere vorliegen oder aber eine bestehende Erkrankung weiter zu eskalieren droht. Und schließlich nennt Stein die narzisstischen Krisen bei Persönlichkeitsstörungen, die ebenfalls unmittelbare psychiatrische Interventionen erfordern, mittel- und langfristig allerdings eine psychotherapeutische Bearbeitung von Selbstwertproblematiken und interaktionellen Schwierigkeiten mit häufig geringer Frustrationstoleranz und wenig integrierten und regulierten aggressiven Anteilen.

Die längerfristigen Folgen sind die Entwicklung einer psychischen Störung (etwa einer Depression, Angststörung oder Posttraumatischen Belastungsstörung), die Entstehung oder weitere Verschlechterung einer psychischen oder psychosomatischen Störung, die Entwicklung einer Substanzgebrauchs- (Sedativa, Alkohol, Drogen) oder Verhaltensstörung (Spielsucht, Online-Sucht etc.) sowie eine soziale Isolation oder eine pathologische Trauerreaktion.

Der Umgang mit Krisen ist einerseits geprägt von den verfügbaren inneren und äußeren Ressourcen, andererseits aber auch von der Fähigkeit der Betroffenen, Ressourcen zu mobilisieren. Worauf können Menschen in Krisen zurückgreifen, welche Bewältigungsmöglichkeiten haben sie, welche Abwehrmechanismen werden aktiviert? Und was bedeutet das für professionelle Helferinnen und Helfer?

Von Ressourcen wird in unterschiedlichen Bedeutungen gesprochen, so etwa von sozialen Ressourcen, das heißt von einem sozialen Netz tragfähiger Beziehungen, von finanziellen Möglichkeiten, von der Arbeits- und Wohnsituation.

Beispielsweise zeigt sich, dass die Psychoserate unter Migranten und Migrantinnen erhöht ist, wenn sie in Stadtteilen wohnen, in denen wenig Migranten derselben Herkunft leben (Veling u. a. 2008; Boydell u. a. 2001). Gemeint sind aber auch persönlich-individuelle Ressourcen und bestimmte Charaktereigenschaften wie etwa die Fähigkeit der Selbstreflexion, zur Kommunikation nach innen und außen, zur Realitätsprüfung und Relativierung, das Gefühl der Selbstwirksamkeit.

Die persönlichkeitsbedingten, psychologischen Ressourcen hängen eng zusammen mit Fähigkeiten zur Bewältigung von Schwierigkeiten bzw. zum Schutz vor Überwältigung. Während der Begriff »Coping«, übersetzt als Bewältigung, ein (aktives) Bemühen (und sei dieses eine Entscheidung für passives Ertragen) intendiert, das bestehende oder zu erwartende Belastungen emotional und kognitiv mittels eines zielgerichteten Handelns zu verarbeiten sucht (siehe Heim 2000), wird mit dem aus der psychoanalytischen Theorie stammenden Begriff der Abwehr ein vor- oder unbewusster Vorgang bezeichnet. Die Abwehr dient der betroffenen Person dazu, einen unlösbar erscheinenden inneren Konflikt, eine überwältigende Erfahrung oder ein unerträgliches Gefühl nicht bewusst werden zu lassen, um die damit entstehende Angst, eine psychische Anspannung oder gar Panik vor Verlust und Fragmentierung zu vermeiden. Die Abwehr steht damit zwar im Dienst des Schutzes des Ichs vor Überforderung und Überwältigung, zugleich aber tut sie dies auf Kosten einer mehr oder weniger ausgeprägten neurotischen oder auch schwerwiegenderen interaktionellen Symptombildung, die kompromisshaft einen inneren Konflikt reguliert und Entlastung verschafft, ihn zugleich jedoch konserviert.

Ein klassisches Beispiel für einen solchen Prozess ist die Konversionsbildung im Verständnis Freuds (Freud 1895 d), indem er von »Fräulein Elisabeth v. R.« berichtet, die Liebesgefühle gegenüber ihrem Schwager, dem Ehemann ihrer totkranken Schwester, entwickelt. Ihr Gewissen und die gesellschaftliche Werthaltung verbieten ihr diese Liebe, dennoch bedrängen sie die Gefühle. Der innere Konflikt mündet in eine Schmerzsymptomatik in den Beinen, die sie zunehmend am Gehen hindert. Die Konversion des Konflikts zwischen dem Begehren und dem Über-Ich-Verbot erfolgt in der Kompromissbildung einer Gehunfähigkeit: »Ich kann nicht mehr (auf den Schwager) zugehen.« Damit ist die potenzielle Krise, die dieser innere Konflikt hervorrufen könnte, abgewendet, allerdings eben mit den Folgen der Symptombildung. »›Das habe ich getan‹, sagt mein Gedächtnis. ›Das kann ich nicht getan haben‹ – sagt mein Stolz und bleibt unerbittlich. Endlich – gibt mein Gedächtnis nach«, schreibt Friedrich Nietzsche (1886/1982, S. 625).

Die Beschreibung der Verdrängung, wie Nietzsche sie hier »avant la lettre« auf den Punkt bringt, dient also dazu, beispielsweise seinen Stolz trotz schuldhafter Tat durch Vergessen aufrechtzuerhalten, was je nach Situation kurzfristig hilfreich sein kann, beispielsweise dann, wenn sie einen Täter vor dem Suizid schützt. Während sich grundsätzlich allerdings ein Problem darstellt, wenn nämlich Täter ihre Untaten nicht wahrhaben wollen und dabei weitere begehen oder aber Verhaltensweisen entwickeln, die ihnen zu Schaden gereichen, um möglicherweise die eigene unbewusste Schuld zu sanktionieren und damit eine intrapsychische Entlastung und Entspannung zu bewirken.
So können etwa sehr nachvollziehbare »kleine« Verleugnungen einen Schutz bieten:

BEISPIEL Eine Mutter, die ihre 15-jährige Tochter durch Suizid verloren hat, beschreibt noch Jahre später ein halluzinatorisches Phänomen, nämlich dass sie sich manchmal ertappe im Gefühl, dass die Tochter doch irgendwo sei, sie sie bloß noch nicht wiedergefunden habe. Diese »kleine« Vermeidung der Realisierung des Todes der Tochter, das Nicht-wahrhaben-Können und -Wollen, obwohl sie selbstverständlich um den Tod durch Suizid weiß, ist eine Verleugnung, die mittels einer Art Halluzination erfolgt. Die Mutter schützt sich mit dieser Abwehr vor einem überwältigenden Schmerz angesichts der Endgültigkeit des Verlusts der Tochter in Momenten, in denen er unerträglich ist und sie sich ihm nicht gewachsen fühlt. Verleugnung und Pseudohalluzination, die nicht nur in einer Psychose, sondern durchaus auch bei gut strukturierten Persönlichkeiten auftreten (siehe Kläui 2017, S. 86), stehen im Dienst des Ichs und helfen der Mutter, sich über all die Jahre zunehmend diesem Verlustschmerz anzunähern. **x**

Die Abwehrmechanismen halten also Erinnerungen, Fantasien, Gefühle, Impulse und Konflikte bewusstseinsfern (»unbewusst«) und erfolgen auf unterschiedlichen Niveaus der Persönlichkeitsintegration intrapsychisch oder auch interaktionell (siehe Rudolf 2004; Seiffge-Krenke 2017, S. 64 ff.). Im Fall »unreifer« Abwehrmechanismen zeigen sich »Symptome« insbesondere als auffällige interaktionelle Verhaltensweisen in Form von »Inszenierungen« (Argelander 1968; Lorenzer 1983) oder »Handlungsdialogen« (Klüwer 2001), also beispielsweise im Fall eines unerträglichen Neids als Projektion (»Der andere ist neidisch auf mich«), Entwertung des anderen oder Imitation (etwa indem in Therapien sprachliche Wendungen eines Therapeuten übernommen und als Eigenkreationen verwendet werden).
Im Fall von Krisensituationen gilt es also, neben der Eruierung von Ressourcen und der Copingstrategien ein besonderes Augenmerk auf die

Abwehrmechanismen zu legen und sie im Prozess der Krisenbewältigung und der therapeutischen Beziehung zu beurteilen, um festzustellen, ob sie kurzfristig und schließlich auch nachhaltig der Krisenbewältigung dienen oder sie eher behindern.

Angesichts der vielfältigen Gefährdungen, denen Menschen in Krisen ausgesetzt sind, spielt die Frage der Dringlichkeit eine große Rolle, das heißt letztlich der zur Verfügung stehenden Zeit für den Prozess von Erzählenlassen, Beobachten und Verstehen, Reflektieren und Handeln. Zeitbegrenzung und Handlungsdruck bedeuten immer, dass in dem skizzierten Prozess eine Selektion erfolgen muss; nicht alles und jedes findet Platz. Die Selektion mündet schließlich in einen Fokus, auf den sich die Aktivitäten konzentrieren. Dies birgt auch aufseiten der Professionellen eine Gefahr, die der komplexen Psychodynamik von Übertragungs- und Gegenübertragungsprozessen geschuldet ist. So kann es leicht passieren, dass Therapeutinnen und Therapeuten, aber auch Pflegefachleute und andere Professionelle, die in Kriseninterventionen einbezogen werden, eine notwendige Distanz zum Geschehen und damit die Übersicht verlieren. Aufgrund empathischen Mitfühlens und einer (Über-) Identifikation mit einer Patientin in ihrem Schicksal kann dabei eine Verführung zu ausgeprägt supportiven Haltungen entstehen. Damit geht potenziell eine Verantwortungsdiffusion einher.

Die Fokussierung auf ein selektioniertes Thema, der Zeit- und Handlungsdruck in psychiatrischen Krisensituationen (nicht Notfällen!) kann auf Helferseite zum Wunsch oder zur Selbstverpflichtung führen, therapeutisch möglichst erfolgreich zu sein, sodass eigene Befürchtungen oder auch die eigene Ungeduld unreflektiert agiert werden. Empfehlungen oder Ratschläge gegenüber Patienten und Patientinnen dienen dann möglicherweise ebenso der Selbstberuhigung, etwa weil die Verstörung, Unsicherheit und Angst oder auch die Aggression des Patienten nur schwer auszuhalten sind. Ein Ratschlag ist dann nicht mehr nur einfach »gut gemeint«, sondern adressiert implizit zugleich die Botschaft an den Betreffenden, dass sein emotionaler Zustand doch möglichst kontrolliert bleiben sollte. Ebenso könnte angesichts der verzwickten und komplexen psychosozialen Situation eines Patienten eine supportive Haltung auch als Agieren der Ungeduld des Therapeuten verstanden werden.

Unbestritten geht es bei Kriseninterventionen darum, Menschen, die in eine psychische Krise geraten sind, mit haltgebenden und stabilisierenden therapeutischen (Beziehungs-)Angeboten rasch zur Seite zu stehen. Diese Containingfunktionen, die auch als »Affektregulation zu zweit« (siehe Giernalczyk 2003) konzeptualisiert werden können, sind aufgrund der verschiedenen

Projektions-, Introjektions- und Reprojektionsmechanismen allerdings deutlich komplexer, als eine schlicht gut gemeinte unterstützende psychiatrische Krisenintervention zu sein scheint.

BEISPIEL Ein junger Patient stellt sich in einem psychiatrischen Ambulatorium in einer psychischen Krise nach einer Partnerschaftstrennung vor. Seine Freundin, mit der er seit sechs Jahren eine Liebesbeziehung führe, habe sich in einen anderen Mann verliebt und sich für eine Trennung von ihm entschieden. Er sei wütend auf sie, auf den anderen Mann, zugleich aber auch verzweifelt, weil er sich kaum vorstellen könne, ohne sie zu leben, sodass er sich auch überlegt habe, seinem Leben ein Ende zu setzen.
Die ambulante assistenzärztliche Therapeutin, die selbst kürzlich eine Trennung von ihrem Freund bewältigen musste, kann das alles sehr gut nachempfinden und gerät, ohne es im Moment bewusst zu realisieren, in eine konkordante Gegenübertragung mit dem Patienten, dem sie eine große Empathie entgegenbringt und, sich solidarisierend, eine supportive Haltung einnimmt. Sie gibt dem Patienten zusätzlich zu den für die nächsten Tage vereinbarten weiteren Gesprächsterminen auch ihre Telefonnummer, damit er sich in schwierigen Momenten jederzeit mit ihr in Verbindung setzen könne. Der Patient nimmt dankend an und vermittelt ihr, dass er sehr froh sei über ihre Unterstützung. Nach drei weiteren Terminen bleibt der Patient den vereinbarten Sitzungen fern und antwortet nicht mehr auf die Versuche der Therapeutin, ihn telefonisch zu erreichen. Umgebracht hatte er sich nicht, das konnte in Erfahrung gebracht werden.
In ihrer Supervision realisiert die Assistenzärztin, dass sie die für den Patienten selbst nur schwer erträglichen aggressiven und verzweifelten Affekte in ihrer konkordanten Gegenübertragung identifikatorisch übernommen hatte, nicht zuletzt aufgrund ihrer eigenen privaten Geschichte. Der plötzliche Abbruch der sich erst aufbauenden therapeutischen Beziehung hat sie nun in die Position der »Verlassenen« versetzt, sodass sie nun nicht nur schmerzlich erfahren muss, wie es sich anfühlt, verlassen zurückzubleiben, sondern erkennen kann, dass dies für den Patienten möglicherweise eine agierte Form der Bewältigung des eigenen Schmerzes war, indem er nun die aktive Position des »Aggressors« übernommen hat, um damit die schwer erträgliche Kränkung und Position des passiv Erleidenden in dieser Wendung ins Gegenteil abzuwehren. x

Auch bei Patientinnen und Patienten, die die Erfahrung gemacht haben, einer Situation hilflos ausgeliefert zu sein, und in der Folge unter einer Traumatisierung leiden, könnte man geneigt sein, sie rasch von Schuldgefühlen und

Selbstvorwürfen zu entlasten. Auch dies allerdings kann nicht unproblematisch sein, da die Übernahme von Schuld in solchen Situationen eine Form der Bewältigung darstellt, indem passives Erleiden in eine Aktivität umgewandelt wird, und zwar in ein Bemühen, »das Gefühl der absoluten Hilflosigkeit und des Ausgeliefertseins zu kompensieren« (Stein 2015, S. 46). In einem solchen Fall würde der Versuch, dem Patienten die Schuldgefühle rasch »auszureden«, ihm möglicherweise gerade die Chance nehmen, wenigstens in der Selbstzuschreibung eines schuldhaften Verhaltens in der problematischen Situation einen gewissen Einfluss darauf gehabt zu haben, um damit das Gefühl des Ausgeliefertseins abzuwehren. Dies heißt im Umkehrschluss selbstverständlich nicht, die Selbstvorwürfe einfach zu bestätigen, wohl aber sie zu verstehen und damit in einen der intrapsychischen Dynamik angepassten und gleichwohl realistischen Kontext zu stellen.

Nicht zuletzt bergen auch positive, idealisierende Übertragungsmechanismen in supportiven Kriseninterventionen ein Risiko, sodass etwa Behandlungen nur unter großer Kränkung der Patienten beendet werden können und damit die Intervention insgesamt erschwert wird (siehe Sollberger 2020).

Die Ausführungen und Beispiele zeigen, dass es auch in der Krisenintervention gilt, die richtige Balance zu finden zwischen einer notwendigen äußeren Entlastung, einer realen Veränderung und einer inneren Stabilisierung auf der einen Seite sowie »dem Standhalten, Erkennen und Verstehen des Übertragungsgeschehens und der diesem zugrunde liegenden inneren Dynamik auf der anderen Seite« (Till 2009, S. 786).

Zeitknappheit und die daraus resultierende Fokussierung der zu bearbeitenden Themen sollten nicht dazu führen, dass die komplexen interpersonellen Übertragungsdynamiken außer Acht bleiben und therapeutische Haltungen zu rasch »suggestiv«, supportiv oder auch pädagogisch werden, sondern bei aller Empathie eine ausreichende Distanz zum Geschehen, eine gut reflektierte »technische Neutralität« (mehr zu diesem Begriff unten im Kapitel »Zwangssituationen und Handlungsdruck«) beibehalten und ein Verstehensraum nicht zu rasch eingeengt wird.

THERAPIEPROZESSE UND DEREN STRUKTURIERUNG

Das therapeutische Bündnis

Die Spatzen pfeifen's von den Dächern: Die Qualität der therapeutischen Beziehung nimmt neben extratherapeutischen Faktoren, Erwartungseffekten und spezifischen Methoden einen sehr bedeutenden Anteil am Therapieerfolg ein (Lambert 1992). Diese Einsicht hat sich erst in den letzten Jahrzehnten herauskristallisiert. Die Beziehung zwischen Patientin und Therapeutin wird über die verschiedenen Therapieschulen und Verfahrensmethoden hinweg als zentrales Merkmal von Psychotherapie sowie als Dreh- und Angelpunkt von Behandlungstechnik und Veränderungstheorie herausgestellt (Benecke 2014, S. 30 ff.). Was macht nun aber die besondere Beziehungsform und Qualität einer psychotherapeutischen Beziehung aus?

Bereits in den frühen Jahren der Psychoanalyse hatte sich zunehmend durchgesetzt, dass sich die Patienten und Patientinnen in ihrer Subjektivität in Szene setzen, die Themen ihrer Schwierigkeiten vorgeben und ihr Leiden selbst darstellen. Alfred Lorenzer hat in dieser Hinsicht von einer »radikalen Umkehrung des Arzt-Patient-Verhältnisses« (Lorenzer 1984, S. 118) gesprochen und hervorgehoben, dass sich dadurch neue Zugänge zu verdeckter Emotionalität, zu verdrängten oder geheim gehaltenen Gedanken, zu Vorstellungen oder auch Handlungen ergeben hätten – eine Form »medizinalisierter Intimität« (ebd., S. 132) oder, wie später Thomas Ogden dies für die psychoanalytisch orientierte therapeutische Beziehung formuliert: »One of the most formal and at the same time one of the most intimate of human relationships« (Ogden 1992, S. 230). Bekanntlich hat Sigmund Freud diese Offenheit für Nichtgesagtes, Nichtintendiertes, sondern für das, was sich ergibt, was geschieht und den Blick auf Neues eröffnet, als Grundelemente der psychoanalytischen Kur institutionalisiert, indem er aufseiten der Analysanden die Grundregel der »freien Assoziation« (Freud 1925) eingeführt hat, aufseiten der Analytikerinnen und Analytiker die korrespondierende Aufgabe der »gleichschwebenden Aufmerksamkeit« (Freud 1912 b).

Deutlich wird dabei, dass es sich bei den Beziehungen nicht nur zwischen Analytiker und Patient, sondern generell zwischen Patienten und therapeutisch Tätigen um sehr intensive Gefühlsbeziehungen handelt, bei denen sich sowohl positive, Halt suchende, auch leidenschaftliche Gefühle der Idealisierung oder sogar Verliebtheit entwickeln, als auch nicht selten negative Gefühle der Ablehnung, Entwertung bis hin zu Verbitterung und Hass entstehen können. Diese in der psychoanalytischen Tradition als »Übertragungsbeziehung« konzeptualisierte therapeutische Beziehungsform entwickelt sich unabhängig vom therapeutischen Verfahren strukturell in Beziehungs- und insbesondere in therapeutischen Verhältnissen.

Der Ärger darüber, dass sich in einer Warteschlange vor der Kasse jemand hineindrängt, kann neben aller Rationalisierung (»Es ist taktlos und unfair«) durchaus auch geprägt sein von der Erfahrung der Zurücksetzung (»Immer übergeht man mich«). Ebenso kann das Gefühl, das bei einem Patienten beim Warten in einer zentralen Aufnahmestation entsteht (»Schon wieder vergisst man mich!«), durchaus gefärbt sein von entsprechenden Frustrationen in der eigenen Biografie. Übertragungen spielen also überall eine Rolle, sodass sich die Frage stellt, welche Bedeutung sie haben und haben sollen – und in therapeutischen Kontexten: in welcher Form sie reflektiert, konzeptualisiert und therapeutisch nutzbar gemacht werden können. Darin unterscheiden sich nicht nur die Therapieschulen, sondern auch Exponenten derselben Schule. Ich will im folgenden Kapitel die Konzepte von Übertragung und Gegenübertragung etwas vertiefen, da ich sie über die Psychoanalyse hinausgehend als gut reflektierte Form der therapeutischen Beziehung erachte, die in keiner Weise allein psychoanalytischen Kontexten vorbehalten ist, sondern in jeder therapeutischen Arbeit genutzt werden kann.

Exkurs: Der Wechsel zum Intersubjektivitätsparadigma in der therapeutischen Beziehung

Sigmund Freud selbst hat in der Übertragung, wenn er sie auch kaum als »eigenständiges Beziehungsphänomen« (Bohleber 2018, S. 705) gesehen hat, die Ambivalenz erkannt, dass sie einerseits »stärkste Waffe des Widerstands« darstellt insofern, als sie dazu beiträgt, dass der Analysand und die Analysandin sich nicht an Verdrängtes erinnern müssen, sondern es in der Beziehung zum Analytiker und zur Analytikerin ausagiert. Andererseits aber ist sie zugleich das »beste Instrument der analytischen Kur« (Freud 1925, S. 68 f.), denn sobald die Deutung der Übertragung die Erinnerung wieder ermöglicht, kann sie (die Übertragung) aufgelöst werden. Erinnerung statt Wiederholung ist das Ziel.

Allerdings geht es auch bereits bei Freud nicht einfach nur um Erinnerung, sondern eben auch um die reale interpersonale Bedeutung der Übertragung. So schreibt er, dass die Übertragungsphänomene dazu führen, dass sie »die verbogenen und vergessenen Liebesregungen des Kranken aktuell und manifest machen, denn schließlich kann niemand *in absentia* oder *in effigie erschlagen werden*« (Freud 1912 a, S. 374). Es scheint sich also bereits hier bei Freud ein interpersonales Erfahrungsfeld zwischen Patient und Therapeut zu öffnen, auf dem zwar gekämpft, zumindest agiert wird, das aber beide Seiten zugleich auch verbindet. Freud versuchte die Neigung zur Übertragung in der Suggestibilität des Patienten zu verankern, der durch die analytische Behandlung in seiner Gefühlsbereitschaft, näherhin in seiner kindlichen Abhängigkeit von Mutter und Vater aktiviert wird. Die zentralen Konzepte von Übertragung und Gegenübertragung als zwei Kernaspekte in der therapeutischen Beziehung haben sich über die letzten gut hundert Jahre maßgeblich verändert, und zwar von einem Modell der Ein-Personen-Psychologie hin zu einem Intersubjektivitätsparadigma.

Mit der Spiegelmetapher, die Freud für die Funktion des Analytikers gegenüber seinem Patienten verwendet, wird der Einfluss des Analytikers auf die Übertragung des Patienten minimiert. Der Analytiker muss zusehen, dass er in Eigenanalyse den Spiegel reinigt und für den Analysanden sauber hält. Die Gegenübertragung ist aus Sicht der Ich-Psychologie zwar zu beachten, aber eigentlich ein unerwünschtes Eindringen unbewusster Reaktionen des Analytikers in den analytischen Prozess.

Ende der 1970er-Jahre begann mit Merton Gill (1996) eine konzeptuelle Veränderung, in der die interaktive Wechselseitigkeit des analytischen Prozesses ins Zentrum gerückt wurde. Vom »objektiven« wurde der Analytiker jetzt zum *teilnehmenden* Beobachter. Die Übertragung wird jetzt nicht mehr bloß als Wiederholung einer Vergangenheit verstanden, sondern als prozessuale Größe, die situativ aus der Interaktion von Analytiker und Analysand entsteht. Dieser Ansatz wurde insbesondere von Vertretern der relationalen Psychoanalyse weitergeführt, die schließlich die Autorität des Analytikers als eines Experten relativierten und die Objektivitätsforderung psychoanalytischer Erkenntnis zugunsten einer unhintergehbaren Subjektivität der am analytischen Prozess Teilhabenden verabschiedeten. Es ist nach dieser Auffassung also sinnlos, eine objektiv vorhandene innere Realität des Patienten zu suchen, zu formulieren und zu deuten. Eine objektive Erkenntnis, wie sie in der Spiegelmetapher zum Ausdruck kommen sollte, ist damit einem radikalen Konstruktivismus gewichen. Es wird in der Erinnerung keine Vergangenheit mehr *re*konstruiert, sondern eine subjektive Wirklichkeit konstruiert. Selbstverständlich gibt es hier auch Zwischentöne in der amerikanischen Ich-Psychologie, so etwa von Glen Gabbard, wenn er statuiert, dass die Psychoanalyse eine »Objektivität in einem intersubjektiven Kontext« suchen sollte (zitiert bei Bohleber 2018, S. 713).

Die *Unmittelbarkeit* der Erfahrung im therapeutischen Prozess rückt damit ins Zentrum und wird gedeutet. Die Übertragungsanalyse zielt nicht mehr auf die Erinnerung der Vergangenheit ab, ganz im Gegenteil könnte man sagen: Wo einst die Übertragung als Widerstand gegen die Erinnerung galt, gilt die Erinnerung jetzt vielmehr als Widerstand gegen die Übertragung (siehe Altmeyer & Thomä 2006, S. 24).

Die gemeinsam kreierte klinische Realität in ihrer Unmittelbarkeit wird in dieser Tradition als eigentliches therapeutisches Element gesehen. Bereits bei den frühen Auseinandersetzungen mit der psychoanalytischen Technik Freuds waren es Sándor Ferenczi und Otto Rank, engste Vertraute von Freud, die in Abhebung von der eher intellektualisierenden Einsichtstherapie Freuds den Hauptakzent auf das emotionale Erleben in der aktuellen Therapiesituation legten und die therapeutische Technik in Richtung einer Erlebnistherapie weiterentwickelten (siehe Gödde 2016, S. 25 f.). Diese Entwicklungslinie wurde später von Michael Balint, einem engen Mitarbeiter Ferenczis, weitergeführt, indem er aufgrund der Möglichkeiten neuer emotionaler Erfahrungen von Patienten mit ihren Therapeuten von der »Heilkraft des Objekts« (Balint 1973, S. 193) spricht. So steht auch für ihn weniger die Einsicht als Ergebnis einer korrekten Deutung im Zentrum der therapeutischen Technik als vielmehr das Gefühl, welches in der Beziehung zum Therapeuten und der Therapeutin entstehen kann und zum Erleben des Berührtseins führt. Darin wird das eigentliche Veränderungspotenzial gesehen.

In diesen tendenziell auf ein Gegenüber bezogenen und interaktionellen Theorien, die die Erlebnisaspekte fokussieren, sind erste Weiterentwicklungen einer Ein-Personen-Psychologie erkennbar, wonach die Innenwelt des Patienten nicht mehr allein aus der Beobachtungsperspektive zu verstehen gesucht wird. Eine Begrifflichkeit für das intersubjektive Erfahrungsfeld fehlte allerdings noch, was sich erst mit der Reflexion des Begriffs des Gegenübertragungs-Enactments änderte.

Der Boom der Gegenübertragung, so schreibt Werner Bohleber, sei nicht nur psychoanalyseinternen Gründen geschuldet, sondern auch Folge einer »zunehmenden Demokratisierung gesellschaftlicher Bereiche« und einer »Deidealisierung traditioneller Autoritätsstrukturen« (Bohleber 2018, S. 715). Die konzeptuellen Auffassungen einer unbewussten Kommunikation sind unlösbar mit dem Begriff der Gegenübertragung verbunden und nehmen ihren Ausgangspunkt in Freuds Receiver-Metapher. Der oben erwähnte Sándor Ferenczi war der Erste, der die Gegenübertragung in ihrem intersubjektiven Charakter – er glaubte sie in mütterlichen Dispositionen verankert – und als analytisches Instrument beschrieb.

Erst aber mit den Arbeiten von Paula Heimann wurde in dieser Diskussion ein »Markstein« (Sandler 1976, S. 298) gesetzt. Nach Heimann stehen Analytiker und Patient unbewusst in Verbindung, eine Verbindung, die »schärfer und weitsichtiger« sei als jedes bewusste Erfassen der Situation. Wie geschieht dies? Allein dadurch, dass die unmittelbare Reaktion des Analytikers auf den Patienten den Orientierungspunkt für ein Verständnis der unbewussten Prozesse des Patienten abgibt. Heimanns Überlegungen gipfeln in der Erkenntnis, dass »die Gegenübertragung des Analytikers nicht nur das A und O der analytischen Beziehung« sei, sondern recht eigentlich »die Schöpfung (creation) des Patienten. Sie ist ein Teil der Persönlichkeit des Patienten« (Heimann 1950/2016, S. 83).

Als kleiner Einschub sei angemerkt: Der daraus hervorgehende Effekt, dass Probleme, die in der Therapie verändert werden sollen, damit unmittelbar erlebbar gemacht werden, wurde in späteren, nicht analytischen

Psychotherapieverfahren durchaus auch gesehen und genutzt. So taucht er beispielsweise im Begriff der »Problemaktualisierung« als einer von fünf übergeordneten Wirkfaktoren der Psychotherapie bei Klaus Grawe (1998) auf.
Erst Joseph Sandler allerdings hat mit dem Begriff der »gleichschwebenden Bereitschaft zur Rollenübernahme« die Hinwendung zu einer dezidiert intersubjektiven Auffassung vorgenommen (Sandler 1976). Der Patient drängt dem Therapeuten unbewusst eine »intrapsychische Rollenbeziehung« auf und aktualisiert sie in der Übertragung. Der auf den Therapeuten ausgeübte Druck trifft dort auf unterschiedliche Dispositionen von Neigungen und Strebungen, sodass sich letztlich ein Kompromiss zwischen Letzteren und der durch den Patienten unbewusst forcierten Rollenbeziehung ergibt. Wie aber ist eine direkte Kommunikation zwischen dem Unbewussten des Patienten und jenem des Therapeuten zu verstehen?
Mit dem Konzept der projektiven Identifizierung von Melanie Klein wurde ein Modell entwickelt, wonach unbewusst unerträgliche Selbstanteile projektiv im anderen untergebracht und dort kontrolliert werden. Während klassische Objektbeziehungstheoretiker und -theoretikerinnen die projektive Identifizierung gänzlich dem Patienten zuschreiben und als von der Person der Therapeutin oder des Therapeuten unabhängig auffassen, ist es Wilfred Bion, der das Konzept erweitert hat auf nicht allein pathologische Abwehrmechanismen, sondern es generell als Form einer nonverbalen Kommunikation versteht, die er mit der »Container-contained«-Konzeption ausgearbeitet hat. Der andere übernimmt eine »containing function« und stellt seine seelische Instanz zur Verfügung, um stellvertretend schwer zu bewältigende Erlebens- und Gefühlszustände zu entgiften und als verdaute Erfahrung zurückzugeben (siehe dazu Bohleber 2018).
Thomas Ogden hat in der Orientierung an Georg Wilhelm Friedrich Hegels Intersubjektivitätstheorie und in dem im Herr-Knecht-Verhältnis dargelegten Prozess gegenseitiger Anerkennung das psychoanalytische Konzept der projektiven Identifizierung schließlich auf seine interpersonale Dimension hin untersucht. Er zeichnet dabei detailliert nach, wie der Mechanismus einer Veränderung der Subjektivität der Individuen im interpersonalen Erfahrungsraum zu verstehen ist. Der Projizierende verleugnet einen Teil seines Selbst und schreibt ihn dem Gegenüber zu. Er negiert sich damit selbst als vom anderen getrenntes Ich und wird für sich ein anderer. Allerdings wird auch der andere als Subjekt negiert, indem dessen Subjektivität gewissermaßen für die Subjektivität des Projizierenden verwendet wird. Der Empfänger der Projektion hat selbst Anteil an der Negation seiner selbst, indem er sich dem verleugneten und

auf ihn projizierten Anteil des anderen unterwirft und damit in sich Raum für den anderen schafft. In diesem wechselseitigen Prozess der Negation werden im Austausch der Rollen von Projizierendem und Empfangendem beide durch den je anderen zu einem »dritten Subjekt«.

Begriffe wie »Inszenierung«, »szenisches Verstehen« (Lorenzer 1983) und »szenische Funktion des Ichs« des Patienten (Argelander 1970) oder das Konzept des »Handlungsdialogs« (Klüwer 2001) als schöpferische Gestaltung sind weitere Zeugen der intersubjektiven Wende psychoanalytischer Theoriebildung.

Die Qualität der therapeutischen Beziehung, das wurde, wie bereits erwähnt, durch die Psychotherapieforschung vielfach belegt, ist entscheidend für den Erfolg der Behandlungen. Wie die Ausführungen zu zwei zentralen Begriffen psychoanalytischer Therapie zeigen, kann es als ein Spezifikum *psychoanalytischer* Theorie gelten, die Art und Weise der therapeutischen Beziehung systematisch und vertieft zu reflektieren. Wobei vor allem der Begriff der Gegenübertragung in seiner kardinalen Stellung sowohl erkannt als auch kritisiert worden ist. So schreiben Martin Altmeyer und Helmut Thomä (2006, S. 24) in der Einleitung zu ihrem Sammelband *Die vernetzte Seele*, dass es sich bei der projektiven Identifikation um ein »Modekonzept« handle, wonach »der psychoanalytische Dialog letztlich einer monologischen Veranstaltung« gleiche.

Joachim Küchenhoff hat bei aller Einigkeit über den Paradigmenwechsel zu Recht auf Divergenzen in der Auffassung der therapeutischen Beziehung hingewiesen, die in dem eben dargestellten Abriss bereits erkennbar wurden (Küchenhoff 2013, S. 26 f.):

So kann die therapeutische Beziehung als Ermöglichungsgrund für das analytische Geschehen aufgefasst werden; sie kann aber auch selbst Gegenstand der therapeutischen Arbeit sein. Die Co-Konstruktion des therapeutischen Feldes, welche nicht allein mit Worten, sondern ebenso mit dem Körper über unbewusste Fantasien von Therapeutin und Patientin erfolgt, drängt die biografische Arbeit zurück. Die Unmittelbarkeit der Erfahrung, die Begegnung in der analytischen Situation, lässt etwas Neues entspringen und gilt als das eigentlich verändernde therapeutische Element. Noch weiter geht die relationale Psychoanalyse, die das Verhältnis von Intrapsychischem und Interpersonalem zur Disposition stellt. Das Interpersonale ist mit dem Intrapsychischen gleichgestellt; unerreichbares Ziel der Therapie ist, eine wechselseitige Anerkennung zu erreichen. Diese muss scheitern, sodass das Enactment einen unvermeidlichen Bruch im analytischen Prozess darstellt (Küchenhoff 2013, S. 27). Auch im

Begriff der »Now Moments«, »Gegenwartsmomenten«, wie ihn Daniel N. Stern (2005) in die Diskussion eingebracht hat, wird ein unmittelbares gegenseitiges Gefühlserleben benannt, welches zwar (auch) durch Sprache, aber nicht mehr sprachlich zu fassen ist. In ihm sind für einen kurzen Moment in einer Therapie Patient und Therapeut in der Begegnung ergriffen in dem Gefühl, dass gerade etwas ganz Besonderes geschieht und sie beide emotional in gleicher Weise miteinander verbunden und mitgenommen sind, sodass hier möglicherweise eine solche gegenseitige Anerkennung unmittelbar erlebt werden kann.

Erstaunlicherweise ist der Begriff der therapeutischen Beziehung in der psychodynamisch orientierten Literatur kaum vertreten. Eher stammt er aus den empirischen Untersuchungen, wie sie erstmals David Orlinsky und Kenneth I. Howard (1986) durchgeführt und dabei auf den zentralen Stellenwert der therapeutischen Beziehung in Bezug auf den Therapieerfolg hingewiesen hatten. Helmut Thomä und Horst Kächele (2006, S. 74) weisen ihrerseits darauf hin, dass es eine große und »zerstrittene Begriffsfamilie« gibt, die den Begriff der therapeutischen Beziehung in unterschiedliche Aspekte differenziert: so etwa die reale Beziehung, das Arbeitsbündnis, die therapeutischen Beziehung oder Allianz, die hilfreiche Beziehung, die »milde und unanstößige Übertragung« etc. Während die von Freud »milde und unanstößig« benannte Übertragung den Aspekt eines Vertrauensvorschusses und damit eine »besondere Gefühlseinstellung« meint, wie sie ursprünglich gegenüber der Mutter erlebt werde, meint die reale Beziehung eine Art Korrektiv der neurotischen Übertragungsbeziehung, welche die Grundlage für ein sicheres Arbeitsbündnis ist, da in ihr adäquate, realistische, unneurotische Wünsche und Erwartungen von Patienten an eine Therapie zum Tragen kommen. Richard Sterba (1934/1975) hat diese Differenzierung mit dem Begriff »therapeutische Ich-Spaltung« konzeptualisiert.

Davon zu unterscheiden ist das »Arbeitsbündnis« (»working alliance«, Greenson 1973), das nicht nur Voraussetzung für die therapeutische Arbeit ist, sondern bereits deren Ergebnis. Mit dem Arbeitsbündnis wird die therapeutische Arbeit selbst betont, das heißt die Rahmenbedingungen, die Vereinbarungen, die Ziele etc., sodass damit auch gemeinsam ein Rational für die Behandlung geschaffen ist, mit dem durchaus auch irrationale, nicht bewusste, neurotische Anteile erlebt, agiert und reflektiert werden können. Letztlich bietet das therapeutische Arbeitsbündnis eine gewisse Sicherheit, dass auch bei größten Schwierigkeiten etwa in negativen Übertragungsdynamiken die Arbeitsbeziehung zum Therapeuten oder zur Therapeutin aufrechterhalten bleibt.

Im Gegensatz zur therapeutischen Beziehung ist mit der therapeutischen Allianz oder dem therapeutischen (Arbeits-)Bündnis ein umfassenderer Begriff gefunden, der weit über die Beziehungsgestaltung des Therapeuten hinausgeht und sich auf den interaktionellen Prozess zwischen Therapeut und Patient, also auf beide Seiten, bezieht. Neben den Anteilen des Therapeuten mit seinen interaktionellen und kommunikativen Fähigkeiten, der Empathie, aber auch mit der Erfahrung und Technik spielen Anteile des Patienten, dysfunktionale Verhaltensmuster, ein schlechtes »matching« zwischen Patient und Therapeut und dessen Auswirkungen auf die Zusammenarbeit eine wichtige Rolle (siehe Sachse 2016, S. 20).

Über eine Übereinstimmung in den therapeutischen Zielen und therapeutischen Aufgaben seitens Patientin und Therapeutin hinaus wird im Modell der therapeutischen Allianz auch die emotionale Bindung benannt, die darüber bestimmt, inwieweit sich eine Patientin von ihrer Therapeutin verstanden fühlt (siehe auch Staats 2017, S. 19). Zur Bindung trägt in der Auffassung der personenzentrierten Gesprächspsychotherapie eines Carl Rogers (1951/1993) insbesondere die Realbeziehung bei, in welcher eine Therapeutin ihrem Klienten kongruent und authentisch (bedingungslos) wertschätzend und empathisch begegnet. Die Gestaltung der im Blick auf den Therapieerfolg wirksamen therapeutischen Beziehung sollte nach Rogers in dieser Haltung gründen.

Hermann Staats hat allerdings nachdrücklich darauf hingewiesen, dass gerade die Betonung der Übereinstimmung von Patient und Therapeut nicht immer nur günstig sei. Auch eine negative Übertragung kann zu einer Festigung der therapeutischen Beziehung beitragen: »Wenn die therapeutische Beziehung zu sehr auf Harmonie und Übereinstimmung abzielt und diese misst, gehen wichtige andere Aspekte von Beziehung verloren – gerade Aspekte, die mit Erkundungsverhalten verbunden sind statt mit Bindung« (Staats 2017, S. 21). Staats zitiert als Beispiel die Angststörungen, bei welchen eine therapeutische Haltung, die die Harmonie und Übereinstimmung betont, das Vermeidungsverhalten, das mit diesen Störungen einhergeht, mitunterstützt und deshalb nicht zielführend ist. Es wäre zu diskutieren, ob eine Harmonie, die mehr im Sinn von Empathie und einem gegenseitigem Verständnis von Therapeutin und Patientin in der Therapie aufzufassen wäre, einem Vermeidungsverhalten tatsächlich gegenübersteht oder ob nicht gerade eine gute Bindung ein Explorationsverhalten ermöglicht bzw. fördert. Aber sicherlich birgt die auf Harmonie fokussierte Haltung von Therapeutinnen und Therapeuten ein gewisses Risiko, nicht den manchmal notwendigen konfrontativen »Biss« in der Therapie zu haben.

Ich will dazu das Beispiel eines Patienten anführen, bei dem die taktvolle Konfrontation und konflikthafte Auseinandersetzung mit seinem Misstrauen einen wesentlichen Wechsel in der therapeutischen Beziehung und einen Therapiefortschritt initiierte.

BEISPIEL Ein 44-jähriger Patient, der als Adoptivsohn erst im Kindergarten realisiert, dass er nicht der leibliche Sohn seiner Eltern ist, ist darüber sehr beschämt. Die Erkenntnis erfolgte aufgrund einer Konfrontation durch Mitschüler, die die Unähnlichkeit mit seinem Bruder, mit dem die Mutter kurz nach seiner Adoption schwanger geworden war, bemerkten und die Verwandtschaft infrage stellten. Der Patient hatte eine äußerst schwierige Entwicklung mit einer langen Geschichte von Gewalt gegen andere und gegen sich, mit mehreren Suizidversuchen sowie der Entwicklung einer Abhängigkeit von Alkohol und Cannabis. Er war dabei immer wieder Affekten von Hass und Rachegefühlen ausgesetzt, gleichzeitig aber auch übermächtigen Wünschen nach einer Liebesbeziehung.

Gegenüber dem Therapeuten, den er aufgrund drängender Suizidgedanken aufgesucht hat, verhält er sich idealisierend, unterwürfig, ja, devot und zeigt insgesamt ein charmantes Verhalten im Umgang. Dennoch wird immer wieder deutlich, dass er gerade Hassgefühle und Rachegedanken bzw. -absichten für sich behält, sodass die Therapie geprägt ist von Verschweigen. Eine diesbezügliche Klärungsarbeit zeigt, dass er der Welt und letztlich auch dem Therapeuten sehr misstrauisch und mit Argwohn begegnet. Die eigenen aggressiven Affekte werden dabei abgespalten und auf andere projiziert, denen gegenüber er sich paranoid verhält in der Überzeugung, dass die anderen ihm gefährlich werden, wenn er sich nicht in Acht nimmt.

Die Klärung seiner Racheabsichten und die klare Festlegung des Therapeuten, dass er die Kinder- und Erwachsenenschutzbehörde oder gegebenenfalls auch die Polizei involvieren müsste, wenn sich der Patient nicht oder ungenügend von Gewalttaten gegenüber Dritten distanzieren könnte, befördert ein offenes Misstrauen und auch den bisherigen Vorsatz, den Therapeuten im Unwissen über seine Absichten zu lassen oder ihn gegebenenfalls gar zu täuschen.

Die Bearbeitung dieser Haltung des Patienten führt in der Folge zu einer Veränderung des pseudofreundlichen und angepassten, aber letztlich unehrlichen Verhaltens des Patienten. Sein Argwohn tritt offener zutage und der Patient kann jetzt in den Sitzungen sehr viel feindseliger wirken. In der psychotherapeutischen Beziehung ist er damit aber deutlich ehrlicher engagiert. In solchen offen aggressiven Momenten weicht die vorgetäuschte Freundlichkeit einer feindseligen Offenheit. Das bedeutet für den Patienten natürlich zugleich, dass er Gefahr läuft, zurückgewiesen oder kritisiert zu werden.

Die Disharmonie, die jetzt in die therapeutische Beziehung Einzug hält, muss als prognostisch günstig beurteilt werden, denn jetzt weicht die psychopathische Übertragung einer paranoiden. Es gilt allerdings zu klären, inwieweit die Struktur der Therapie dem Patienten und Therapeuten ausreichend Sicherheit vor dem Agieren schwerer Aggressionen gibt und inwieweit der Patient über ausreichende Über-Ich-Anteile verfügt, sodass ein Minimum an Empfinden einer Schuld aufgrund der gehegten aggressiven Gefühlen gegenüber dem Therapeuten sowie Besorgnis ihm und der therapeutischen Beziehung gegenüber möglich sind. x

Das Beispiel zeigt, dass eine offene, wertschätzende und durchaus empathische, zugleich aber taktvoll konfrontative und in keiner Weise harmonisierende Vorgehensweise in diesem Fall angemessen ist und sich gerade bei misstrauischen, autoritätskritischen oder wenig motivierten Patienten eher günstig auf einen Therapieerfolg auswirken können (Staats 2017, S. 29). Es sind also Begriffe wie »Harmonie«, »Empathie« und »Wertschätzung« in Therapien gut zu reflektieren, um gerade auch die »dunklen Seiten der Empathie« (siehe Breithaupt 2017) zu vermeiden, die aufgrund der Fähigkeit, sich in andere Menschen hineinzuversetzen, auch Voraussetzung für mehr oder weniger ausgeprägte Machtverhältnisse, letztlich auch für Abwertung und Erniedrigung sein können (siehe dazu auch das nächste Kapitel zur Rollenidentität und Rollenverteilung sowie Voigtel 2016, S. 444 f.).
Es braucht immer auch einen beobachtend-kritischen Blick auf das Gegenüber im Wechsel zu einem empathischen Verstehen, denn eine unkritische und nicht authentische, professionell erzwungene und »gespielte« Empathie steht letztlich einem Verstehen im Weg, und es könnten sich der Raum für das Nichtverstehen, für die Irritation, Neugierde am Gegenüber und die daraus erwachsenden Fragen vorschnell verschließen. Therapeutisch Tätige sollten reflektiert und selbstkritisch genug sein, um die Unsicherheit, die mit einem Nichtverstehen verbunden ist, um vielleicht auch Ängste oder andere negative Gefühle den Patienten gegenüber tolerieren zu können (statt sie auszuagieren) und sie nicht mit einer (über-)empathischen Weise abzuwehren. Damit verbindet sich auch ein Eingeständnis sich selbst und den Patientinnen und Patienten gegenüber, dass man sich nicht immer schon in der Position des und der Wissenden sieht – auch dann nicht, wenn man mit einem psychiatrisch-objektivierenden Blick etwa eine Verdachtsdiagnose stellt –, sondern gerade im Nichtwissen ein besonderes und authentisches Interesse am Gegenüber liegt. Bezogene Neugier, echtes Interesse und aufmerksame Präsenz würden dann anstelle von

Einfühlung und aus Abwehr negativer Gefühle erzwungener Empathie auf der einen Seite, von Distanz, Unbeteiligtsein und »selbstgerechtem Wohlwollen« (Streeck & Boothe 2000) auf der anderen Seite treten. Im (zunächst bestehenden und tolerierten) Nichtverstehen, in der Unterschiedenheit und Differenz vom anderen, im Getrenntsein liegt ein Kern der Suche nach und Stiftung von Beziehung – eine zentrale Figur in therapeutischen Veränderungsprozessen, egal, welcher therapeutischen Schule (siehe Storck 2016, S. 109).

Die Fähigkeit seitens der Patientinnen und Patienten, ein Arbeitsbündnis einzugehen, ist je nach psychischer Störung, der Persönlichkeitsstruktur beider Seiten, aber auch von therapeutischer Professionalität und Erfahrung abhängig und kann auf mehrfache Weise begrenzt sein. Braucht es vonseiten der Patienten einen gesunden Anteil, wonach sie auch bei Schwierigkeiten in der Therapie zu regressiver Übertragung und Aggression gegen den Therapeuten in der Lage sind, um die Beziehung aufrechtzuerhalten, müssen Therapeuten ihren Patienten ein echtes Interesse entgegenbringen. Dies trägt zur Stärkung des Arbeitsbündnisses bei.

Zusammenfassend könnte man sagen, dass sich eine gute therapeutische Allianz letztlich darin manifestiert, dass beidseits eine positive Therapieerwartung bezüglich des gemeinsamen Erfolgs besteht. Zu klären ist aber auch die Erwartung an den Therapieprozess: Wird seitens der Patienten erwartet, dass die therapeutische Expertise, dass Medikamente und umfassende Fürsorge den »Heilungsprozess« ausmachen, oder sind Patienten doch eher interessiert und gewillt, zusammen mit ihren Therapeutinnen ein Verständnis für die eigenen Schwierigkeiten, für deren Entstehen und Aufrechterhalten zu bekommen, sodass eine vielleicht anfänglich eher passive Erwartung in Richtung einer aktiven Mitarbeit entwickelt werden kann?

Im Weiteren zeigt sich im affektiven Engagiertsein aufseiten der Therapeutinnen und Therapeuten, die sich von ihren Patientinnen und Patienten ein Bild als gesunde Menschen machen können, dass die Beziehung nicht vorrangig durch Mitleid geprägt ist und dass eine gute Allianz besteht. Ebenso betrifft dies die Aggressionen, die von beiden Seiten ertragen werden und sie im Dialog bleiben lassen, sodass Patientinnen und Patienten die Deutungen der Therapeutinnen und Therapeuten für sich nutzen und darauf aufbauen können, während Therapeutinnen und Therapeuten umgekehrt nicht zu rasch die Ohren verschließen und zu wissen glauben sollten, worum es geht, sondern unvoreingenommen ihren Patientinnen und Patienten zuhören (siehe dazu Clarkin u. a. 2005, S. 174).

Rollenidentität und Rollenverteilung

Nicht erst mit der Kritik an paternalistischen Beziehungsmodellen in der Medizin, wonach Ärzte zu wissen meinen, was für ihre Patienten und Patientinnen das Beste sei, und dies nicht nur empfehlen, sondern die Behandlung auch ohne Aufklärung einfach durchführen; nicht erst mit der fundamentalen Kritik an solchen Haltungen und der Etablierung der oben ausgeführten Arbeit an einem »Informed Consent« ist gerade in der Psychiatrie eine Bewegung entstanden, die Patientenrechten und insbesondere der Autonomie von Patienten höchsten Stellenwert beimisst. In Bezug auf die UN-Behindertenrechtskonvention (ratifiziert durch Deutschland 2009, Österreich 2008 und die Schweiz 2014), wonach Menschen mit Behinderungen (worunter angesichts ihrer eingeschränkten Teilhabe an der Gesellschaft auch psychisch Erkrankte zählen) nicht anderen Gesetzen unterworfen werden dürfen als alle anderen Gesellschaftsmitglieder, hat dies zu einer neuen (durchaus kontroversen) Lesart der Konvention durch Patientenverbände und Psychiatriebetroffene geführt. Psychisch kranke Personen dürfen nicht gegen einen aktuell geäußerten (»natürlichen«) Willen behandelt werden – und sei es, dass ein Patient zum Beispiel aufgrund eines alkoholischen Delirs, eines paranoiden Verfolgungswahns oder einer hirntumorbedingten Verwirrung nicht in der Lage ist, eine Einsicht in die eigene Erkrankung zu haben, und damit möglicherweise bei Verweigerung einer Behandlung sein Leben gefährdet (siehe Heinz 2015, S. 10).

Letztlich bringt dies zum Ausdruck, dass sich Patienten und Behandelnde auf Augenhöhe in Gleichberechtigung begegnen müssen, das heißt, dass keine Hierarchie und damit kein Missbrauch von Macht toleriert wird. Nicht zuletzt finden diese Forderung und Festsetzung in der Recovery-Bewegung (Anthony 1993; Amering & Schmolke 2012; Burr u. a. 2013) eine starke Konzeptualisierung und Umsetzung, indem einem »Verwalten« oder »Management« psychiatrischer Patienten eine beziehungsorientierte Haltung entgegengesetzt wird.

Und dennoch, die Betonung von Patientenrechten und die Forderung nach Behandlungen »auf Augenhöhe« dürfen einerseits nicht darüber hinwegtäuschen, dass Hierarchie- und Machtverhältnisse nicht nur die Institutionen prägen, sondern auch bis in die therapeutischen Beziehungen wirksam sind. Andererseits ist der Umgang mit (Deutungs- und Verfügungs-)Macht, mit Kompetenz und Professionalität, mit Wissen und Nichtwissen sowie mit Abhängigkeitsverhältnissen von zentraler, im Blick auf Behandlungserfolge durchaus auch von günstiger Bedeutung, sodass der Umgang damit nicht ignoriert oder gar verleugnet werden sollte. Vielmehr ist er sehr aufmerksam zu reflektieren, denn das Risiko ist durchaus gegeben, dass aufgrund von Konzepten einer partnerschaftlichen Therapiebeziehung – wie sie etwa intersubjektive Therapieschulen oder auch moderne sozialpsychiatrische Konzepte unter dem Postulat einer Partizipation und Verabschiedung von Paternalismus fordern – die bestehenden Machtverhältnisse und damit die verbundene Verantwortung verleugnet werden.

Zumeist beginnt es mit einem Scheitern. Menschen, die aufgrund ihres psychischen Leidens in Not sind, wenden sich als Fragende an uns. Bereits dies zeigt, dass sich eine Rollenverteilung ergibt, auch aufgrund realer sozialer Zuschreibungsverhältnisse. Menschen, die sich an eine psychiatrische Institution oder an psychiatrische Fachpersonen wenden, werden zu Patienten und Patientinnen und kommen dadurch ihrerseits in die Position von Hilfe*bedürftigen,* der auf der anderen Seite die Position der Hilfe*leistenden* entspricht. Beide befinden sich im Kontext sozialer Systeme, die reguliert sind durch staatliche, privatrechtliche, durch wirtschaftliche und andere Regelungen, an denen Sozial- und Krankenversicherungen, Behörden und Gerichte, ein Arbeits- und ein weiteres soziales Umfeld beteiligt sind. Diese realen Regel-, Rechts- und Machtverhältnisse prägen die äußeren Rahmenbedingungen von Behandlungen, ebenso aber auch die inneren Repräsentationen der therapeutischen Beziehungen – und dies bereits vor einer sich entwickelnden (Übertragungs-)Beziehung.

Die Entwicklung einer therapeutischen Beziehung kann sich rasch in vorgegebenen Bahnen entfalten, sodass sich Patienten beispielsweise mit einer kindlich-abhängigen Position identifizieren, Therapeuten mit einer souverän-elterlichen. Letzteres prägt dann die therapeutische Wahrnehmung, dass der hilfesuchende Patient der Leidende in Not ist, der sich in seiner Hilfsbedürftigkeit an einen wendet – so zumindest gestaltet sich häufig die erste Gegenübertragung, die ihrerseits mitgeprägt ist durch eigene Erfahrungen. Roland Voigtel argumentiert in diesem Zusammenhang, dass die Empathie mit dem Patienten »aus der überlegenen Elternposition heraus« erfolge, das heißt, die »konkordante Identifizierung« (Racker 1970) von Therapeuten sei letztlich eine Funktion der »komplementären Identifizierung« (der Identifizierung und emotionalen Übereinstimmung mit dem Patienten) und damit Teil von ihr und nicht ihr gleichgeordnet (Voigtel 2016, S. 444).

So sind nicht nur narzisstisch empfindliche und unsichere, rechthaberische oder aber altruistisch geprägte Personen als Therapeuten und Therapeutinnen für Machtverführungen gefährdet. Wie Voigtel nachvollziehbar hervorhebt, sind Menschen bereits vor einer etablierten Identifikation mit einer Berufsrolle geprägt von latenten Überlegenheitswünschen:

» Die von der Helfermission erfüllte und von ihrem eigenen Idealismus begeisterte Studentin neigt unter Umständen zu Besserwisserei; der überaus verständnisvolle Bemutterer und Tröster neigt zur Unterforderung des Gegenübers und zur Bewunderung seiner eigenen Gebe-Potenzen; die sachlich-kühle Rationalistin verwandelt ihr Gegenüber in ein Objekt, dem sie sich überlegen fühlen kann; der alles tolerierende Laissez-faire-Erzieher feiert sich heimlich als großartiger Anarchist; die strenge Moralistin kann von oben herab verurteilen und der beredte Theoretiker sucht die Bewunderung seiner Zuhörer « (Voigtel 2016, S. 445).

Deutlich wird, dass neben der soziologischen Rolle von Therapeut und Patient, mit der jeweils Verpflichtungen und Rechte verbunden sind, auch psychologische, zuweilen den Akteuren nicht bewusste und unklare Rollen von Beginn eines ersten Kontaktes aktiv sind. Wie oben bereits erwähnt, hat Joseph Sandler in der Hinwendung zu einem intersubjektiven Paradigma in der psychoanalytischen Psychotherapie von einer »gleichschwebenden Rollenübernahmebereitschaft« (Sandler 1976, S. 304) gesprochen. Gemeint ist, dass der Therapeut in seiner Gegenübertragung immer auch vor dem Hintergrund seiner eigenen Geschichte, seiner intrapsychischen Konflikte und Wahrnehmungs-/Denkmuster auf einen Patienten reagiert und in der Selbstreflexion bzw. Supervision sich dieser Anteile in der Gegenübertragung bewusst zu werden sucht. Dies sei aber nur als ein Teil einer »Kompromissbildung zwischen Strebungen und der kontrollierten Übernahme der Rolle, die ihm der Patient aufzwingt, zu betrachten« (ebd., S. 302).

BEISPIEL Sandler beschreibt die Therapie eines 35-jährigen Mannes, der unter einer extremen Angst leidet, wenn er seine Arbeit öffentlich präsentieren soll. Der Therapeut realisiert, dass er mehr als sonst für ihn üblich in den Sitzungen viel spricht, was er in der Selbstreflexion als Reaktion auf seine eigene Angst versteht, den Patienten zu verlieren. Die Rückkehr zu seinem üblichen Verhalten führt dazu, dass er beim Patienten eine geringfügige Stimmveränderung bemerkt, wonach dieser jeden Satz mit einer Hebung beendet, als würde er eine Frage stellen. Der Therapeut erkennt dabei, dass diese Hebung am Ende der Sätze als Einladung oder Verführung fungiert, Antworten zu geben, das heißt vom Patienten unbewusst dazu verwendet wird, sein Gegenüber zu kontrollieren und in ein Sprechen zu verwickeln – so wie er schließlich in der Therapie erkennt, dass er gegenüber seinem gewalttätigen Vater immer viele Fragen gestellt hatte, um sich zu vergewissern, dass dieser ihm gegenüber nicht böse oder gar gewalttätig sei, aber auch um sich dessen Zuwendung und Bewunderung zu versichern. Der Therapeut scheint hier also die Therapeutenrolle auszufüllen, indem er zunächst auf die Intonation des Patienten und die damit verbundenen impliziten Fragen antwortet, eine Rolle, die zu übernehmen er bereit war, zugleich aber in der Selbstreflexion einem therapeutisch hilfreichen Verstehen zuführen und dem Patienten zur Verfügung stellen konnte. x

Joseph Sandler fügt am Ende des Beispiels an, dass »solche Prozesse [...] nicht nur in dem hier diskutierten Zusammenhang von Übertragung und Gegenübertragung auf(treten), sondern auch bei normalen Objektbeziehungen« (ebd., S. 305).

Rollenverteilungen finden in allen Begegnungen statt. In den therapeutischen geht es darum, sich ihrer bewusst zu werden und sie zu identifizieren, um sie gegebenenfalls mit Patienten zu klären, ihre Funktion zu verstehen oder auch abgewehrte Rollen zu deuten. Die Bereitschaft therapeutisch Tätiger, Rollen zu übernehmen, ist insbesondere dort von Bedeutung, wo eine Schwierigkeit oder ein seelisches Leiden nicht einfach verbalisiert werden kann, sondern sich auf der Bühne der Interaktion zunächst inszenieren muss.

BEISPIEL Eine junge Frau, die zur stationären Psychotherapie aufgenommen wurde und mit dem Oberarzt der Station ein Aufnahmegespräch führt, berichtet diesem, der mit ihr schon ein Indikationsgespräch geführt hatte, dass sie sehr froh darüber sei, in Therapie kommen zu können. Bisher habe sie sich noch bei keinem Therapeuten so verstanden gefühlt wie bei ihm im Indikationsgespräch. Auch habe noch nie jemand wirklich nachgefragt, was ihr alles Traumatisches in der Kindheit widerfahren sei.

Der Oberarzt freut sich über die Therapiebereitschaft der Patientin und ihre so vertrauensvolle Zuwendung. Da die Patientin im Vorgespräch nichts über eine Traumatisierung berichtet hatte, fragt er jetzt detailliert nach, was denn passiert sei. Sie berichtet ihm von sexuellen Übergriffen eines nahen Verwandten über mehrere Jahre hinweg. Der Oberarzt hört sehr empathisch zu und ist betroffen von der Geschichte. Das Gespräch bekommt eine hohe Intensität, die Zeit ist rasch vorbei und die Patientin begibt sich nach dem Gespräch auf die Abteilung.

Eine Stunde später erhält der Oberarzt von der pflegerischen Abteilungsleitung einen Telefonanruf: Was er mit der Patientin gemacht habe, sie sei völlig aufgelöst, weine und tobe herum, was der Oberarzt denn glaube, derart eindringend und rücksichtslos eine sexuell traumatisierte junge Frau mit Fragen zu löchern, und dies auch noch allein ohne Beisein einer weiblichen Pflegebezugsperson. Die Patientin wisse nicht, ob sie unter diesen Umständen bleiben könne, das Vertrauen sei missbraucht.
In der Teamsupervision lässt sich verstehen, dass die Patientin möglicherweise ihre eigenen Nähewünsche abspaltet, indem sie den Oberarzt dazu bringt, ihr Angebot einer intensiven Annäherung im Gespräch unreguliert anzunehmen, ohne auf eine Dynamik mit zu gering ausgeprägten Schamgefühlen zu achten. Es entsteht im Gespräch eine Nähe, die die Patientin überfordert und sie bei dieser Überforderung in eine »Opferrolle« bringt, in welcher sie die eigene, möglicherweise auch mit Schuldgefühlen überformte Bedürftigkeit als intrusives Begehren des Oberarztes wahrnimmt. Der ambivalent besetzte Wunsch nach Nähe ist dann auf das Gegenüber projiziert, das sich mit dieser Rolle identifiziert und jetzt als Akteur (»Verfolger«) agiert, was der Patientin erlaubt, ihren Wunsch als jenen des Gegenübers und damit von außen kommend zu bekämpfen. x

So wechseln in diesem Fallbeispiel die Rollen von Opfer und Täter rasch und oszillieren in der jeweiligen Rollenübernahme oder -identifikation, während eine abgewehrte Dyade in der Objektrepräsentation der Patientin, etwa sich als umsorgtes Kind eines perfekten Versorgers zu sehen, zunächst unbewusst bleibt.

Symmetrie und Asymmetrie in der therapeutischen Beziehung – Hierarchie- und Machtverhältnisse

Hierarchie- und Machtverhältnisse prägen Institutionen und sind immer wieder kritisch zu reflektieren. Sie prägen aber auch, wie oben ausgeführt, die einzelnen im weitesten Sinn therapeutischen (also auch pflegerische, sozialarbeiterische etc.) Beziehungen, und dies bereits im Sinn der möglichen Dispositionen für eine Verführung durch Macht, wie sie in den latenten Überlegenheitswünschen zu finden sind oder schließlich in den manifesten Rollenverteilungen und -identitäten. Sie gehören zu den therapeutischen Interaktionen und zum Innenleben eines jeden Therapeuten, einer jeden Therapeutin. Solange sie bewusst gemacht, reflektiert und in den Therapieprozess für die Patientinnen gewinnbringend eingebracht und ihnen in adäquater Weise zur Verfügung gestellt werden können, sind sie Teil der therapeutischen Kompetenz und Verantwortung. Die Reflexion der Gegenübertragungen etwa in Supervisionen bildet entsprechend in jeder Therapie eine der zentralen Aufgaben aufseiten der Professionellen. Ihr Stellenwert für die Therapie kann nicht überschätzt werden. Aus dieser Sicht ist eine Aussage, wie Rainer Sachse sie äußert: »Eine reale Macht hat der Therapeut über den Klienten so gut wie gar nicht« (Sachse 2016, S. 16), sehr zu hinterfragen.

Die psychotherapeutische, insbesondere psychodynamische Beziehungsorientierung basiert auch auf Machtverhältnissen, die sich durch die souveräne Professionalität begründen. Sie sollten nicht nivelliert, schon gar nicht geleugnet werden. Vielmehr sind sie zu beschreiben, zu reflektieren und also anzuerkennen. Nun besteht aber neben dem Risiko einer Verleugnung der Asymmetrie in den Machtverhältnissen auch ein anderes Risiko, das weniger im Missbrauch zu sehen ist als im Ungenutztlassen und damit im Verlust einer therapeutischen Chance – letztlich gar in der Ablehnung einer Verantwortung.

Wenn Patienten ein absolutes Verweigerungsrecht haben, gleichzeitig aber seitens der Professionellen eine Fürsorgepflicht besteht, nach bestem Wissen und Gewissen nicht nur zu diagnostizieren und Behandlungsindikationen zu stellen, sondern auch die Behandlungen bei Einverständnis der Patienten durchzuführen, dann liegt gerade darin ein Wissens- und Erfahrungsvorsprung, der die souveräne Professionalität begründet, die als Machtdisposition beschreibbar ist, als solche aber eben auch eine Grundlage einer wirksamen therapeutischen Beziehung darstellt. Eine psychodynamisch reflektierte Psychotherapie rechnet mit einer Person, die sich und anderen fremd ist oder werden kann – ein Umstand, den man durchaus mit dem Begriff des Unbewussten in Verbindung bringen kann. Dieses verändert eine Partizipation, denn in der Inszenierung unbewusster Erfahrungen und Konflikte ist die Patientin, ist der Patient auf das Gegenüber angewiesen. Es braucht die interaktionelle Bühne der therapeutischen Beziehung für diese Inszenierung, sodass sich etwas, was vorher nicht bewusst, aber wirksam war (Wahrnehmungs-, Erlebens-, Denk- und Handlungsweisen, die den Menschen belasten und leiden lassen), nicht einfach wiederholt, sondern sichtbar, bewusst und damit bearbeitbar werden kann.

Um in dieser Weise zu arbeiten, braucht es die Expertise und die Indikation – eine therapeutische Kunst. Es braucht in diesem Sinn die Abhängigkeit vom Therapeuten und von einem Behandlungsteam. Es braucht die Chance des Aufbaus einer Übertragungsbeziehung, in der das behandelnde Subjekt (das kann auch ein Team sein) aufgrund seiner neutralen Haltung gegenüber konfligierenden oder nicht integrierten Seiten im Patienten Raum für Ambivalenz, Fantasie, Kreativität und Spiel offenhält. Dies bedingt zugleich die große Verantwortung eines Behandlungsteams, von Therapeutinnen und Therapeuten für diesen Prozess der Abhängigkeit und deren Auflösung. Die Autonomie des Patienten ist also nur über den Umweg der Abhängigkeit von den Behandelnden (wieder) zu gewinnen. Umgekehrt: Wir täten als Therapeuten und Therapeutinnen einer Patientin nichts Gutes, wenn wir sie als eine gehandicapte, schwache, geschädigte oder an einer psychischen »Avitaminose« (Mentzos 2010, S. 269) leidende Person und Opfer einer psychischen Störung supportiv behandelten, ohne zu reflektieren, dass sie möglicherweise unbewusst den Abhängigkeitsmodus funktional »einsetzt« – so dysfunktional er sein mag –, um von uns unabhängig zu bleiben (etwa indem die Patientin uns zeigt, dass alle unsere Aktivitäten als nicht hilfreiche scheitern müssen).

Es betrifft letztlich die Frage des therapeutischen Widerstandes, der negativen therapeutischen Reaktion oder grundlegender: Es betrifft die Aggression und damit die Abgrenzung, die für die Persönlichkeit eines Menschen, so wichtig sie ist, ebenso komplex und kompliziert werden kann. Wenn Therapeuten diese Form der Beziehung nicht zur Verfügung stellen, können sich Patienten nicht vertrauensvoll in regressive, kindliche Positionen begeben, sich nicht anlehnen und Liebesgefühle oder auch Ärger, Wut und Hassgefühle entwickeln, ohne dabei zu befürchten, dass der Therapeut dies nicht erträgt und sich Verwicklungen ergeben, die schlimmstenfalls gar zu Grenzüberschreitungen führen. Therapeuten und Therapeutinnen könnten sich dann vielleicht frei von Verantwortung fühlen, würden damit aber zugleich die hilfe- und anlehnungsbedürftige, aber auch die ablehnende und aggressive Seite der Patientinnen und Patienten ignorieren, verleugnen und damit letztlich diesen Menschen schaden (Voigtel 2016, S. 453).

Rupturen und drohende Therapieabbrüche

Aus der Perspektive der Sozialwissenschaften liegen den sozialen Interaktionen generative Prinzipien zugrunde, das heißt, Äußerungen und Handlungen sind sinnhaft und geordnet aufeinander bezogen. Bei Störungen der Interaktion, dort also, wo Krisen auftreten, werden solche soziale Ordnungsbildungen auffällig und erkennbar. Krisen haben dabei nicht bloß eine erkenntnistheoretische Bedeutung, sondern sind auch in der Praxis als Beziehungsmodus von hoher Relevanz – so eben auch in der Psychotherapie und in psychiatrischen Behandlungen. Rupturen in der therapeutischen Beziehung, Brüche in der therapeutischen Allianz, Missverständnisse, Störungen in der Empathie, Übertragungs- und Gegenübertragungsagieren sind nicht nur häufig und, wenn unbearbeitet, schädlich für den Behandlungserfolg. Vielmehr hat die Forschung gezeigt, dass das Erkennen und Bearbeiten von Rupturen in der Therapie sogar wesentliche Vehikel einer Veränderung im therapeutischen Prozess sind und nicht selten Wendepunkte darstellen (Safran & Kraus 2014).

Ähnlich wie in den frühen Eltern-Kind-Interaktionen hat eine affektive Dyskoordination und ein gestörtes Aufeinander-Abgestimmtsein (»Attunement«) zwischen Patient und Therapeut das Entwicklungspotenzial für die Exploration, für die Herausforderung und Veränderung maladaptiver interpersoneller Muster. Störungen in der affektiven Eltern-Kind-Interaktion mit wechselseitigen Verunsicherungen in den leiblichen Abstimmungen haben eine wichtige Entwicklungsfunktion, wenn sie »repariert« werden, das heißt, dass sich das Kind wieder in eine affektive Koordination und Synchronisierung mit den primären Bezugspersonen bringen kann. Dies zeigen empirische Studien (siehe Tronick 1989; Stern 1986).

Gerade im Blickkontakt, in der Mimik oder auch in der Stimme werden diese Attunements reguliert. Das Kind erfährt im günstigen Fall, dass die primäre Bezugsperson verfügbar ist und dass es selbst in der Lage ist, sie für einen Moment zu entbehren bzw. in Momenten eines fehlenden Attunements dennoch Bindungssicherheit zu entwickeln. Experimentell nachgewiesen ist allerdings, dass Kinder auf ein fehlendes Aufeinander-Abgestimmtsein, etwa im Fall eines emotional starren Gesichtsausdrucks der Bezugsperson ohne mimische Response auf die Beziehungsaufnahme, mit Ratlosigkeit und schließlich ohnmächtigem, depriviertem Rückzug reagieren.

Auch in den Rupturen der therapeutischen Allianz lässt sich ein typisches Rückzugsverhalten erkennen, mit welchem Patienten auf Schwierigkeiten in der Beziehung und auf Missverständnisse reagieren (Safran & Kraus 2014). Sie verleugnen dann beispielsweise einen Gefühlszustand, geben keine oder nur noch minimale Antworten, sprechen in allgemeinen, abstrakten oder intellektualisierenden Sätzen, wechseln ausweichend die Themen, sagen zu allem Ja und Amen und versuchen, den Therapeuten zu beschwichtigen (siehe oben das Beispiel des jungen Mannes, der jeden Satz als Frage intonierte), oder zeigen eine parathyme Ausdrucksweise, in welcher der Affekt nicht zum Gesagten passt.

Ganz anders ein konträrer Reaktionstypus auf Rupturen: die Konfrontation (ebd.). Hier werden Therapeutinnen und Therapeuten negativ angegangen, kritisiert, kontrolliert und zurückgewiesen, indem etwa Kompetenzen angezweifelt werden, Interpretationen oder in verhaltenstherapeutisch orientierten Behandlungen »Aufgaben« der Therapie abgelehnt, Rahmenbedingungen zurückgewiesen werden, Patienten sich verteidigen zu müssen glauben oder den Therapeuten unter Druck setzen, durchaus auch mal mit einem offensiven Flirten.

Der Umgang mit solchen Rupturen in der therapeutischen Allianz ist entscheidend im Hinblick auf den weiteren Therapieverlauf und den Behandlungserfolg, denn unbearbeitet besteht bei solchen Brüchen auch das Risiko von Therapieabbrüchen. Die Strategien im Umgang sind dabei vielfältig, beinhalten in der Grundlage aber eine Form der Metakommunikation, in der auf die Beziehung selbst und die darin sich ereignende Verunsicherung fokussiert wird (Safran & Muran 2000). Prinzipien einer solchen Fokussierung:

- Behutsame Exploration der subjektiven Perspektive und Zur-Verfügung-Stellen der eigenen subjektiven Wahrnehmungen; Einladung zur gemeinsamen Untersuchung.
- Zunächst zurückhaltende Interpretationen durch Verbindung des Bruchs mit früheren Brüchen oder anamnestischen Brüchen in anderen Beziehungen (Mustererkennung).
- Verantwortungsübernahme für eigene, auch nicht bewusste Anteile, die in eigenen subjektiven Wahrnehmungen gründen; offene, nicht verteidigende Haltung des Therapeuten, zum Beispiel: »Ich realisiere, dass meine Äußerung eben vielleicht zu konfrontativ und ungeduldig geklungen hat. Ich frage mich, ob Sie das auch so wahrgenommen haben.« Eine solche Äußerung soll einladen

zu einer näheren Untersuchung dessen, was sich eben interaktiv abgespielt hat, inklusive der Ermunterung, einen Unmut auch zu äußern, sollte er beim Patienten entstanden sein.

- Fokussetzung auf das Konkrete und Spezifische in der Interaktion, um Patienten zu einer verbesserten Selbstwahrnehmung im Moment zu führen: »Ich habe gerade den Eindruck, dass Sie sich zurückziehen. Trifft dies auch Ihre eigene Wahrnehmung?«
- Refokussierung nach Abschweifung im Thema: »Ich habe den Eindruck, dass wir gerade etwas abschweifen von dem, was sich eben zwischen uns ereignet hat. Nehmen Sie das auch so wahr? Könnte es sein, dass Sie meine Aussagen als treffend, aber irgendwie doch unangenehm, ja, beschämend erlebt haben, und Sie deswegen jetzt das Thema wechseln? Wären Sie einverstanden, wenn wir uns das nochmals genauer anschauen?«
- Beachtung bzw. auch Exploration der Reaktionen des Patienten auf die eigene »reparative« Intervention. Wie wird sie erlebt? Ermöglicht sie dem Patienten ein besseres Verständnis der Interaktion, der eigenen Anteile? Ist sie eher hinderlich, beschämend und verschließt sich der Patient noch mehr?
- Herstellen eines Wir-Gefühls: »Wir stecken zusammen fest.« Oder: »Es fühlt sich so an, als würde ich Sie ständig mit Fragen belagern und Sie müssten sich dagegen schützen. Trifft das auch Ihre Wahrnehmung?« Je nach Art und Weise des Umgangs mit selbstoffenbarenden Aussagen könnte auch aus Sicht des Patienten hypothetisch formuliert werden: »Ich könnte mir vorstellen, dass in Ihnen zunehmend das Gefühl entsteht, dass ich Sie mit meinen Fragen bedränge, und Sie deswegen den Impuls haben, sich zurückzuziehen. Trifft diese Vorstellung Ihr Erleben?«
- Mit zunehmender Übung im Umgang mit kleineren oder größeren Brüchen in der therapeutischen Allianz können dann auch Verbindungen hergestellt und Muster in der therapeutischen und in anderen Beziehungen identifiziert und die Funktion dieser Muster (Abwehrmechanismen) verstanden und bearbeitet werden.

Gelingt es nicht, solche Rupturen zu thematisieren und zu bearbeiten, sind damit große Risiken für Behandlungsabbrüche verbunden. Therapieabbrüche können durchaus auch schlicht daraus entstehen, dass die Vorstellung, sich auf eine intensive Beziehung einzulassen, die zeitlich begrenzt ist, und am Ende also eine Trennung zu ertragen sein wird, zur Überlegung führt, ob man genug bekommen hat bzw. zu bekommen in Aussicht steht. Auch dies könnte früh in einer Behandlung schon als kränkend erlebt werden und das Gefühl wecken, letztlich zurückgewiesen zu werden. Oder aber sie könnte mit Trauer und einem Realisieren verbunden sein, dass man letztlich selbstverantwortlich ist und am Ende doch allein zurechtkommen muss (siehe Staats 2017, S. 52). Solche antizipierten Vorstellungen können zu Verunsicherungen, Enttäuschungen, Kränkungen und durchaus auch zu einer Trennungsaggression führen, aus der Rupturen in der therapeutischen Allianz entstehen, die möglicherweise schwer zu »reparieren« sind, wenn sich Patientinnen und Patienten in dieser Verletzlichkeit nicht genau jener Person oder jenem Team anvertrauen können und wollen, von der die Frustration ausgeht.

Schweigen in der Therapie

Ein Kind, das in seiner Eigenart, seiner Lebendigkeit, seiner Einzigartigkeit ungesehen bleibt, sich nicht wahrgenommen und gehalten fühlt, ohne Response und Resonanz seiner primären Bezugspersonen auf sich zurückgeworfen ist, muss eigene Formen der Bewältigung finden, um physisch und psychisch zu überleben. Es kann schreiend, störrisch, anstößig und rebellisch werden, andere provozieren und terrorisieren, um seinen Gefühlen der Wut, Verzweiflung oder Angst Ausdruck zu geben. Ungehört wird es unerhört (siehe Kreuzer-Haustein 2015). Dies entspricht im therapeutischen Kontext dem einen Reaktionstypus auf eine Ruptur in der therapeutischen Allianz.
Die für das Kind meist schwierigere Umgangsweise besteht im Rückzug, im Verstummen. Das Schweigen als Rückzug bildet dann auch in der Therapie eine Form des Umgangs mit Brüchen in der therapeutischen Beziehung. Schweigen oder Verstummen stellen grundsätzliche Möglichkeiten der menschlichen Kommunikation dar. Schweigen kann vieles zum Ausdruck bringen, im Schweigen kommt vieles zum Ausdruck. Entsprechend vieldeutig kann Schweigen sein, ebenso vielfältig sind seine Motive. Es kann von Angst geprägt sein, ein schuldbewusstes Schweigen sein, aus Arroganz entstehen, provozieren oder aus Scham erfolgen. Viele Affekte können im Schweigen zum Ausdruck kommen oder sich in ihm verbergen. Schweigen ist nicht einfach eine Karenz von Worten, ein Mangel oder ein Fehlen von Sprache. Es teilt durchaus etwas mit, gehört mit zur nonverbalen Verständigung.

BEISPIEL Eine 19-jährige Frau stellt sich in einer universitären Spezialsprechstunde für Genderinkongruenz vor. Sie kommt in Begleitung einer anderen Frau, die sie seit fünf Jahren für eine berufliche Orientierung und Integration fachlich begleitet, zum Erstgespräch. In der Erscheinung präsentiert sich eine »amorph« aussehende junge Frau, von kachektischem Ernährungszustand und in zu großer Kleidung mit schwarzem Kapuzenpullover, den sie über den Kopf gezogen hat, sodass sie zusammen mit medizinischer Maske in pandemischer Zeit vermummt ausschaut. Die Begleitperson schildert den bisherigen Gang der Unterstützung, das Scheitern in Prüfungen und die resultierenden und anhaltenden Schwierigkeiten der beruflichen Integration.

Die Patientin selbst spricht nicht. Die Therapeutin hat den Eindruck, dass die Bezugsperson froh ist, dass sie sie jetzt sozusagen in ihre Hände übergeben, sie abgeben kann.

Das Schweigen der Patientin sei das Resultat eines zunehmenden Verstummens, das mit dem 16. Lebensjahr begonnen und sich über ein einsilbiges Ja/Nein-Antworten entwickelt habe, bis sie sich heute nur noch mit ihrer Bezugsperson und ihren Eltern verbal unterhalte, ansonsten aber sich schriftlich ausdrücke mit Block und Bleistift. Augenkontakt vermeidet sie im Gespräch, was auch schon längere Zeit zu beobachten sei. Die Verdachtsdiagnose eines selektiven Mutismus liegt nahe, Unterlagen über bisherige Abklärungen liegen der Therapeutin im Erstgespräch nicht vor.

Die Problematik, die sie zur Vorstellung in der Spezialsprechstunde führt, besteht in einem seit Pubertät existierenden Fremdheitsgefühl im eigenen Körper, das insbesondere durch die weibliche Brust, die weibliche Verteilung des Körperfetts und den Wunsch, eine ausgeprägtere Muskulatur im Sinn eines männlichen Körpers zu haben, zustande komme. Eine vorherige Abklärung in einer Sprechstunde für Geschlechtervarianz mit dem Wunsch, eine Geschlechtstransition einzuleiten, habe darin geendet, dass sie hätte sprechen müssen, um in die endokrinologische und eine plastisch-chirurgische Sprechstunde überwiesen zu werden. Sie habe sich aber weiter mutistisch gezeigt.

Die Patientin wohnt noch bei ihren Eltern, zu welchen sie ein sehr ambivalentes Verhältnis zu haben scheint, indem sie sie braucht und nicht von zu Hause ausziehen kann oder will, gleichzeitig mit ihnen aber in einem tiefen Konflikt zu liegen scheint, indem diese ihre Tochter zu »füttern« versuchen, sie selbst diese Versuche aber ablehnt und als intrusiv erlebt.

In den weiteren Therapiegesprächen, zu denen die Patientin nach dem ersten allein erscheint, bringt sie viele Akten und Abklärungsberichte mit. Eine Kommunikation stellt sich kaum ein. Auch Versuche seitens der Therapeutin, mit nonverbalen Mitteln (Zeichnen) eine Kommunikation zu etablieren, scheitern. Die Patientin bleibt verhüllt, ohne Blickkontakt, ohne verbale Äußerung und kommuniziert knapp mit kurzen Notizen auf ihrem Block, den sie der Therapeutin jeweils in leicht aggressiver Manier hinknallt. Die Therapeutin ihrerseits beginnt, sich selbst Notizen zu eigenen Gedanken und Gegenübertragungsreaktionen zu machen, bis die Patientin sie mit wütendem Affekt schriftlich auffordert, sie bitte nicht weiter zu beobachten. Die Frage nach einer Geschlechtsumwandlung und die damit verbundenen Probleme werden seitens der Patientin kaum noch thematisiert.

Die große Frage, die sich in einer gemeinsamen intervisorischen Besprechung stellt: Weshalb schweigt die Patientin? Was bringt sie zum Verstummen? Offenbar ist sie bemüht, sich im Schweigen und Verhüllen sichtbar unsichtbar zu machen. Es fällt auf, dass sich eine Art Rückzug, eine Involution während der adoleszenten Entwicklung ergeben hat, in welcher eine Ablösung von den Eltern mit Orientierung nach außen nicht gelungen ist, sondern die junge Frau sich eher im Verstummen, Verhüllen und in anorektischem Essverhalten zurückgezogen und in gewisser Weise autark gemacht hat, ohne sich allerdings von den Eltern abzulösen und eine räumliche Trennung zu vollziehen.
Die Schilderung, dass sie zu Hause keinen Schlüssel zu ihrem Zimmer habe, führt zum Bild, dass bei dieser jungen Patientin ein Schlüssel fehlt, um Zugang zu sich zu finden, was zugleich verbunden ist mit der Notwendigkeit, dass es dazu auch einen Schlüssel bräuchte, um das eigene Zimmer abschließen zu können: eine Exklusion der anderen und Möglichkeit zur Inklusion ihrer selbst. Die Patientin zieht sich zurück, will nicht beobachtet werden, braucht also einen Schlüssel, um andere auszusperren, einen Schlüssel zu »ihrem Zimmer«, der damit zugleich nicht bloß ein Schlüssel zum Aussperren anderer ist, sondern auch ein Schlüssel zu sich selbst, mit welchem sie ein/ihr Selbst und damit ihre Identität (auch die Geschlechtsidentität) auf- und erschließen könnte. Ähnlich wie im anorektischen Habitus macht sich die Patientin auch im Schweigen sichtbar: Es wird gewissermaßen zu einem – widersprüchlich anmutenden, konflikthaften – »beredten Schweigen«. Inmitten des elterlichen Hauses, in dem sie verbleibt, sucht und braucht sie einen Schlüssel zu ihrem »Zimmer«. Dies könnten ein erster Verstehensversuch und ein Zugang zur grundlegenden Schwierigkeit der Patientin sein.
Möglicherweise, so eine weitere Überlegung der Therapeutin, könnte die Körpernähe der eigenen weiblich klingenden Stimme im Sprechen subjektiv auch zu sehr den fremd empfundenen und abgelehnten weiblichen Körper repräsentieren, sodass die Patientin diese Verbindung mit Schweigen zu verhindern sucht. x

Das Beispiel lässt viele Vermutungen über die Funktionen des Schweigens zu. Schweigen ist nicht immer und einfach Abwesenheit von etwas, was in einem Gespräch eigentlich da sein sollte, das Reden nämlich. Man kann Schweigen auch umgekehrt als größeren Kontext verstehen, in welchem das Sprechen stattfindet. So gibt es beispielsweise ein Schweigen, in dem Gesprächsteilnehmende nachdenklich werden und eine innere Ruhe und Raum finden, um eigene Verbindungen zwischen inneren Erfahrungen, deren Verbalisierung und Affekten herzustellen, die eine Transformation und psychische Entwicklung ermöglichen.

Breit diskutiert, insbesondere in der psychoanalytischen Literatur, ist die Bedeutung des Schweigens als Widerstand und also Hindernis in einer Therapie, wobei sich dieses sehr unterschiedlich darstellen kann, etwa als Verschweigen von etwas, was vergessen und aus der Welt geschafft werden soll, als Bewahren eines Geheimnisses, aber auch als Schutz vor einer unangenehmen Konfrontation, die beschämend sein könnte (Schweigen als Rückzug), oder in einer agierend-angriffigen Weise als passiv-aggressives Anschweigen oder auch Ausübung von Macht (ein strafendes Schweigen).

Das Schweigen kann aber auch mehr in der Funktion eines Selbstschutzes stehen oder als Schutz eines inneren Raumes, dann nämlich, wenn es wie eine Atempause genutzt wird in dem Versuch, Mauern wiederaufzubauen, die vielleicht auf katastrophale Weise durchbrochen worden waren. Ähnlich sieht es aus, wenn Schweigen als Rückzugsort genutzt wird, um ein Dilemma zu lösen, das mit Worten nicht lösbar zu sein scheint. Oder das Schweigen unterliegt einer narzisstischen Dynamik, bei der es regulatorisch dem Schutz des Selbstwerts dient: In der Nichtkommunikation von Affekten wird hier ein kokonähnlicher Zustand etabliert, der einer Fantasie über die omnipotente Kontrolle der Affekte und der grandiosen Illusion einer Selbstgenügsamkeit Vorschub leistet, zu der andere keinen Zugang haben (siehe Ronningstam 2006, S. 1281).

Eine weitere Form von Schweigen ist darin zu sehen, dass es wie ein Symptom zu verstehen ist: Schweigen aus Ohnmacht wäre hier zu nennen oder in der Bedeutung eines Verstummens, bei dem es jemandem aufgrund eines Ereignisses, das zwar erlitten, nicht aber erlebt wurde und somit keine Symbolisierung erfolgen konnte, die Sprache verschlägt bzw. Leere vorherrscht, weil Worte für Gefühle fehlen (Inszenierung eines Traumas), jemand »mundtot« gemacht wurde oder einem überwältigenden Ereignis vor Spracherwerb, also sprachlos, ausgesetzt war (Folge eines Traumas).

Eine besondere Form stellt der selektive Mutismus dar (siehe Fallbeispiel), von dem meistens Kinder betroffen sind und bei dem eine Selektivität des Sprechens auffällt. Das heißt, die Kinder sprechen nur in bestimmten Situationen, dort aber fließend, während sie in anderen stumm bleiben und mit nonverbalen Mitteln kommunizieren. Diese Störung ist komplex und multifaktoriell verursacht, psychologische Faktoren spielen dabei neben physiologischen und sozialen eine zentrale Rolle. Häufig werden Trennungsängste genannt, was das Nichtsprechen in der Bedeutung eines Schutzes der Symbiose mit

einer (zumeist) primären Bezugsperson bzw. Bezugspersonen erscheinen lassen könnte.
Eine interessante Beobachtung haben Lina Arboleda und Vania Zschokke in ihrer gesprächs- und erzählanalytischen Arbeit (2014) gemacht, in der sie zeigen, dass je nach persönlichkeitsstrukturellem Niveau der untersuchten Patientinnen die Schweigephasen bzw. der Anteil von Schweigen in den Therapiesitzungen positiv korrelieren, das heißt, in Therapiesitzungen mit eher höher strukturierten Patientinnen traten mehr Schweigephasen auf als bei niedrig strukturierten. Beziehungsdynamisch unterscheiden die Autorinnen die Gruppen dahingehend, dass in jener mit am wenigsten Schweigephasen eine »funktionalisierende Interaktion« vorherrsche. Die Kommunikation werde zum »Beziehungsregulativ«, die Patientinnen würden an ihr Gegenüber »appellieren« (Arboleda & Zschokke 2014, S. 250).
Die zweite Gruppe dagegen wurde mit einem unsteten Commitment charakterisiert. Die Patientinnen zeigten sich momentweise »scheingefügig und demonstrieren Selbstreflexivität, um in einem nächsten Moment wieder abzulenken und sich als unwissend und unberührt zu präsentieren« (ebd., S. 251). Es sei bei dieser Gruppe ein Hin und Her zwischen Beziehungsaufbau und unvermitteltem Rückzug zu erkennen. Dies zeige sich im Schweigen insofern, als im Nichtsprechen von Patientenseite gleichzeitig ein Anspruch auf das Rederecht erhoben werde, was dazu führe, dass die Therapeutinnen und Therapeuten eher zurückhaltend seien und dass im Redefluss oft nicht deutlich sei, ob ein Sprecherwechsel anstehe (ebd., S. 247).
In einer dritten Gruppe komme es zu langen Gesprächspausen und Schweigephasen aufgrund einer deutlich verminderten Sprechaktivität der Patientinnen. Grund hierfür sei, dass in dieser Gruppe die Patientinnen ihrer Therapeutin bzw. ihrem Therapeuten mit einem unbewussten Wiedergutmachungswunsch begegneten, Wünsche nach Verbindung geäußert hätten und die Therapeutinnen und Therapeuten den Patientinnen gegenüber eher kreditierend begegnen würden in einer entlastenden, gewährenden Rolle, in der sie ihnen aber zugleich deutende Interventionen zumuteten. Viele Schweigepausen könnten in dieser Gruppe weder klar den Patientinnen noch den Therapeutinnen und Therapeuten zugeordnet werden, sondern seien *geteilte* Gesprächsmomente. Der Gesprächsfluss scheint in dieser Gruppe auch deutlich flüssiger zu sein, ebenso wie die Sprecherwechsel unmissverständlich signalisiert würden. Es scheint also so zu sein, dass diese höher strukturierten Patientinnen auch sehr viel mehr eine Ruhe im Gespräch finden, Sprechpausen nicht nur tolerieren, sondern auch für ein inneres Erleben nutzen können und sich insgesamt

im Gespräch in einem besseren gegenseitigen Kontakt und in gegenseitiger Abstimmung erleben.

Was bedeutet dies für den Umgang mit Patientinnen und Patienten, die in der Therapie schweigen? Offensichtlich gibt es hier keine einfache Antwort. Ein Umgang ist sehr davon abhängig, wie das Schweigen verstanden und gewertet wird. Dient es eher aggressiven Zielen, ist möglicherweise das direkte und taktvoll konfrontierende Ansprechen, das Zur-Verfügung-Stellen von möglichen Verständnisweisen (Interpretationen, Deutungen) hilfreich. Eine Aufforderung zum Sprechen, die mit Schweigen quittiert wird, erfordert die Beobachtung nonverbaler Reaktionen und die Wahrnehmung der eigenen Gegenübertragung, sodass Verständnishypothesen der Objektbeziehung möglich werden etwa zwischen einer besorgten Therapeutin und einem schweigenden Patienten, der eher ängstlich oder schuldhaft, provozierend oder arrogant wirkt.

Das vorsichtige Ansprechen eines solchen Verständnisses und die Beobachtung der Reaktion des Patienten mit erneuter Aufforderung, zu sprechen, muss nicht bedrohlich oder gar intrusiv werden, steht aber im Dienst der therapeutischen Allianz und der Aufrechterhaltung der therapeutischen Beziehung. Ein zu langes Abwarten kann bei einer Weigerung des Patienten, zu sprechen, sehr ungünstig sein, da es in seiner aggressiven Variante einerseits eine omnipotente Fantasie des Patienten unterstützt, er könne sich jedes Recht herausnehmen und die Therapeutin warten lassen. Andererseits kann es dazu führen, dass die Therapeutin dann tatsächlich ärgerlich wird und die Frustration nicht mehr zurückhalten kann, sodass es zu einem Agieren der Gegenübertragung kommt (siehe Clarkin u. a. 2005, S. 158). Eine Intervention in dieser Situation könnte dann lauten: »Sie kommen regelmäßig zu den Sitzungen, sagen aber nichts. Ich frage mich, ob Sie denken, dass ich Sie auch verstehen könnte, ohne dass Sie etwas zu sagen bräuchten (die Therapeutin gewissermaßen als die ideale Versorgerin!). Was meinen Sie dazu?« Oder jemand könnte in der Folge auch etwas konfrontativer die möglicherweise verborgene Aggression fokussieren: »Liege ich falsch, wenn ich Ihr Schweigen so verstehen würde, dass Sie von mir erwarten, dass ich zu akzeptieren habe, dass Sie ja regelmäßig zu den Sitzungen zu kommen, aber hier nichts zu sagen bräuchten? Was denken Sie dazu?«

Steht das Schweigen allerdings eher in defensiver Funktion eines Schutzes, der der Aufrechterhaltung einer Selbstkohärenz und eines authentischen Selbst dient, ist es angebracht, eher eine achtsame, nonverbale und schrittweise Exploration vorzunehmen. Der Umgang mit dem Schweigen wird dann zur

Herausforderung, da es eine Balance zu finden gilt zwischen einem intrusiven Herausfordern und Sprechen auf der einen sowie dem Verlust des Kontakts und dem Risiko eines Beziehungsabbruchs auf der anderen Seite.
Allein die Präsenz und die Teilnahme am schweigenden Gespräch, ohne aus dem Kontakt zu gehen, auch wenn dies besonders schwerfällt, die Toleranz und Akzeptanz sowohl dem Schweigen des anderen gegenüber als auch dem eigenen Schweigen in Anwesenheit des anderen, das Aushalten eines Zustandes des Nichtwissens, was im Gegenüber vorgeht, all das sind wichtige Voraussetzungen für eine Vertrauensbildung. Dabei ist in besonderem Maß der eigene Umgang mit dem Schweigen, das heißt die eigene Toleranz und Empfindlichkeit gegenüber bedrohlichen oder aggressiven Aspekten des Schweigens und deren Prägung durch die kulturellen Erfahrungshintergründe von Therapeutinnen und Therapeuten, von großer Bedeutung. Wenn eine therapeutische Toleranz und geringe Kränkbarkeit gegenüber Schweigen bestehen, hilft dies, die Bedürfnisse der schweigenden Patienten mit Blick auf den Schutz eines inneren Raums besser zu erkennen, die eigenen Enactments zu kontrollieren und eine empathisch-wertschätzende Haltung zu bewahren (siehe Ronningstam 2006, S. 1292).

BEISPIEL Ein 35-jähriger Mann, der seit Jahren an einer paranoiden Schizophrenie erkrankt ist, bringt seine Eltern derart in Not, dass der Vater eine Therapie aufsucht und dort schildert, wie er und seine Frau unterdessen in eine Ehekrise geraten seien. Seine Frau gewähre dem Sohn alles, könne ihm keine Grenzen setzen, während er alles daransetze, dass dieser in eine Behandlung gehe, notfalls auch gegen seinen Willen.
Er erzählt, dass der Sohn vor Kurzem weggegangen sei und er (der Vater) nach Monaten von einem Verwandten der Familie die Nachricht erhalten habe, dass er dem Sohn in verwahrlostem Zustand in einer U-Bahnstation begegnet sei, wo er dann für eine Einweisung in eine psychiatrische Klinik gesorgt habe. Der Vater sei umgehend mit weitem Weg hingereist und habe den Sohn zurückgeholt. Dieser sei aber nicht willens gewesen, zu Hause eine Behandlung in Anspruch zu nehmen. Er habe nicht gesprochen und habe sich inmitten der elterlichen Wohnung in sein Zimmer eingesperrt, dieses mit heruntergelassenen Läden verdunkelt. Die Mutter habe ihm seither immer das Essen vor die Tür gestellt. Der Sohn habe das Zimmer jeweils nachts oder in unbemerkten Momenten für das Hereinholen des Essens oder für einen Gang zur Toilette verlassen. Sonst befinde er sich inmitten der Familie, schweigend zwar und nicht sichtbar, aber für alle überaus präsent.

Es gelingt dem Vater schließlich, entgegen dem Willen der Ehefrau, seinen Sohn nach einer Meldung bei der Kinder- und Erwachsenenschutzbehörde zwangsweise in eine Klinik einzuweisen. Dort zeigt sich der Patient mutistisch, bleibt aber im Kontakt und weist über eine spezielle Verhaltensweise darauf hin, was ihm passt und was nicht. So verwendet er in den kurzen Gesprächen mit pflegerischen Bezugspersonen oder auch mit den Psychotherapeutinnen Ohrpfropfen, die er sich jeweils ostentativ hineinsteckt und damit interaktionell nicht nur signalisiert, dass er nichts hören will, sondern dass das Gegenüber am besten gleich schweigen soll. x

Die Fallvignette könnte als Beispiel für die in einem weiteren Sinn zu verstehende »Beredtheit« von Schweigen verstanden werden. Der nicht mehr ganz junge Mann versucht, indem er sich inmitten der elterlichen Wohnung in seinem eigenen Zimmer verschanzt, einen symbolischen Kompromiss zu finden zwischen radikaler Trennung (in einer weit entfernten Großstadt in der U-Bahn) und einer ödipalen Nähe zur Mutter, die den Sohn umsorgt und nicht loslassen kann, selbst wenn dies zum Bruch mit dem Ehemann und Vater des Sohnes führen würde. So ist der Sohn abgetrennt von beiden Eltern in seinem Zimmer inmitten von deren Wohnung. Das Schweigen ist allpräsent, es gibt keine verbale Kommunikation, aber es spricht für sich in seiner Präsenz. Dies zeigt sich in ähnlicher Weise dann auch im klinischen Setting der stationären Behandlung, in welcher er sich nicht in einem Zimmer ganz abschotten, aber zumindest mittels Ohrpfropfen signalisieren kann, dass er nichts hören (sich schützen?) will von dem, was andere ihn fragen oder ihm zu sagen hätten – und er also damit den kommunikativen Kontakt gestaltet.

Idealisierung oder Entwertung: Schwierigkeiten in der Übertragung

Der Anfang beginnt zumeist mit einem Scheitern. Menschen, die sich aufgrund psychischer Schwierigkeiten in der Psychiatrie vorstellen, kommen mit dem Umstand, dass sie mit den eigenen Schwierigkeiten nicht mehr selbst zurechtkommen und auf Hilfe angewiesen sind, sehr unterschiedlich zurecht. Während die einen sich aktiv Hilfe suchen und dankbar an professionelle psychiatrische Fachleute wenden, fällt es anderen ausgesprochen schwer – und dies ist besonders der Fall, wenn sie zudem von anderen zur Therapie motiviert wurden, weil dann die Hilfesuche möglicherweise zu sehr mit der Konfrontation mit eigenen Insuffizienzgefühlen verbunden ist. Sie erleben das Angewiesensein auf andere als Scheitern, das sie beschämt und auch aggressive Gefühle auslösen kann.

Die Fähigkeit, eine gesunde Form von Abhängigkeit zu tolerieren, das heißt, sich einerseits nicht von anderen abschotten und mit allem allein zurechtkommen zu müssen, andererseits nicht in geringem Selbstvertrauen immer schon die Nähe, den Halt und die Unterstützung durch andere zu suchen und sich ganz nach diesen auszurichten, gehört zur Persönlichkeitsentwicklung und Ausbildung einer Ich-Stärke. Diese narzisstische Balance gelingt nicht immer und nicht jedem und jeder. In schwerwiegenden Fällen kann das dazu führen, dass Behandlungen nicht greifen, ja, gar nicht erst angefangen werden, da die in der Akzeptanz von Hilfe liegende Abhängigkeit kränkend erlebt und nicht toleriert wird.

Dabei können unterschiedliche Formen der Abwehr eine Rolle spielen. Gut zu erkennen sind jene Widerstände, sich in Therapie zu begeben, wonach die Hilfe verweigert wird, indem diese oder die Helfenden als Personen entwertet werden: »Es bringt ohnehin nichts«, »Was Sie hier anzubieten haben, wird meinen Schwierigkeiten niemals gerecht«, »Ich habe nicht den Eindruck, dass Sie wirklich kompetent genug sind, um mir helfen zu können«. Die Abwehr kann aber auch versteckter erfolgen und einen Eindruck vermitteln, dass Patienten sehr wohl die Hilfe suchen und annehmen wollen: so im Fall der Idealisierung. So gilt es, eine positive Übertragung von einer unreifen

Idealisierung zu unterscheiden. Bei der Letzteren hat jemand entweder das Bedürfnis nach einer allmächtigen, allwissenden, idealen Person, die für ihn oder sie da ist, und eine entsprechend verzerrte innere Vorstellung auf ein reales Gegenüber projiziert; oder die Idealisierung erfolgt als eine Form der Abwehr eines tieferliegenden Neids, indem ein Gegenüber idealisiert wird, um damit einem Vergleich mit sich selbst aus dem Weg zu gehen. Die Überhöhung des Gegenübers, das heißt jemanden »auf den Sockel« zu stellen, verhindert, dass man mit ihm verglichen wird, weil ein Vergleich weit entfernt, ja, eigentlich unmöglich ist.

Seit Herbert Rosenfelds Differenzierung von »dünnhäutigen« und »dickfelligen narzisstischen Patienten« (Rosenfeld 1997, S. 370 f.) sehen wir eine große Spannbreite bei der typisch narzisstischen Problematik von Personen, die sich im dargestellten Sinn nicht leicht tun, Hilfe in Anspruch zu nehmen, und häufig zwischen Idealisierung und Entwertung gegenüber den Hilfeleistenden oszillieren.

Am einen Spektrumende finden sich Menschen, die selbstbezogen nicht auf andere und deren Interessen, Erwartungen, Ansprüche, Bedürfnisse und Wünsche achten, sondern sich großspurig und arrogant verhalten. Andere Personen sind für sie allein als Resonanzgebende von Bedeutung und werden für die eigene Selbstwertregulation funktionalisiert. Es sind Menschen, die den Raum großspurig für sich einnehmen, schlecht zuhören können und in Behandlungskontexten ihre Gegenüber zu Zuschauern degradieren. Behandelnde sind in ihrem Erleben nicht wirklich hilfreiche Personen, sondern nützlich als Zuhörerinnen und Zuhörer. Im Hintergrund stehen Entwertung und gar Verachtung des Gegenübers.

Am anderen Spektrumende befinden sich Menschen, die weniger offensiv ansprüchlich und arrogant auftreten und in geringerem Maß von einer Haltung der Entwertung anderer geprägt sind. Vielmehr sind es sehr wachsame Menschen, die ein feines Sensorium für andere haben und in einer Art Hypervigilanz für alle möglichen Kränkungen aufmerksam sind. Es sind dünnhäutige Charaktere, die hinter den Äußerungen und Verhaltensweisen anderer Demütigungen und Zurückweisungen vermuten und aufgrund ihrer verzerrten sozialen Wahrnehmungen und Fehlinterpretationen misstrauisch, ja, argwöhnisch werden. Auch sie tragen in sich ein Größenselbst, auch wenn dieses nicht in einer Großspurigkeit offen gezeigt wird. Sie sind im Selbsterleben etwas Besonderes und erheben entsprechend für sich einen Anspruch, dass dies anerkannt wird und sich daraus eine Sonderbehandlung rechtfertigt. Patienten und Patientinnen mit diesen Persönlichkeitszügen reagieren überaus empfindlich auf Anzeichen kurzer Absenz ihrer Bezugspersonen oder Therapeutinnen, wenn diese in einem Gespräch etwa kurz auf die Uhr schauen oder sich räuspern.

Beide, hypervigilante, dünnhäutige wie selbstbezogene, dickfellige narzisstische Menschen beschreiben häufig eine persönliche Vergangenheit, in der sie Demütigungen und Beschämungen erlebt haben, sodass sie in der Entwicklung eines gesunden Selbstwertgefühls schwer beeinträchtigt sind (siehe Gabbard 2021). Ihr Umgang damit unterscheidet sich allerdings deutlich, wie die Phänomenologie zeigt: Während die selbstbezogenen ihre emotionale Besetzung anderer und ihr Interesse und die Neugier an deren Innenleben und Motivationen ganz zurücknehmen (was nach außen als Arroganz erscheinen kann), versuchen sich hypervigilante narzisstische Personen eher in der Kontrolle der anderen zu schützen, indem sie potenziellen Zurückweisungen und Kränkungen mit einer hochsensiblen Aufmerksamkeit begegnen, um diese vorwegnehmend aktiv zu vermeiden.

BEISPIEL Eine zwanzigjährige Patientin kommt zum Erstgespräch und berichtet, dass sie das Kind von Eltern sei, die sich früh nach ihrer Geburt getrennt hätten. Sie sei mit einer alkoholkranken und depressiven Mutter aufgewachsen, während der Vater sich nicht mehr um sie gekümmert habe, trotz ihrer Versuche, den Kontakt zu ihm wiederaufzunehmen. Jüngst sei sie zur Beerdigung ihrer Großmutter väterlicherseits gegangen, von der sie nur über die Todesanzeige in der Zeitung erfahren habe. Sie habe einerseits den Anschluss zu dieser Familie gesucht und sich erhofft, dass dies vielleicht in dieser Begegnung möglich würde. Andererseits sei sie aber auch hingegangen, um als lebendiger Vorwurf einer Vernachlässigung den Vater zu einer Verhaltensänderung zu bewegen.

In der vereinbarten Psychotherapie wird bald sehr deutlich, dass eine Parentifizierung gegenüber der Mutter und eine Vernachlässigung durch den gewünschten Vater besteht. Die therapeutische Beziehungsaufnahme ist schwierig und steht von Anfang an unter dem Vorzeichen, dass die Patientin den Therapeuten in zweiter Wahl aufgesucht hat. Der ursprünglich gewünschte Therapeut habe sie nicht in Behandlung nehmen können, da er ihre Freundin schon in Therapie gehabt habe, über welche der Kontakt auch zustande gekommen sei. Der Therapeut muss sich sehr um sie bemühen, sie erträgt anfänglich nicht, wenn er auch nur auf die Uhr sieht. Sie ist geplagt und gekränkt von der Vorstellung, dass er sich innerlich womöglich mit Einkaufslisten beschäftigen würde, und macht ihm deswegen Vorwürfe. Dabei hat er den Gedanken, dass sie ihre Beschämung darüber abwehrt, dass sie sich wünschte, in ihm jemanden zu haben, der sie sieht und sie in ihrem Leid, ja, in ihrer Person anerkennt – wie sie es in ihrem Elternhaus eben nicht erfahren konnte.

Es entsteht im Verlauf der Therapie zunehmend ein Vertrauen, bis zu dem Zeitpunkt, an dem der Therapeut die Stelle wechselt und klar wird, dass sie einen längeren Weg zurücklegen müsste (plus 30 Minuten), um weiterhin zu ihm kommen zu können. Hier passiert nun Folgendes: Sie präsentiert sich in der nächsten Sitzung sehr verletzlich und hilflos, weint sogar, was vorher nie passiert war. Sie schildert mit großem Leidensdruck in mindestens drei wichtigen Lebensbereichen ihre Schwierigkeiten: ihre Mutterbeziehung (Alkohol), ihre Beziehung zu ihrem Freund und das Problem einer Stellensuche. Der Therapeut versucht, Verbindungen herzustellen zwischen ihrem Befinden und diesen Schwierigkeiten.

In der Stunde darauf wirft sie ihm vor, dass er sie nicht ernst nehme. Sie bringt zum Ausdruck, dass sie sich übersehen fühle, er habe ihre Probleme bagatellisiert und mit seinen Versuchen, ihren seelischen Zustand in Verbindung zu ihren Schwierigkeiten zu bringen, eine simple Lösung vorgebracht, die ihr das Gefühl gebe, als würde er fragen: »Warum sehen Sie nicht, wo das Problem liegt?«, und dass sie eigentlich nur eines nach dem anderen angehen könnte, um aus dem Zustand des Überfordertseins und der Desorientierung herauszukommen.

In den Folgegesprächen wird deutlich, wie sehr sie beschämt darüber ist, dass sie in eine Abhängigkeit zum Therapeuten geraten sei, eine Abhängigkeit, die ihr mit seinem Ortswechsel erst richtig deutlich werde. Die Beschämung darüber, dass sie ihn brauche, aber gleichzeitig auch die Beschämung darüber, dass sie ja eigentlich seine jetzigen Bemühungen um Klärung und um sie erkenne, diese bei ihr aber derart einen Trotz auslösen würden und sie seine Bemühungen ablehnen ließen (»Ich bin gemein zu Ihnen«), führen einerseits zu einer Annäherung mit Scham (sie ist nicht mehr wütend und projektiv), gleichzeitig aber zu einer Nähe, die sie dann doch kaum erträgt, sodass sie die Folgestunde kurzfristig ausfallen lässt.

Die Scham wechselt im Übrigen zwischen beiden: Sie beschämt den Therapeuten mit ihrem Vorwurf, dass er so unempathisch und unsensibel Erklärungen für sie parat gehabt habe, während sie dann beschämt ist darüber, dass sie doch Einsicht hat in ihre Schwierigkeit, Abhängigkeiten zu ertragen, und diese Einsicht letztlich der Therapie verdankt, gleichzeitig aber die über das Verstehen entstandene Nähe als bedrohlich empfindet und – vermutlich – beschämt nicht zur Stunde kommt. x

Die dargelegte Schwierigkeit, in Abhängigkeit zu geraten, eine gesunde Form des Angewiesenseins auf andere zu erleben, ohne einen Selbstverlust zu erleiden, kann in der einen Konzeptlinie des Narzissmus als zentrale Vulnerabilität identifiziert werden. Man könnte mit Herbert Rosenfeld und Otto F. Kernberg von einem »Objekt-Abwehr-Narzissmus« sprechen (siehe Dammann & Gerisch 2005), dem eine grandiose Selbststruktur zugrunde liegt, die der Abwehr abhängiger Objektbeziehungen dient. Demgegenüber steht eine etwas andere Konzeptionslinie des Narzissmus, die man »Selbstachtungs-Narzissmus« nennen könnte und die vor allem mit Heinz Kohut in Verbindung gebracht wird (ebd.). Hier stehen Gefühle der Kleinheit und Nichtigkeit, die abgewehrt werden müssen, im Vordergrund.

Während bei Menschen mit einer Borderlinestörung weder die Integration eines Selbstkonzepts noch eines Konzepts bedeutsamer anderer erfolgt, scheint bei Personen mit einer narzisstischen Störung zumindest vordergründig ein integriertes, wenn auch grandioses Selbstbild zu bestehen – was häufig auch Grund dafür ist, dass narzisstische Störungen lange kompensiert bleiben können, bis sie erst im mittleren Lebensalter aufbrechen und es zu der berühmten narzisstischen Schere kommt, einem Auseinanderklaffen von sozialer Realität und imaginiertem Selbstbild. Allerdings fehlt pathologisch-narzisstischen Menschen die Fähigkeit, eine integrierte Sichtweise anderer zu entwickeln.

Im pathologischen Narzissmus werden also Gefühle der Abhängigkeit, Wünsche nach Halt und Anerkennung, aber auch Gefühle der Nichtigkeit, der Schwäche und des Neids sowie die Scham darüber abzuwehren gesucht, indem sie mit einer Vorstellung eigener Grandiosität und Unabhängigkeit verleugnet oder projektiv abgewehrt werden (Ronningstam 2006). Das Fantasma, alles Gute in sich selbst zu tragen und deshalb niemanden und nichts zu benötigen, prägt dann auch in spezifischer Weise die Objektbeziehungen: Die fantasierte Unabhängigkeit und die daraus entstehende Unfähigkeit zu einer regulierten und gesunden Abhängigkeit von anderen kontrastiert mit einem immensen Bedürfnis nach Bewunderung, Anerkennung und Liebe anderer. Aus der Grandiosität resultiert einerseits eine hypertrophierte Anspruchshaltung, ein Gefühl, andere für sich verwenden zu können, sie zu manipulieren oder gar auszubeuten, eine fehlende Empathie sowie Schwierigkeiten, sich in privaten Beziehungen oder beruflichen Teams mit anderen verbindlich zu verpflichten. Andererseits bleibt das Angewiesensein auf die Bewunderung bestehen, das bei diesen Menschen letztlich immer wieder die Verletzlichkeit in Beziehungen gegenüber sozialer Zurückweisung und Bedrohung durch eigene Nichtigkeit aufscheinen und Neidgefühle erkennen lässt.

Für den Aufbau einer therapeutischen Beziehung und für therapeutische Interventionen ergeben sich daraus verschiedene Schwierigkeiten. Glen Gabbard hat dazu sehr treffend und knapp die verschiedenen Dynamiken beschrieben (Gabbard 2021):
Zum einen ergibt sich eine gewisse »Verführung« zur Kollision, wonach Behandler durchaus den Wunsch haben, von ihren Patienten gemocht und idealisiert zu werden. Die Idealisierung durch ihre Patientinnen und Patienten wird dann von Therapeutinnen und Therapeuten nicht als Teil einer spezifischen Übertragungs-Gegenübertragungsdynamik erkannt und reflektiert, sondern dient der Befriedigung eigener Bedürfnisse nach Anerkennung, beispielsweise wenn Patienten ihren Therapeutinnen und Therapeuten nach kurzer Zeit schon große Zufriedenheit und Lob aussprechen in Kontrast zu den (implizit oder explizit abgewerteten) vorhergehenden Behandlungen. Die Gegenübertragung kann dabei durchaus in Form einer Beschämung erfolgen, dass es also dem Behandelnden unangenehm ist, auf den Sockel gestellt zu werden, dennoch aber die Scham oder auch Angst ihn hindert, die Problematik anzusprechen und zu bearbeiten.
Die fehlende emotionale Besetzung des Gegenübers aufseiten des Patienten führt in der Gegenübertragung dazu, dass man sich nicht gemeint sieht, das Gespräch nicht mit dem Patienten führt, sondern er zu einem spricht und man sich selbst als bloße Verlängerung des Selbst des Patienten fühlt. Es fällt diesen Patienten schwer, eine Differenz zu erkennen und anzuerkennen. Die Andersheit des anderen wird verleugnet, was beim Behandler zu Langeweile oder gar Gefühlen der Verachtung für das Gegenüber führen kann. Solche Gegenübertragungsreaktionen gilt es als wertvolle Hinweise auf die innere Objektwelt des Patienten zu erkennen, um sie in der Behandlung nicht bloß nicht auszuagieren, sondern sie vielmehr in geeigneter Weise dem Patienten zur Verfügung zu stellen in einer gemeinsamen Betrachtung dieser inneren Objektrepräsentanzen.
Die interessante und vielzitierte Kontroverse zwischen Otto F. Kernberg und Heinz Kohut in den 1970er- und 1980er-Jahren zu Fragen der Behandlungstechnik der beschriebenen Patientengruppe und der Beziehungsdynamiken führte über die Jahrzehnte bis heute zu einer Annäherung der Positionen. Während Kohut ein defizienzorientiertes Modell vertritt, wonach er im Zentrum der Problematik dieser Patienten das Bedürfnis nach Selbstkohäsion sieht, für die das Gegenüber als »Selbstobjekt« benötigt wird, erkennt Kernberg in seinem objektbeziehungstheoretischen Modell in der narzisstischen Übertragung eine Abwehr unbewusster aggressiver Gefühle des Neids, der

Wut und der Verachtung. Nach Kohut erfolgt die Idealisierung in der Therapie und die Spiegelung des Patienten im Gegenüber als Reaktivierung frustraner kindlicher Idealisierungen der Eltern, jetzt in der Übertragungsbeziehung. Entsprechend sind sie nach ihm als normale Entwicklungsbedürfnisse zu werten, die es in der Therapie zunächst einmal anzunehmen, zu erfüllen und nicht zu deuten gilt.

Kernberg dagegen sieht die Idealisierung im Dienst eines pathologischen Größenselbst, das heißt als Abwehr eigener Hilflosigkeit und des Neids auf den Therapeuten, der dem Patienten etwas zu geben hätte, was ihm helfen könnte. Der Patient wehrt in der Idealisierung die potenzielle Abhängigkeit vom Therapeuten ab, in die er bei Annahme der Hilfe geraten könnte. Die Abwehr von Neid, Wut und Verachtung gegenüber dem Therapeuten erfolgt zum Schutz der (wenn auch nicht wirklich als hilfreich wahrgenommenen) Therapie, die bei offener Aggression spürbar werden ließe, dass es zwischen Selbst und Anderem eine Differenz gibt. Sie ist im Erleben des Patienten nicht erträglich (der andere steht allein in Funktion eines Selbstobjekts als Stabilisator des eigenen Selbstgefühls und Selbstwerts), sodass das Gegenüber zerstört werden müsste. Entsprechend gilt es nach Kernberg, diese Abwehr bewusst zu machen und zu bearbeiten, das heißt die Idealisierung in ihrer Funktion zu klären, zu deuten und den Patienten mit seiner Abwehr taktvoll zu konfrontieren. Ansonsten werden die aggressiven Gefühle zusammen mit dem Patienten vermieden (siehe auch Adler 1986).

Die Übertragungsfokussierte Therapie nach Kernberg würde also die intensive Furcht vor Abhängigkeit und den narzisstischen Rückzug als Widerstand in etwa so formulieren:

» Wenn ich es recht wahrnehme, steht Ihre Kritik an mir und der Therapie sowie Ihr Hinweis, dass Sie es absurd fänden, dass ich frage, ob meine dreiwöchige Ferienabwesenheit für Sie ein Problem darstellen könnte, im Kontrast zu Ihrer Aussage am Anfang unserer Therapie. Dort äußerten Sie nämlich, dass Sie sehr froh seien, dass Sie zu mir in Therapie kommen könnten, ja, dass Sie sich hier bei mir so viel besser verstanden fühlten als in den vorherigen Behandlungen. Ich habe den Eindruck, dass es für Sie schwieriger wird, hierher zu kommen, je wichtiger ich für Sie werde. Trifft dies zu? Wenn dem so ist– könnte es dann damit zu tun haben, dass Sie in früheren Beziehungen von Menschen, die Ihnen viel bedeutet hatten, enttäuscht und verlassen wurden und jetzt auch hier in Ihnen die Befürchtung aufkommt, dass Sie enttäuscht werden könnten, genau in dem Moment, in dem Sie realisieren, dass ich für Sie etwas bedeute? Dann wäre auch verständlich, dass Sie sich gegen diese Abhängigkeit zu wehren beginnen. Treffe ich mit meinem Verständnis etwas von Ihrem Erleben? Wenn ja, dann sollten wir diesen Punkt näher betrachten. Denn es zeigt sich doch auf der einen Seite ein Wunsch nach einer Beziehung, die Ihnen etwas bedeutet, auf der anderen Seite aber zugleich die Angst vor einem Abhängigkeitsgefühl, das enttäuscht werden könnte. « (Beispiel in Anlehnung an Clarkin u. a. 2005, S. 168)

Während nun die Kohut'sche Vorgehensweise Gefahr läuft, dass die nicht thematisierte Entwicklung einer Idealisierung dazu führen könnte, dass sie sich kaum noch auflösen lässt und deswegen aggressive Gefühle keinen Eingang in die therapeutische Arbeit finden, besteht in der Kernberg'schen Variante das Risiko, dass Patienten sich zu sehr brüskiert und gekränkt sehen und in Abwehr der Scham wütend die Therapie abbrechen.
Insbesondere die Übertragungsfokussierte Psychotherapie hat in den letzten Jahren wichtige Modifikationen in der Behandlung narzisstischer Persönlichkeitsstörungen vorgenommen, die kompromisshaft Kohut'sche Anteile in die grundsätzlich Kernberg'sche Verstehensweise integriert. Hierbei wird betont, dass »eine initiale benigne Idealisierung des Therapeuten [...] toleriert werden« sollte (Lohmer & Wernz 2019, S. 49). Patientinnen und Patienten, die aufgrund ihrer hohen Vulnerabilität und Fragilität in der Selbstorganisation Schwierigkeiten haben im Umgang mit therapeutischen Konfrontationen, sollen besser darauf vorbereitet werden, Beziehungsdeutungen zu tolerieren.

BEISPIEL Ein 45-jähriger Mann, in ähnlichem Alter wie der Therapeut, kommt zur Therapie, da er wiederholt zu Hause »ausgerastet« sei und beim letzten Mal eine Tür eingetreten habe. Seine Ausbrüche seien jetzt auch der Grund gewesen, dass sich seine Partnerin von ihm getrennt habe, was er nicht verstehen könne, da sie doch eine gemeinsame kleine Tochter hätten. Sie nehme sich einfach aus der Verantwortung, was ihn sehr ärgere. Zudem vermute er, dass sie daran sei, zu einem anderen Mann eine Beziehung zu knüpfen.
In den Therapiegesprächen ist er häufig mit Gedanken beschäftigt, in denen er sich mit dem Therapeuten vergleicht und Fantasien darüber entwickelt, wie der Therapeut wohl lebt, ob er eine Familie hat, in einem Haus wohnt, über Reichtum verfügt. Im Gespräch empfindet er es zudem als äußerst unangenehm, dem Therapeuten gegenüberzusitzen, und denkt darüber nach – schlägt es schließlich auch vor –, dass man die Therapiestunden doch im Gehen auf einem Spaziergang durch den Klinikpark abhalten könnte.

In einer anderen Sitzung bemerkt er, dass dem Therapeuten wahrscheinlich das blaue Fahrrad vor dem Gebäude gehöre. Er stelle seines immer daneben, und es sei ihm aufgefallen, dass die Fahrräder nicht nur dieselbe Farbe, sondern sich auch sonst fast zum Verwechseln ähnlich sähen. ×

Diese kurze Fallvignette zeigt, wie sehr der Patient mit der Schwierigkeit ringt, Differenzen, das heißt die Andersheit des anderen, anzuerkennen. So hat er selbst den Anspruch, dass die Familie seine Ausbrüche zu ertragen habe, ist entrüstet darüber, dass die Partnerin nach vielen Bemühungen um Klärung und Veränderung der familiären Dynamiken schließlich frustriert ist und eine Konsequenz in der Trennung zieht – genau jenes Gegenüber, auf das der Patient in seiner Schwierigkeit einer Selbstregulation als »Selbstobjekt« so angewiesen ist.

In der Therapie zeigt sich das, was Heinz Kohut als »Zwillingsübertragung« beschreibt: Der Patient versucht, den Therapeuten, der doch so anders zu sein scheint als er selbst, trotz ähnlichem Alter, trotz ähnlichem Fahrrad, sich ähnlich zu machen, was in Form einer Zwillingsfantasie erlaubt, zwar einen Unterschied zu sehen (der Therapeut ist ein anderer), diesen aber marginal sein zu lassen, da die Ähnlichkeit die Differenz überwiegt. So könnte der Wunsch, einander nicht gegenüberzusitzen, sondern im Spaziergang mit derselben Blickrichtung gemeinsam auf ein Drittes (zum Beispiel auf seine Schwierigkeiten) zu schauen, einem solchen Zwillings- oder auch kollegialen Bild entsprechen, in dem keine frontale Begegnung und damit auch keine Konfrontation entsteht, die als Differenz bedrohlich sein könnte. Der Patient scheint auch in seinen Gedanken sehr damit beschäftigt, die fantasierten Differenzen (»Mein Therapeut führt bestimmt ein luxuriöses und lustvolles Leben, während ich schauen kann, wo ich bleibe«) möglichst klein zu halten, indem er unbewusst nivellierende Überlegungen produziert (»Wir fahren dasselbe Fahrrad, ich stelle es neben jenes meines Therapeuten«).

Die »initiale benigne Idealisierung« wird von Therapeuten zwar als Abwehr von unbewusstem Neid, von Wut und wahrscheinlich auch von Scham und Angst verstanden, in ihrer Entwicklung dennoch aber nicht gleich gedeutet, sondern zunächst toleriert, um sie später, wenn die therapeutische Beziehung tragfähiger geworden ist, deutend zu bearbeiten.

Die therapeutische Bearbeitung einer initialen Idealisierung (wie auch der zumeist weniger deutlichen Entwertung) könnte dann so erfolgen:

1. zunächst klärend: »Was sind denn Ihre Gedanken dazu, wie mein Leben aussieht? Was empfinden Sie dabei?«;

2. dann taktvoll konfrontierend: »Kann es sein, dass Sie manchmal denken, dass ich wohlhabend bin und gut reden kann, während Sie jetzt in der Trennung neben der Frustration und Kränkung, dass Ihre Partnerin Sie verlassen hat, auch noch finanzielle Sorgen bekommen?«;
3. und schließlich deutend, indem eine solche Zwillingsübertragung als eine Form der Vermeidung von zu großer Differenz verstanden wird: »Es fällt mir auf, dass Sie doch häufig den Eindruck und das Gefühl haben, dass wir uns eigentlich sehr ähnlich sind. Ich könnte mir vorstellen, dass daraus resultierende Gedanken Ihnen helfen, nicht denken zu müssen, dass ich hier in einer überlegenen Position Ihnen gegenübersitze und Sie das Gefühl bekommen, dass ich auf Sie hinabschauen würde. Was meinen Sie, trifft das etwas bei Ihnen? Spielt der Neid möglicherweise eine große Rolle?«

Gleichzeitig gilt es auch, die Grandiositätsabwehr im Blick zu haben, die insbesondere bei »dickfelligen« narzisstischen Personen im Vordergrund steht – wenn die gespaltenen Grandiositäts- und Inferioritätsanteile auch die Identitätsdiffusion *aller* narzisstischen Persönlichkeiten prägen. Die hier typische dominante Dyade, wonach sich der Patient in einer superioren, gar omnipotenten Position gegenüber einem inferioren, entwerteten Gegenüber sieht, und diese den Hintergrund für Kritik und Entwertung der Behandlerin und der Behandlung bildet, ist zu bearbeiten. In Toleranz und Respekt gegenüber der subjektiven Wahrnehmung des Patienten, die nicht als Verzerrung oder Projektion interpretiert werden sollte, empfiehlt die Adaptation der Übertragungsfokussierten Therapie an die spezielle narzisstische Problematik ein Vorgehen, das sie in Anlehnung an John Steiner (1993) als »therapeutenzentrierte Deutung« (Diamond & Meehan 2013, S. 1154) konzipiert. Darin wird aus Sicht des Patienten formuliert, dass es den Anschein macht, die Therapeutin verstehe nicht wirklich und sei vollkommen inadäquat, also zum Beispiel so:

» Es scheint, dass Sie mich heute, ähnlich wie Sie Ihre Frau erleben, als jemanden sehen, der sehr unempathisch ist und sie hart kritisiert. Ich stelle es mir sehr schwierig vor, jemanden als Therapeutin zu haben, die Sie nicht versteht, Ihr Leid nicht anzuerkennen scheint und Sie auch noch verurteilt. «

Und in der Folge mit einem Versuch zur Verbindung der Fremdwahrnehmung mit der Eigenwahrnehmung:

» Vielleicht sind Sie heute auch mit der Befürchtung in die Sitzung gekommen, dass ich Sie ähnlich, wie Sie sich selbst verurteilen für die ängstlichen Gefühle, die Sie haben, auch verurteilen könnte. So sind Sie heute zwar etwas zu früh zur Sitzung gekommen, weil Sie mir Ihre schwierigen Gefühle mitteilen wollten, als Sie mich dann aber gesehen haben, ist doch plötzlich die Angst aufgekommen, ich könnte Sie so demütigen, wie Sie es selbst empfinden, wenn Sie in Wut kommen « (siehe dazu Diamond & Meehan 2013, S. 1055).

Es wird also zunächst versucht, die Perspektive des Patienten einzunehmen, um die daraus hervorgehende (Psycho-)Logik zu beschreiben (»Wenn man sich kritisiert fühlt, ist es gut verstehbar, dass man dann versucht, sich anderen gegenüber als überlegen zu fühlen«) und in einem zweiten Schritt die Konsequenzen dieses Verhaltens zu prüfen (»Sie fühlen sich dann vielleicht zunächst besser, allerdings führt Sie das in eine Isolation oder Außenseiterposition, in der Sie sich letztlich tatsächlich ausgegrenzt oder gar negativ beurteilt sehen«). Die therapeutische Absicht hierbei ist es letztlich, den Patienten zu gewinnen für eine gemeinsame Sicht auf die Interaktion und den Problembereich. Mathias Lohmer und Corinna Wernz haben im Umgang mit einer destruktiven Entwertung auch die »Methode des ›hypothetischen Dritten‹« (Lohmer & Wernz 2019, S. 50) vorgestellt, mit der versucht wird, den Patienten für einen Blick von außen auf die momentane Interaktion zu gewinnen und dann beschreiben zu lassen, wie eine unbeteiligte Beobachterin sie erleben und was ihr auffallen würde.

Zwangssituationen und Handlungsdruck

Leider nicht selten gibt es in der Psychiatrie Notfallsituationen, in denen der Handlungsdruck besonders groß ist, manchmal so groß, dass trotz Ablehnung einer Hilfestellung die Einweisung in eine Klinik und/oder eine Intervention bzw. Behandlung gegen den Willen des Patienten nicht zu umgehen ist. Die Anwendung von Zwang stellt in der Medizin und insbesondere in der Psychiatrie, in der sie wahrscheinlich unter den medizinischen Disziplinen am häufigsten vorkommt, einen Ausnahmefall und die Ultima Ratio dar und ist niemals »normaler« Bestandteil einer psychiatrisch-medizinischen Praxis – zumindest darf sie dies nicht sein. Die Anwendung von Zwang ist stets eine »an enge, klar definierte und überprüfbare Kriterien geknüpfte Ausnahme« (SAMW 2015, S. 20). Erst wenn alle anderen verfügbaren Möglichkeiten der Unterstützung, wenn Überzeugungsversuche und das Aufzeigen erwartbarer Konsequenzen bei Ausschlagen der Hilfe nicht fruchten, ist es rechtlich zulässig, Zwang anzuwenden.

Bei Vorliegen einer Selbst- und/oder Fremdgefährdung ist eine Freiheitseinschränkung zumindest legal. Bei Vorliegen einer Urteilsunfähigkeit (siehe das Kapitel zum »Informed Consent«) und Notwendigkeit einer Behandlung, um eine Lebensbedrohung oder einen drohenden erheblichen gesundheitlichen Schaden abzuwenden, ist auch eine Behandlung gegen den Willen rechtmäßig. Dies gilt im Wesentlichen mit einigen weiteren Spezifizierungen der Voraussetzungen für eine Zwangsbehandlung in Deutschland (Bürgerliches Gesetzbuch BGB § 1906 a), der Schweiz (Schweizerisches Zivilgesetzbuch ZGB § 433 ff.) und in Österreich (Unterbringungsgesetz UbG § 35 ff.). Was rechtlich zulässig ist, stellt allerdings eine Grenze in der therapeutischen Beziehung dar, sodass sich immer auch die Frage der fachlichen Legitimität von Zwang stellt.

Freiheitseinschränkende Maßnahmen und eine »Behandlung ohne Zustimmung« können letztlich kaum noch als therapeutische Interventionen gelten. Zwang stellt immer, auch beim Befolgen aller prozeduralen Richtlinien, einen Eingriff in die grundrechtlich verankerten Persönlichkeitsrechte dar. Das Einhalten von Richtlinien rechtfertigt per se auch noch nicht die Anwendung von Zwang, aber Zwangsmaßnahmen können immerhin dazu beitragen, dass überhaupt Bedingungen geschaffen werden, unter denen wieder therapeutisch gehandelt werden kann, auch wenn in diesen Fällen oft ein Verstehen und gemeinsames Verständnis nicht mehr zu erarbeiten und ein Konsens nicht mehr zu erreichen ist.

Immer muss es uns darum gehen, Entscheidungsmöglichkeiten für die Patientinnen und Patienten zu suchen und sich zu fragen, ob zum Beispiel eine pharmakologische Intervention einer Fixation vorgezogen werden kann und ob dieses oder jenes wirksame Medikament bevorzugt wird, wenn denn schon eines gegeben werden muss. Das heißt, dass verschiedene Grundsätze wie das der Selbstbestimmung der Patienten (Entscheidungsmöglichkeiten), der Subsidiarität (es sind zunächst alle möglichen Alternativen auszuschöpfen) und der Verhältnismäßigkeit (die Mittel müssen einem legitimierten Zweck angemessen sein) beachtet werden. Auch das soziale Umfeld muss für die Maßnahme geeignet sein, und eine transparente, klare und effiziente Kommunikation in einem Behandlungsteam und gegenüber der betroffenen Person muss erfolgen sowie deren Dokumentation (SAMW 2015).

Neben den rechtlichen Aspekten der Legalität ergibt sich ein medizinethisches Spannungsfeld, in dem sich Fragen der Legitimität stellen, zu welchen auch jene nach der therapeutischen Beziehung gehört: Der Patient hat einen Anspruch auf eine Behandlung, auch wenn er krankheitsbedingt nicht oder nur eingeschränkt urteilsfähig ist. Rechtlich besteht durchaus eine Behandlungspflicht (Garantenleistung). Allerdings muss zugleich eine tragfähige therapeutische Beziehung aufgebaut werden und dies trotz der zunächst vielleicht diametral entgegengesetzten Interessen. Denn sosehr eine Zwangsmaßnahme rechtens sein mag, wird der Zwang subjektiv auch als solcher erlebt, und das gilt selbst dann, wenn die Ablehnung einer Behandlung ihren Grund unmittelbar und eindeutig in der psychischen Erkrankung selbst hat. Die Zwangsanwendung trifft in jedem Fall die therapeutische Beziehung in ihrem Kern.

Nur, der Zwang ist nicht allein Sache zwischen Zwang anwendendem »Täter« und Zwang erleidendem »Opfer«. Das wäre zu einfach. Vielmehr ist auch der »Täteranteil« im »Opfer« zu beachten – diesen gibt es zumeist. Vielleicht ist dies am deutlichsten zu erkennen, wenn projektiv identifikatorische Dynamiken am Werk sind, also dann etwa, wenn ein unbewusster Nähewunsch eine Person dazu führt, dass sie sich dermaßen auffällig zeigt und sich für eine Umwelt nicht tolerabel verhält und überdies im Gespräch nicht erreichbar zu sein scheint, sodass am Ende den möglicherweise etwas hilflos zurückbleibenden psychiatrisch Professionellen keine andere Wahl bleibt, als Zwang anzuwenden, sei es um die Person vor sich selbst oder Drittpersonen vor ihr zu schützen oder aber eine nicht tolerierbare »schwerwiegende Störung des Gemeinschaftslebens« (SAMW 2015, S. 12) zu verhindern. Mit dem Zwang wird dann eine Nähe, wenn auch eine aversive, zum Patienten hergestellt, die dessen unbewusstem Bedürfnis entspricht. Gleichzeitig aber wird die Nähe auch negiert, das heißt vom Patienten selbst bekämpft als eine gewaltsame Annäherung des Gegenübers (die sie ja auch ist). Das Suchen nach Nähe wird damit vom Patienten gewissermaßen dem Gegenüber unterstellt, in welchem der dem Patienten eigene ambivalente, möglicherweise mit der Angst vor Abhängigkeit besetzte Wunsch abgewehrt werden kann.

Es handelt sich hierbei um Situationen, in denen, technisch gesprochen, die therapeutische oder eben »technische Neutralität« verlassen wird, und Professionelle sich gezwungen sehen (»Opferanteil«), Zwang auszuüben (»Täteranteil«), während Patienten sie dazu bringen (»Täteranteil«), gegen sie vorzugehen (»Opferanteil«). Es sind dies äußerste Belastungen therapeutischer Beziehungen, die eine große Herausforderung für die Wiederherstellung von Vertrauen in die Beziehung bedeuten, das heißt für die Ausbalancierung von Hierarchie, Dominanz und Machtausübung.

Mit »technischer Neutralität« meine ich nicht ein passives, oberflächliches und schon gar nicht unbeteiligtes Verhalten von Therapeuten und Therapeutinnen. Vielmehr meint die Neutralität das Bemühen der Therapeutin, sich in einer Beobachterposition zu halten, aus der heraus sie für keine der emotionalen Kräfte in der Patientin Partei nimmt, sondern sich in Äquidistanz zu deren Impulsen (Es), ihren inneren Gewissensanteilen (Über-Ich) und dem Abwehranteil des Ichs und der äußeren Realität hält. Auch wenn es einer Therapeutin vielleicht nach Abwägen aller bekannten Aspekte als das Sinnvollste erschiene, wird sie beim Äußern von Schuldgefühlen einer Patientin, die in einen inneren Konflikt geraten ist, weil sie in ihrer Ehe eine geheime Nebenbeziehung führt, sicherlich nicht werten oder gar »raten«, diese Beziehung zu beenden, um den inneren Konflikt zu lösen (was wahrscheinlich auch nicht der Fall wäre). Vielmehr wird sie versuchen, mit der Patientin zu klären, was die tiefere Bedeutung ihrer Schuldgefühle und ihres Verlangens ist.

Der Standpunkt der technischen Neutralität meint also eine gleichmäßige Zurückhaltung, wonach den Wünschen von Patienten nach Erwiderung abhängiger, sexueller, aggressiver und anderer Bedürfnisse nicht nachgegeben wird (Clarkin u. a. 2005, S. 45 ff.). Die Therapeutin verbündet sich in der technischen Neutralität mit dem beobachtenden und gesunden Anteil in der Patientin, der etwa bei Menschen mit einer Borderline-Persönlichkeitsstörung zuweilen sehr schwach ist, sodass eine dezidierte und auch vehemente Sprache notwendig wird, und zwar bis hin zum Verlassen der technischen Neutralität, wenn die destruktiven Anteile in der Patientin zu überwiegen beginnen.

Jedes Abweichen von einer technischen Neutralität, am massivsten sicherlich in der Verfügung oder Anwendung von Zwangsmaßnahmen, birgt die Gefahr, dass Patienten ihre Behandler als verfügend, verurteilend, kontrollierend, verfolgend oder gar sadistisch wahrnehmen. Das kann so weit gehen, dass ein Teufelskreis entsteht in der Projektion beispielsweise eigener aggressiver Anteile von Patienten auf ihr therapeutisches Gegenüber, das sich dann vielleicht verärgert tatsächlich so zu verhalten beginnt, dass die anfängliche Vermutung der Patientin sogar bestätigt wird, was eine Verzerrung der Wahrnehmung verstärken kann, nach der das Gegenüber schließlich als bedrohlich erlebt wird und ein Selbstschutz, vielleicht gar mit Körpergewalt, subjektiv unumgänglich erscheint.

Anzumerken ist, dass ein Abweichen von der technischen Neutralität etwa in Behandlungen von Patientinnen und Patienten mit einer Borderlinestörung auch sehr viel früher und außerhalb eines Zwangskontextes notwendig sein kann, weil bereits supportive Aspekte einer Therapie wie Regelmäßigkeit, Vereinbarungen, Zuwendung und Verständnis unter Umständen nicht als haltend, sondern vielmehr als aufdringlich, gar gefährlich oder überwältigend erlebt werden. Viele Patientinnen und Patienten ziehen sich infolge solcher Wahrnehmungen zurück, stellen die Therapie auf die Probe, schädigen sich selbst oder zeigen andere Formen des Agierens, sodass eine technische Neutralität verlassen und strukturierende Handlungen vorgenommen werden müssen, etwa um jemanden von offensichtlich gefährlichen Verhaltensweisen in der Sexualität, im Umgang mit Drogen, im Straßenverkehr o. Ä. abzubringen. Der Fokus sollte aber auch hier möglichst darauf liegen, zu klären, welche inneren Selbst- und Objektbilder ihn oder sie dazu veranlassen, den Therapeuten, die Therapeutin, generell das professionelle Gegenüber in Alarmbereitschaft und damit unter Druck zu setzen und zu solchen Handlungsweisen zu bewegen – ohne dass hiermit die *therapeutische* Verantwortung an den Patienten bzw. die Patientin delegiert werden darf.

In der Reetablierung einer therapeutischen Beziehung nach Verlassen der technischen Neutralität ist es von zentraler Bedeutung, diesen Anteil der Patientin in der Übertragung zu klären.

BEISPIEL Eine junge Patientin, die akut suizidal ist und nicht garantieren kann, dass sie ihren Suizidimpulsen nicht nachgibt, gleichzeitig sich aber weigert, einen ausreichenden Schutz im Rahmen einer Klinik in Anspruch zu nehmen, bringt ihren Therapeuten schließlich dazu, eine »Fürsorgerische Unterbringung« bei der Kindes- und Erwachsenenschutzbehörde zu initiieren. In der ersten Sitzung nach Entlassung aus der stationären Krisenintervention lassen sich verschiedene Varianten einer Intervention im Dienst der Wiederherstellung der technischen Neutralität vorstellen. Der Therapeut oder die Therapeutin könnte in einer (möglicherweise doch etwas harmonisierenden) Variante sagen: »Ich habe mich gezwungen gesehen, Sie gegen Ihren Willen in die Klinik einweisen zu lassen. Das tut mir leid, ich konnte aber nicht anders, da ich befürchten musste, dass Sie sich etwas antun. Können Sie das nachvollziehen? Wenn ja, dann sollten wir uns darüber Gedanken machen, um solche Situationen zukünftig zu vermeiden. Was meinen Sie?« In einer etwas konfrontativeren Variante könnte die Intervention so klingen: »Wir sollten uns genauer ansehen und zu verstehen versuchen, was Sie dazu gebracht hat, mich in diese Drucksituation zu bringen, dass ich nicht umhinkonnte, Sie gegen Ihren Willen in eine Klinik einzuweisen.« Und in einer dritten Alternative, die den Fokus etwas mehr auf das »Wir« legt und von der Person des Therapeuten, der Therapeutin wegnimmt, könnte formuliert werden: »Was ist es, das Sie dazu bringt, den Raum, in welchem wir gemeinsam über Ihre Schwierigkeiten nachdenken können, derart auf die Probe zu stellen, dass wir nicht mehr gemeinsam überlegen und zu verstehen versuchen können, was passiert, sondern Sie mich letztlich zum Handeln zwingen, gar gegen Ihren Willen?« x

Mit anderen Worten: Im Fall eines Verlassens der technischen Neutralität in Extremform mit Einleitung von Zwangsmaßnahmen wird im ersten Moment das Gewicht nicht mehr auf ein Verstehen und Klären gelegt, vielmehr wird gehandelt. Erst in der Folge muss dieses gegenseitige Handeln als Form eines Dialogs, letztlich aber als Übertragungs- und Gegenübertragungsgeschehen verstanden werden, indem geklärt wird, ob ein Patient etwa in einer Psychose den Kontakt zum Gegenüber ganz verloren hatte oder aber eben in einer Übertragungsbeziehung das Gegenüber mehr oder weniger bewusst therapeutisch herausgefordert und damit vielleicht die Therapie auf die Probe gestellt hat. Ist Letzteres der Fall, gilt es, die Übertragungskonstellation durchzuarbeiten.

Hierbei ist dann eine Therapievereinbarung, sind rechtliche Grundlagen oder auch klinikinterne Weisungen hilfreich und therapieschützend, weil sie die dyadischen Beziehungen triangulieren und Raum schaffen für den Bezug auf ein gemeinsames Drittes, welchem beide Seiten zugestimmt und sich unter es gestellt hatten. In einer Nachbesprechung stellt dies dann auch den Hauptfokus dar, indem die Innenwelt des Patienten exploriert und seitens der Therapeutin ebenso ein Rational für ihre Handlungsweise angegeben wird.

Auch im Fall einer Zwangsanwendung bei Patienten mit einer Psychose und aggressivem Verhalten gilt es neben einer Rechtsmittelbelehrung in möglichst verständlicher Art und Weise, insbesondere in einer Nachbesprechung eine Klärung zu suchen, wie die Maßnahme erlebt und wie sie im Nachhinein seitens des Patienten beurteilt wird. Der Therapeut hat anzugeben, welches sein Handlungsrational war, und prospektiv zu verdeutlichen, wie zukünftig eine erneute Eskalation dieser Art verhindert werden könnte bzw., wenn sie erneut auftritt, was aus Sicht des Patienten am hilfreichsten und am wenigsten belastend erlebt wird. Hier erhalten Patientenverfügungen einen besonderen, sekundär präventiven, aber auch therapeutischen Stellenwert. Auch sie können dann triangulierend wirken.

Exkurs: Sexualisierung der Therapie

Als besondere Form und als Schwanken zwischen Idealisierung und (impliziter) Entwertung können Liebesgefühle und sexualisierendes Verhalten gesehen werden. Wie viele andere Verhaltensweisen kann auch die Sexualisierung unterschiedliche Funktionen haben, und zwar bewusstseinsnah oder unbewusst in schützender, aber auch fremd- oder selbstaggressiver Funktion.

Während erotische Übertragungen, in denen Patientinnen und Patienten ihren Behandlerinnen und Behandlern liebevolle Gefühle entgegenbringen und in der Regel in der Gegenübertragung eher zärtliche Gefühle auslösen, betrifft die Sexualisierung und das sexuelle Agieren zumeist einen Widerstand in der Therapie. Nicht selten treten Sexualisierungen zunächst außerhalb der Therapie auf, was durchaus so verstanden werden kann, dass die Patientinnen und Patienten »sich vor dem Gewahrwerden der latent vorhandenen und beängstigenden sexualisierten Übertragungen« (Dammann & Benecke 2009, S. 335) schützen.

Je nach Erfahrungshintergrund zeigen sich sowohl die Sexualisierungen als Abwehr als auch die Abwehr der Sexualität in unterschiedlicher Form. Bei Patientinnen mit sexuellen Missbrauchserfahrungen und komplexen Posttraumatischen Belastungsstörungen stellen sexuelle Gefühle und Erfahrungen mit anderen zumeist eine Bedrohung des eigenen Ichs dar mit einer Überforderung durch angsterfüllte Affekte. Libidinöse Gefühle und sexuelles Verlangen, das eigene wie das von anderen, Annäherungen, Gewahrwerden sexueller Erregung bis hin zur Fantasie oder auch zum Erleben von Eindringen bzw. Durchbrechen der Körpergrenzen und Intimitätsschranken resultieren nicht selten in dissoziativen Zuständen, die im Dienst einer Abwehr stehen. Begehrt zu werden führt hier nicht zu einer Stärkung des Selbstwertgefühls, sondern bedroht ganz im Gegenteil das eigene Selbst mit einer Fragmentierung. Dabei verschwimmen die Subjekt-Objekt-Grenzen, und die affektiv aufgeladenen inneren Zustände sind nicht mehr klar zuordenbar, sodass sie nicht mehr von jenen des anderen differenziert werden können bzw. jene des anderen als eigene wahrgenommen werden. Das kann zur Konsequenz haben, dass extreme Beschämung entsteht über diese eigenen Affektzustände, und zwar in dem Gefühl, dass man die Grenzauflösung selbst gesucht und durchgesetzt haben könnte.

Um solchen unerträglichen Gefühlen aus dem Weg zu gehen, kann es sein, dass eigene Liebesgefühle, eigenes erotisches Begehren, die eigene Sexualität als etwas Fremdes abgespalten und ausgelöscht werden (siehe Lohmer & Wernz 2009, S. 149). In der Gegenübertragung könnte wiederum die Fantasie entstehen, dass einem derart traumatisierten Menschen einmal eine korrigierende Erfahrung zuteilwerden sollte, in der Sexualität von Zärtlichkeit und Liebe dominiert wird – eine Retterfantasie, die eine riskante Konstellation für therapeutisch-sexuelle Übergriffe im Sinn einer Heilung durch Liebe darstellt (Gabbard 2003; McNulty u. a. 2013) und fachlich völlig ausgeschlossen ist.

Ganz anders bei Patientinnen und Patienten, die nicht die Sexualität abwehren, sondern bei denen umgekehrt die Sexualität im Dienst einer Abwehr steht. Dies passiert dann, wenn es Menschen schwerfällt, allein zu sein, und andere gebraucht werden, um ein Gefühl eigener Vollständigkeit zu erlangen. Verlassenheitsgefühle dominieren in diesem Fall und weniger die Fragmentierungsängste. Eine promiskuitive Sexualität dient gewissermaßen dem Kompromiss, nie allein sein zu müssen, ohne aber eine tiefergehende und verbindlichere Beziehung einzugehen und den anderen in seiner eigenen Identität, das heißt als unabhängiges Gegenüber (Objekt), anzuerkennen. Das Gegenüber wird in sexuell-körperlicher Weise gebunden, für das eigene Selbst gesichert, die Sexualität ist Mittel zum Zweck und wird nicht eigentlich als lustvoll erlebt. Die Idealisierung des Objekts »unterstützt die Momente der illusionären Verbundenheit, und die regelhaft einsetzende Entwertung erlaubt eine rasche ›Entsorgung‹ des Partners, wenn er seine prothetische Funktion für das Ich des Patienten nicht mehr erfüllt« (Lohmer & Wernz 2009, S. 155). Sexualität dient weniger dem erotischen, lustvollen Erleben einer Verbindung von Liebenden denn der Kontrolle des Gegenübers, das für die eigene Stabilisierung angesichts von Leeregefühlen, Selbstverlust, Verlassenheitsängsten und fehlenden haltgebenden Beziehungen funktionalisiert wird.

Im Gegensatz zur erotischen Übertragung, bei der libidinösen Affekten Ausdruck verliehen wird, steht letztere Form der Erotisierung *und* Sexualisierung im therapeutischen Kontext im Dienst auch aggressiver Affekte, so etwa bei den Versuchen, die beständige positive Beziehung zum Therapeuten zu verhindern oder zu zerstören. Es erfolgt hier eine (unbewusste) Entwertung des Therapeuten und der Behandlung, indem im sexuellen Agieren die Fantasie einer Korrumpierbarkeit des Therapeuten erkennbar wird, und in dem Versuch, den Therapeuten zu »bestechen«, auch eine mehr oder weniger bewusste Form der Entwertung der Therapie stattfindet. Wenn der Therapeut dazu gebracht werden könnte, dass er auch etwas will (Sex), wäre der eigene Neid darauf, dass der Therapeut der Patientin helfen könnte und ihr damit etwas zu geben hätte, abgemildert und die schwer erträgliche, als Machtgefälle wahrgenommene Differenz zwischen Patientin und Therapeut abgewehrt. Bei aller zum Ausdruck kommenden unbewussten oder auch bewussten Aggression finden sich bei Sexualisierungen in den meisten Fällen auch abgewehrte, von positiven Gefühlen geprägte Dyaden, in denen sich Sehnsüchte, Wünsche nach Nähe, nach Liebe, aber auch Ängste und Beschämung erkennen lassen.

Der therapeutische Umgang mit Sexualisierungen ist vielfältig und hängt von der jeweiligen Situation ab, von der Schwere der Pathologie, dem Geschlecht der Beteiligten, kulturellen Hintergründen, Therapiephase, Erfahrung der Therapeutinnen und Therapeuten etc. (siehe Dammann & Benecke 2009, S. 340 ff.). Um nicht selbst ins Agieren zu kommen, etwa in Form von Selbstoffenbarungen (»Ich finde Sie ja auch sehr attraktiv, aber Sie wissen, uns Therapeuten ist ein Privatkontakt zu Patienten verboten«), ist in jedem Fall die Analyse der Gegenübertragung von großer Bedeutung. Eine Äußerung wie diese signalisiert zwischen den Zeilen eine Verführung und allein eine äußerliche Unterwerfung unter Standesregeln, die letztlich lediglich als einschränkend erlebt werde. Entsteht bei Therapeutinnen und Therapeuten gegenüber ihren Patientinnen und Patienten ein intimes und sexuelles Begehren, ja, überhaupt ein Begehren, dann sollten sie sich unbedingt kollegiale fachliche Hilfe holen, um in Supervisionen zu klären, ob und wie eine therapeutische Arbeit weitergehen kann.

Suizidale Krisen und Belastungen der therapeutischen Beziehung

Wie kaum ein anderes Ereignis in Therapien lässt uns der Suizid eines Patienten zunächst mit Bestürzung, Konsternierung, Ohnmacht, Entsetzen, aber auch Zorn, Unverständnis, Verwirrung, Scham und Schuldgefühlen und manchen anderen heftigen Gefühlsregungen zurück. Die Erfahrungen brennen sich ins Gedächtnis ein und hinterlassen »eine kaum zu tilgende Spur« (Gerisch 2012, S. 10). Man wird sie nicht mehr los.

Joachim Küchenhoff hat diese Tatsache »bemerkenswert« genannt, weil darin zum Ausdruck komme, »dass auch der vollendete Suizid eine Beziehung nicht nur zerstört, sondern auch stiftet« (Küchenhoff 2005, S. 328). Bereits Jürgen Kind hatte in seinen reflektierten Überlegungen zur Psychoökonomie der Suizidalität (Kind 1992) auf die psychische Funktion von Suizidalität hingewiesen: Suizidalität ist zunächst nichts Pathologisches, sondern hat in objektbeziehungstheoretischer Betrachtung vielmehr die Funktion, einen gestörten Umgang mit inneren Objekten – das heißt mit den verinnerlichten, in Beziehungserfahrungen geprägten eigenen Bildern bedeutsamer anderer (siehe auch die Ausführungen zum Objektbegriff am Ende des Kapitels »Prozess der Vertrauensbildung«) sowie des eigenen Selbst – zu regulieren. Selbst im vollendeten Suizid kann dies bedeuten, dass der Wunsch oder das Wissen, durch den Suizid in einer anderen Person als jemand repräsentiert zu sein, der vermisst werden wird und damit eine Wertschätzung erhält, für den Suizidenten vor seiner Tat eine Veränderung im eigenen Selbstbild und dessen Spiegelung im anderen, das heißt eine Veränderung in der Beziehung bewirkt und damit eben auch eine Beziehung stiftet.

Menschen, die nicht mehr leben wollen, Suizidgedanken haben und dies anderen mitteilen oder indirekt spüren lassen, treten damit in Beziehung und wenden sich an andere – selbst wenn der Inhalt einer solchen Mitteilung darin bestehen könnte, Beziehungen abbrechen zu wollen, sich also abzuwenden. Auch mit einem solchen Wunsch, so paradox dies erscheinen mag, tritt man in Beziehung. Jegliches Erkennenlassen von Lebensüberdruss, von Wünschen, nicht mehr leben zu wollen, von Suizidgedanken, Suizidabsichten,

Suizidvorbereitungen und auch von Suizidversuchen stellen ein interaktionelles Geschehen dar, dem im Kern auch mit einem Beziehungsangebot zu begegnen ist, sei dies in einer Krisenintervention oder in einer längeren Psychotherapie.

Diesen Beziehungsaspekt könnte man durchaus auch ex negativo noch in der häufig zu beobachtenden Tendenz erkennen, wonach Suizide im Nachhinein als von der therapeutischen Beziehung *unabhängiges* »Krankheitsgeschehen« zu verstehen gesucht werden: Das eigene therapeutische Involviertsein in eine suizidale Dynamik wird abgewehrt (siehe Kind 1992, S. 10). In entsprechenden Post-hoc-Rekonstruktionen gewinnen nicht selten vermehrt psychopathologische Befunde an Bedeutung, die eine eigenständige Krankheitsentwicklung suggerieren, während die Übertragungs- und Gegenübertragungsdynamiken eher in den Hintergrund treten. Dies deutet auf eine Abwehr eigener Schuldgefühle bzw. vermuteter Schuldzuweisungen durch andere hin. Negiert oder eben abgewehrt, so kann man vermuten, werden mit einer solchen Akzentverschiebung im Verstehen letztlich jene (manchmal erst im Nachhinein erkennbaren oder gar entstehenden) Beziehungsaspekte, die insbesondere bei erfolgten Suiziden aufbrechen können bzw. durch einen Suizid erst gestiftet werden.

Auch im Fall suizidaler Krisen, von Suizidversuchen und selbst bei Suiziden ist die Art und Qualität einer therapeutischen Beziehung von zentraler Bedeutung. Wie bereits aus verschiedenen Perspektiven ausgeführt, basiert die Qualität, also das sich entwickelnde Vertrauen in einer therapeutischen Beziehung, auf Verstehensversuchen. Ausgangspunkt ist zunächst ein Nichtverstehen und deswegen Verstehenwollen, die Neugierde an dem, was den anderen bewegt. So gilt es, auch beim Thema »Suizidalität« zunächst ein Nichtverstehen, vielleicht auch ein Befremden, ja, die »Unheimlichkeit« (Gerisch 2012, S. 9) und die damit verbundene Unsicherheit und die Ängste zuzulassen sowie nicht vorschnell wegzudrängen und zu tabuisieren, etwa indem man (zu) rasch ins Handeln kommt. Zumeist sind es subtile Psychodynamiken und wichtige Übertragungs- und Gegenübertragungsphänomene, die man im Zusammenhang mit Suizidalität zu verstehen suchen sollte.

Die Suizidalitätsdynamiken sind gleichwohl vielfältig. So kann bei Menschen mit einer präpsychotischen Struktur die Suizidalität in einer antifusionären Funktion stehen. Sie dient dann der Abgrenzung und Stabilisierung eigener Ich-Grenzen, die möglicherweise bedroht sind durch zu intrusiv erlebte andere Personen bzw. als beängstigend erlebte eigene Wünsche nach Nähe und Einssein. Wenn man in durchaus gut gemeinter und in lehrbuchmäßiger

Anlehnung etwa an eine personenzentrierte empathische Begegnung auf eine solche suizidale Problematik zu rasch und zu wenig abgegrenzt eingeht, indem ein Zuviel an Verstehen signalisiert wird, könnte dies die Gefahr mit sich bringen, dass das Verstehen als Übereinstimmen empfunden wird. Unterschiede würden negiert, das Verstehen käme in letzter Konsequenz der Fusion von Selbst und Anderem gleich und hätte schließlich den psychischen Tod des Subjekts zur Folge.

In solchen Fällen wäre es angezeigt, »Inseln der Nichtübereinstimmung« (Kind 1992, S. 47) aufrechtzuerhalten und zu markieren, weil das Verstehen der suizidalen Dynamik in diesem Fall die Angst des Patienten vor dem Verstandenwerden mitumfasste. Die Markierung der Differenz käme dem antifusionären Bedürfnis des Patienten deutlich näher als ein bemühtes, aber fehlgeleitetes Verstehen, sodass es gerade hilfreich sein kann, zu sagen: »Es scheint so, dass wir hier nicht gleicher Meinung sind und nicht übereinstimmen« oder »Ich glaube, ich verstehe Sie hier nicht wirklich« (ebd., S. 48).

Das folgende Beispiel, in dem die gut gemeinte Unterstützung möglicherweise eine antifusionäre Tendenz des suizidalen Patienten verkennt, soll diese Verstehensweise verdeutlichen:

BEISPIEL Ein knapp vierzigjähriger Patient stellt sich zusammen mit seiner Ehefrau in der zentralen Aufnahme einer psychiatrischen Klinik in einem depressiven Zustandsbild vor. Er leide seit Wochen unter ausgeprägten Schlafstörungen, sei zunehmend unkonzentriert und reizbar und habe es kaum noch geschafft, die täglich anwachsenden Aufgaben im Geschäft zu bewältigen. Es sei ihm alles über den Kopf gewachsen. Jüngst habe er eine Panikattacke gehabt, was seine Ehefrau, die ihn schon lange dazu anhalte, eine ärztliche Abklärung vornehmen zu lassen, als Alarmsignal aufgefasst und ihn jetzt zur Vorstellung hier gedrängt habe. Deutlich wird, dass der Patient in seiner Überforderung und mit den psychischen Einschränkungen enorm leidet, aber zugleich nicht akzeptieren kann, dass er sich in diesem Zustand befindet.

Angesichts des biografischen Hintergrunds mit einem strengen und fordernden Vater, der Entwicklung eines überhöhten Leistungsideals und einer ausgeprägten Identifikation mit seiner beruflichen Karriere wird rasch deutlich, wie unerbittlich das Ich-Ideal des Patienten ist, das keinen Erfolg – von denen er mehrere vorzuweisen hätte – honoriert und schon gar nicht toleriert, dass eine Schwäche Platz haben könnte. Wenn etwas eine Schwäche und eine Unterbrechung erzwingt, kann es vom Patienten nur als totales Scheitern aufgefasst werden.

Entsprechend setzte er alles daran, dass er rasch wieder »funktionsfähig« wird. Das führt dazu, dass er nach kurzer Zeit und bei leichter Besserung seiner Symptomatik wieder aus der Klinik in die alten Verhältnisse mit der selbst oktroyierten Anforderung, wieder funktionieren zu müssen, austreten will – dies trotz der Empfehlung des Behandlungsteams, sich etwas mehr Zeit zu geben. Nach wenigen Tagen erleidet der Patient erneut einen Zusammenbruch, der zum Wiedereintritt auf dieselbe Station führt.
Dort wird er von den ehemaligen Mitpatienten und -patientinnen freudig begrüßt und vom Behandlungsteam wird in supportiver Absicht (vermeintlich) »bestätigt«, dass die Rückkehr ein selbstfürsorglicher Akt sei. Dem ist allerdings aus der subjektiven Perspektive des Patienten gar nicht so. Für ihn ist es ein Scheitern, das in der Betonung der Mitpatienten und Behandler, die erneute Aufnahme sei mehr als gerechtfertigt, sich weiter akzentuiert. Was er selbst als Schwäche wahrnimmt, wird im gut gemeinten Zuspruch durch die anderen schmerzlich, aber hart und unerbittlich als Bestätigung der eigenen Kapitulation gesehen. Er selbst zieht daraus für sich die Konsequenz und suizidiert sich kurz nach der erneuten stationären Aufnahme – möglicherweise in der »Rettung« seines Ich-Ideals auf Kosten des lebendigen Selbst. x

Das Beispiel zeigt einen Menschen, der durch das Verständnis des Behandlungsteams sowie durch den Zuspruch seiner Mitpatienten vollends gewahr wird, dass sein eigenes leistungsorientiertes Idealselbst einbricht. Gefangen in dieser schwer narzisstischen Dynamik »rettet« er sein Selbst, indem er sich das Leben nimmt. In einem solchen Fall ist es besonders bedeutsam, gut auf die Übertragungs- und Gegenübertragungsaspekte zu achten, da gerade eine ausschließlich supportive Haltung der problematischen Dynamik Vorschub leistet. In dieser Haltung wird der vom Patienten selbst nicht tolerierte Selbstanteil betont, und zwar ausgerechnet in einem Moment, in dem die Selbstwertbalance aufgrund der Beschämung und Selbstbezichtigung massiv gestört ist.
Man könnte sich vorstellen, dass in diesem Fall auch ein behutsames und taktvoll konfrontatives Vorgehen hilfreich gewesen wäre. Das suizidale Risiko, bei einer solchen narzisstischen Dynamik nur den Wunsch nach Beziehung, Hilfe und Halt zu betonen, ist möglicherweise höher, als den Patienten mit seiner letztlich zerstörerischen und beziehungsabweisenden Forderung an sich selbst, mit den nicht tolerierbaren Schwächen allein zurechtzukommen, zu konfrontieren. Gleichzeitig gilt es bei suizidalen Patientinnen und Patienten und gerade bei solchen, die vielleicht schon einen Suizidversuch hinter sich

haben, empathisch und wohlwollend zu sein, da Scham- und Schuldgefühle nicht selten sehr groß sind – eine schwierige Balance also.

Neben den genannten Vorbehalten gegenüber einer rein supportiven Haltung gilt es auch, vorsichtig zu sein mit zu sehr entlastenden Interventionen. Leicht können diese in ein bagatellisierendes Fahrwasser geraten, sodass im Blick auf die Gründe für eine Suizidalität rasch äußere Faktoren (Trennungen, Schulden, Arbeitsplatzverlust, Krankheit, Ausgrenzungen etc.) »verantwortlich« gemacht werden, um die Problematik vom Patienten wegzuholen und also eine Entlastung von überhöhtem Ich-Ideal und strengem Über-Ich zu erwirken. Dies kann allerdings zu einer Verstärkung von Insuffizienzgefühlen und einem Gefühl der Aberkennung von Autonomie und Selbstwirksamkeit führen. Eine Klärung der Kränkung und narzisstischen Dysbalance, die letztlich nicht zu vermeiden ist, wird der subjektiven Situation des Patienten besser gerecht.

Es gilt dann, die Funktion der Suizidalität zu bearbeiten, wonach sie auf der einen Seite der Rettung einer idealen Vorstellung des eigenen Selbst dient und wieder ein Gefühl der Kontrolle über das eigene Leben vermitteln soll; auf der anderen Seite ist sie aber auch ein Feind, da dazu das Leben geopfert werden müsste. Hilfe und Zuwendung in dieser Situation zu erfahren, so die Deutung, ist einerseits vielleicht eine Erleichterung, zugleich aber unangenehm, weil Beschämung darüber aufkommen könnte, gescheitert zu sein und anderen jetzt zur Last zu fallen (siehe Dammann & Gerisch 2005).

Die Motive für Suizidalität und die suizidalen Psychodynamiken sind vielfältig und nur begrenzt auf einen Nenner zu bringen. Neben den geschilderten narzissismustheoretischen Aspekten, die die therapeutische Beziehung besonders fordern und belasten sowie eine reflektierte und differenzierte Verstehens- und Umgangsweise notwendig machen, haben insbesondere objektbeziehungstheoretische Ansätze das Verständnis für die Beziehungsaspekte von Suizidalität erweitert. Sigmund Freud hat die Suizidalität als eine Rückwendung der Aggression des Subjekts gegen sich selbst zu verstehen versucht: Das Ich wendet die Aggression, die dem Objekt gilt, dessen Verlust das Ich zu ertragen hätte, in einer Selbstverurteilung gegen sich selbst (Freud 1917e). Heinz Henseler (1984) hingegen betont, dass suizidale Menschen ebenso von symbiotischen und fusionären Wünschen nach Einssein (auch mit der Natur), nach Schlaf, Flucht, Wiedergeburt und Neuanfang beherrscht sind.

Solche regressiven und suizidalen Rückzugsfantasien stehen im Dienst der Selbststabilisierung eines sich ohnmächtig, hilflos und ausgeliefert fühlenden Menschen, der im Rückzug vom bedrohlich-beschämenden Objekt dieses wieder unter Kontrolle zu bekommen versucht. Oder aus etwas anderer

Perspektive formuliert: im Rückzug – und möglicherweise in manipulativ wirkender Manier – wird versucht, den bedeutsamen Anderen zu einem Menschen zu machen, der sich diesem Subjekt, welches sich so verlassen fühlt, zuwendet. Aus Sicht des Subjekts wird dieser Andere damit ein ihm gewogenes Gegenüber. Der bedeutsame Andere wäre also nicht nur gehemmt, die Person zu verlassen – so die im Hintergrund drohende Angst –, es wäre auch der Versuch initiiert, diesen Anderen in Bezug auf das eigene Selbst zu ändern, um ihm eine emotional besetzte Repräsentation des eigenen Selbst und damit eine nicht auszulöschende Spur einzugravieren. Hier ginge es nicht einfach bloß um eine bei Behandelnden nicht selten Ärger auslösende »manipulative Kontrolle« bei Suizidandeutungen, sondern um einen verzweifelten Versuch, diesen Anderen in ein anteilnehmendes und emotional zugewandtes Objekt zu transformieren.

Über Sigmund Freuds Verständnis von Suizidalität hinaus wäre nicht so sehr die Aggression gegen den bedeutsamen Anderen bzw. deren Wendung gegen sich selbst im Fokus, sondern die Änderung des Anderen. Durch den eigenen Tod sollte dann auch, wie Paul Federn dies in Ergänzung zu Freud vermutet hatte, der Todeswunsch, den *andere* dem Suizidenten gegenüber haben, in einen Lebenswunsch umgewandelt werden: »Wenn es allgemein gilt, dass nur der sich ermordet, der einen anderen zu töten wünscht, so muss man hinzufügen, dass – (in der Regel) – nur der sich mordet, den ein anderer tot wünscht« (Federn 1928/1929, S. 288, siehe auch Kind 1992, S. 99).

Suizidalität, darauf haben Joachim Küchenhoff und vor ihm insbesondere Jürgen Kind dezidiert hingewiesen, kann also nicht einseitig mit symbiotisch-regressiven Wünschen in Verbindung gebracht werden. Der Rückzug auf frühe Objekte erfolgt nicht allein als Regression, sondern im Sinn von Donald W. Winnicott auch als Suche nach einem Objekt, das in der Lage ist, nicht erträgliche Erfahrungen aufzunehmen, Aggressionen zu ertragen und zu überleben, sodass er zum Ort wird, an welchem eine Erfahrung erst symbolisiert und repräsentiert werden kann.

Jürgen Kind hat mit dem Gegenbegriff der antifusionären Suizidalität deutlich gemacht, dass insbesondere bei schwachen Ich-Grenzen und einer präpsychotischen Persönlichkeitsstruktur ein den fusionären Wünschen entgegengesetzter suizidaler Wunsch leitend sein kann. Im Vordergrund steht dann nicht die Suche, mit einem Gegenüber zu verschmelzen und das vertraute Ungeschiedene, die Geborgenheit und das Aufgenommenwerden zu erstreben, sondern gerade umgekehrt der Wunsch nach Abgrenzung. In der Angst, im anderen verloren zu gehen, erfolgt als suizidale Reaktion die

Fantasie, sich in der Suizidalität einen eigenen, abgegrenzten Autonomieraum zu eröffnen, in dem das Ich allein zuständig ist und niemand mehr Einfluss nehmen kann.

Auch auf einem höheren Integrationsniveau einer Persönlichkeitsorganisation (Borderline-Organisationsniveau nach Kernberg) finden sich solche antifusionären Tendenzen. Vor dem Hintergrund ständig drohender Verlustängste steht hier die Suizidalität in der Funktion, eine wichtige Bezugsperson zu sichern (und diese entsprechend dazu zu bewegen, gar zu manipulieren, dass sie sich sorgt, ja, alarmiert ist und aktiv wird). Schließlich soll sie dazu gebracht werden, sich auch zu verändern: Aus einem in Bezug auf sich selbst als gleichgültig oder gar als abweisend wahrgenommenem Gegenüber soll ein zugewandtes, »empathisches Objekt« (Rohde-Dachser 1986) gemacht werden (siehe dazu Kind 1992, S. 94). Hier geht es also nicht so sehr um die Frage nach Verschmelzung bzw. Abgrenzung, das heißt danach, wie sicher ein Mensch sich als vom anderen getrennt erleben kann. Vielmehr steht jetzt die Frage im Zentrum, wie sicher und mit welcher affektiven Färbung das Selbst *im* Anderen repräsentiert ist, das heißt, es geht um Fragen der Objektkonstanz (Kind 1992, S. 72 ff.).

BEISPIEL Eine 23-jährige Patientin befindet sich über zwei Jahre in einer intensiven ambulanten Psychotherapie und nimmt sich schließlich in einer akuten suizidalen Krise nach stationärer Einweisung zur Krisenintervention auf der Station das Leben. Die Patientin hatte eine Zwillingsschwester, die im Gegensatz zu ihr psychisch sehr stabil, sozial gut integriert und beruflich erfolgreich ist, während die Patientin selbst aufgrund eines bereits im Primarschulalter beginnenden und Jahre anhaltenden sexuellen Missbrauchs durch einen älteren Mann, der unter Drohung strenge Geheimhaltung forderte, eine Borderline-Persönlichkeitsstörung entwickelt hatte. Die Patientin machte sich deswegen immer große Vorwürfe, sich nicht ausreichend gegen diese Beziehung und gegen diesen Mann gewehrt zu haben. Sie konnte sich dies nie verzeihen, sondern vergrub sich immer wieder in Selbstbezichtigungen. Auch konnte sie sich nicht zu einer polizeilichen Anzeige des Mannes überwinden, fühlte sich aber gleichzeitig anhaltend bedroht, ihm erneut zu begegnen, sodass sie auch während der Therapie in einer großen Unsicherheit blieb. Gleichzeitig litt sie unter kaum bearbeitbaren, tiefen Schuldgefühlen, die – wie für sexuell Traumatisierte nicht untypisch – dadurch zustande kamen, dass sie in der Beziehung zu diesem Mann auch eine große emotionale Zuwendung erlebt und gesucht hatte, eine Zuwendung, die sie bei ihren eigenen Eltern vermisst hatte. Entsprechend sah sie sich nicht bloß als Opfer, sondern fühlte in sich auch eine Art von

Kontrolle über diesen Mann (Wendung von Passivität in Aktivität), während sie ihm zugleich weiterhin ausgesetzt war. Das führte in der Folge dann auch zu einer Spaltung des Selbst in polare, oszillierende Anteile der Dominanz und Unterwerfung sowie in der Folge zu einer Identitätsdiffusion.
Und so sah sie sich auch ihrer Zwillingsschwester gegenüber in einerseits enger Verbundenheit, zog sie auch ins Vertrauen und machte sie zur Geheimnisträgerin, während sie andererseits durch diese ambivalent besetzte Sonderstellung in der Beziehung zu dem Mann eine Unabhängigkeit und Eigenständigkeit und damit eine Differenz zur Schwester etablierte. Beide Aspekte in der Beziehung zur Schwester, die Nähe wie die Distanz, trugen den Schatten des Missbrauchs und standen im Zeichen dieser zugleich destruktiven wie libidinösen Beziehung zu dem Mann, indem sie als Opfer des Missbrauchs sowohl das Verständnis und den Halt der Schwester suchte – und damit ihr gegenüber in eine »Schuld« kam – als auch sich ihr gegenüber in der Exklusivität dieser geheimen Beziehung in einer Unabhängigkeit und Eigenständigkeit sah. Letzteres möglicherweise auch in der Abwehr des Neids auf die gesunde, unter gemeinsamen Freunden überaus beliebte und schulisch wie beruflich erfolgreiche Schwester. In dieser dyadischen Beziehung zur Zwillingsschwester vereinigte sie in sich letztlich die von ihr selbst als schlecht wahrgenommenen Selbstanteile, um zugleich alle guten Anteile in die Schwester zu projizieren und sie unbewusst zu beneiden.
Und so könnte man die Hypothese wagen, dass sie in ihrer Suizidalität die Fantasie entwickelt hat, dass sie sich als jene, von der man sich abwendet, weil sie so schlecht sei und es verdient habe, verlassen zu werden, in der Schwester durch ihren Suizid zu einer posthum vermissten guten Person macht und ihre Schwester sie als diese Person, für die dieses Bild steht, schätzt und liebt. Damit wäre in der Schwester nicht nur eine positiv besetzte Repräsentanz der Patientin aufgehoben, sondern die Schwester selbst zu einem der Patientin zugewandten, empathischen Objekt gemacht. x

Die symbiotischen wie auch die antifusionären Wünsche werden bei anstehenden Trennungen aktiviert, etwa wenn ein »Selbstobjekt«, das heißt ein für das Selbst in seinem Selbstgefühl, seiner Selbstkohärenz und für seine Selbstregulation existenziell notwendiger Mensch, entweder sich trennt oder, umgekehrt, eine wichtige Bezugsperson dieses Selbst nicht loslässt, keine Trennung, keinen Abschied toleriert. Auch da können solche symbiotischen Wünsche und in der Folge suizidale Impulse seitens des Selbst aktiviert werden, dann nämlich, wenn die innere Repräsentanz des anderen eine Abgrenzung nicht zulässt, Ablösungsschritte in der Individuations- und Identitätsentwicklung aber gewagt werden müssen. Gerade Menschen, die mit strukturellen Einschränkungen in der Integration ihrer Persönlichkeit konfrontiert sind, werden häufig auch heftig von Verlustängsten überflutet.

Diese können grundsätzlich zwei Formen annehmen:

Angst, wegen eigener Defizite verlassen zu werden Zum einen ist es die Angst, dass der oder die für das Selbst bedeutsame Andere sich aus Enttäuschung über die Minderwertigkeit und Inattraktivität der Persönlichkeit des Patienten abwendet, sodass das Ich sich passiv ausgesetzt, von anderen im Stich gelassen sieht mit dem Selbstbild: »Ich habe es nicht anders verdient, da ich die Zuwendung der anderen nicht wert bin.«

Angst, aus Enttäuschung selbst andere zu verlassen Zum anderen ist es die Angst, selbst das Gegenüber zu verlassen, ja, innerlich zu vernichten und es so zu verlieren, weil die Patientin über dessen Abwendung und Unzuverlässigkeit enttäuscht und von dessen Schlechtigkeit überzeugt ist. Dabei handelte es sich um einen Verlust, der durch das aktive Verlassen zustande kommt: »Ich habe es nicht anders erwartet, dass der andere mich dermaßen in meinen Bedürfnissen und Wünschen missachtet, sodass ich diese Person nicht mehr bei mir haben will.« Offensichtlich geht es hier um die inneren Bilder des anderen, psychoanalytisch die »Introjekte«, die möglicherweise verfolgend und »böse« wirken und gehasst werden. Ihnen – und wenn auch dem mit ihnen identifizierten Selbst – gelten dann die Tötungsfantasien, denen das Leben im Suizid dann zwar zum Opfer fiele, die das Selbst aber von einem inneren Kampf befreiten (siehe Küchenhoff 2005, S. 334 f.).

Diese komplexen Dynamiken zusammenfassend, kann man sagen: Neben der gegen das Selbst gerichteten Tötung, der Selbstbestrafung im Sinn einer Wiedergutmachung oder der masochistischen Unterwerfung lässt sich in den Motiven für einen Suizid auch eine aggressive und kathartische Spannungsabfuhr finden, durchaus auch im Sinn von Rache und Vergeltung. Selbstpsychologische Motive sind dann eher als Suche nach Harmonie, Neuanfang, als Flucht oder Pause zu verstehen. Auch Wünsche, sich mit einer verstorbenen, nahestehenden Person wieder zu vereinen, können eine Rolle spielen. Bei narzisstischen Dynamiken stehen Omnipotenzfantasien im Vordergrund sowie Versuche, die Kontrolle über das bedrohliche Gegenüber zu erlangen. Fusionäre Wünsche können je nach Ausbildung der psychischen Struktur, das heißt je nach Integrationsniveau stabiler Selbst- und Objektrepräsentanzen (siehe Kernberg 1978), als regressive Wünsche nach Aufgenommenwerden und nach Geborgenheit suizidal aktiv und auch wirksam werden. Die Person sucht nach verlässlichen inneren Bildern bedeutsamer Bezugspersonen, die sie darüber versichern, dass im Gegenüber emotional positiv repräsentiert ist und bleibt.

Der andere wird in letzterem Fall nicht gesucht, um mit ihm eins zu sein und damit gewissermaßen in ihm verloren zu gehen, sondern um nicht *von ihm* verloren zu gehen, das heißt, in ihm repräsentiert zu bleiben – gerade auch im eigenen Tod. Dies kann zuweilen zu Aktivitäten und Verhaltensweisen führen, die »manipulativ« erscheinen, weil sie darauf zielen, den anderen Menschen daran zu hindern, dass er das Subjekt verlässt. Die wichtigen Bezugspersonen werden in der Funktion der Objektsicherung durch Suizidäußerungen oder -andeutungen unter Druck gesetzt. Allerdings erfolgt die »Manipulation« letztlich im Wunsch, ein inneres aversives Objekt, also ein Bild eines wichtigen Anderen, vom dem das Subjekt überzeugt ist, dass es von ihm abgelehnt und verstoßen wird, so zu ändern, dass aus ihm ein dem Subjekt gegenüber positiv gestimmtes, ein »empathisches Objekt« (Rohde-Dachser 1986) wird. Und in diesem Sinn hätte die »Manipulation« nichts Anrüchiges, nichts Täuschendes.

Umgekehrt wurde im Konzept einer antifusionären Funktion von Suizidalität deutlich, dass mit Suizidalität auch Versuche einer Reetablierung von Ich-Grenzen verbunden sein können, dies insbesondere bei präpsychotischen Ängsten, als Subjekt im Gegenüber verloren zu gehen, sodass in der Suizidalität ein Autonomieraum abgezirkelt wird, auf den niemand Einfluss nehmen kann.

Schließlich können auch unbewusste Wünsche nach einer Befreiung von inneren, verfolgenden Objekten, denen die Tötung gilt, Motiv für suizidale Impulse und Handlungen sein.

Hart an der Grenze, aber immer noch bemüht um ein Verstehen und damit im Dienst des Lebens, versteht Joachim Küchenhoff den Suizid, so »verquer« es erscheinen mag, als »verzweifelte Form […], etwas auszudrücken, was sich anders nicht sagen lässt« (Küchenhoff 2005, S. 343). Auch ein vollendeter Suizid bildet für die anderen, sosehr er für sie eine »Zumutung« ist, »ein Angebot, nämlich etwas verstehen zu können, das bisher nicht verstehbar war und das sich oft nur in dieser extremen Form des Agierens, der szenischen Darstellung, überhaupt zeigen kann« (ebd.). Im Sinn der Objektänderung soll, so die Fantasie, durch die Suizidalität und in letzter Konsequenz durch einen Suizid das Objekt, das heißt das Bild des anderen Menschen für das Subjekt, gut gemacht werden. Es soll in ihm eine unauslöschliche Spur eingraviert werden, um seine Einstellung gegenüber dem Subjekt in eine empathische Form zu bringen. Damit änderte sich intrapsychisch die Objektrepräsentation im Subjekt, das Objekt würde zu diesem erwünschten »empathischen Objekt«. Zugleich ergäbe dies auch eine interpersonelle Veränderung in der realen Beziehung des suizidalen Subjekts zum bedeutsamen Anderen – eine Paradoxie, da mit einem Suizid genau die Voraussetzungen für das eigene Lebenkönnen gegeben wären, welches dann aber nicht mehr möglich ist.

BEISPIEL Ein fünfzigjähriger Patient, bei seinen Reisegästen beliebter Fremdenführer eines gut prosperierenden Reiseunternehmens, alleinstehend nach Trennung von seiner langjährigen Partnerin vor drei Jahren, kinderlos, muss während der Coronapandemie und des Lockdowns gewärtigen, dass all seine Reisen storniert werden und er seine Anstellung beim Reiseunternehmen zu verlieren droht. Er ist während der vielen Monate ganz auf sich zurückgeworfen, zieht sich zunehmend und frustriert zurück, pflegt kaum noch Kontakte und verliert seinen Tages- und Wochenrhythmus. In der fortschreitenden Vereinsamung und mit Gefühlen der Sinnlosigkeit darüber, zu Hause zu sitzen und nicht zu wissen, wann er seine Reiseführertätigkeit wieder würde aufnehmen können, entwickelt er psychovegetative Symptome, sodass er unter anderem unter schweren Schlafstörungen und einer Inappetenz zu leiden beginnt.
Einzig zu einer Nachbarin im Haus pflegt er noch einen losen Kontakt, sodass sie sich ab und zu zu einem kleinen Spaziergang verabreden. Eines Nachts entwickelt er während seiner Schlaflosigkeit heftige Bauchschmerzen, sodass er sich schließlich nicht anders zu helfen weiß, als die Nachbarin kurz vor Mitternacht zu rufen. Diese zeigt sich sehr besorgt und ruft die Ambulanz, sodass er in eine Notaufnahme eingewiesen wird. Am Folgetag wird er wieder entlassen, die Untersuchungen seien ohne pathologische somatische Befunde geblieben, die Ärzte hätten den Verdacht auf eine psychosomatische Symptomatik geäußert und ihm empfohlen, sich in eine psychiatrische Behandlung zu begeben, um seine Stresssymptome behandeln zu lassen. Dazu habe ihn dann auch die Nachbarin motiviert, die selbst eine Psychiaterin habe, bei welcher sie auch den Namen eines Kollegen in Erfahrung habe bringen können. Bei diesem kann sich der Mann dann auch in der Sprechstunde vorstellen.
Der Psychiater erkennt die Not des Patienten und setzt nach einem ersten Termin ein Antidepressivum sowie ein pflanzliches Schlafmittel ein. Der Patient setzt beides allerdings kurz darauf selbst wieder ab aufgrund von gastrointestinalen Nebenwirkungen, auf welche der Psychiater ihn bei Einstellung auch aufmerksam gemacht hatte. Er versucht sich nun zu motivieren, neue Reisen zu planen und sich in neue Länder einzulesen, um nach Abklingen der Pandemie dem Reiseunternehmen etwas Interessantes anbieten zu können. Allerdings

scheitert er damit bald, da die kurzfristig etwas gelinderten Symptome der Schlafstörung und der inneren Anspannung wieder auftreten. Neu entstehen auch Ängste und eine Aggression gegen sich selbst, weil er sich zunehmend in einer Motivationslosigkeit und Ermattung fühlt und den sich selbst gesetzten Aufgaben nicht mehr nachkommt.

Nach wenigen weiteren Sitzungen, in welchen er über seinen inneren Druck und die Symptome klagt, geschieht Folgendes: Er kommt in eine nächste Therapiestunde und berichtet, dass er ein gutes Gespräch mit seinem Arbeitgeber, der ihm sehr zugewandt sei, gehabt habe. Er habe ihm von seinen Plänen für neue Reisen erzählt und dieser habe sich interessiert gezeigt, auch wenn im Moment vieles offenbleiben müsse. In dieser Sitzung erklärt er seinem Psychiater im Vertrauen, dass er die Bauchschmerzen vor Wochen der Nachbarin nur vorgespielt habe, weil er nicht mehr weitergewusst habe. Er habe ihr dies jetzt »gebeichtet«. Es gehe ihm jetzt deutlich besser. Der Psychiater ist über diesen plötzlichen Stimmungswechsel irritiert.

In der nächsten Stunde kommt der Patient dann auch wieder in einem sehr depressiven Zustand, sodass eine stationäre Einweisung besprochen wird. Der Psychiater schlägt vor, dass der Patient doch für die nächste, nach dem bevorstehenden Wochenende anberaumte ambulante Sitzung auch seine Nachbarin, mit welcher er jetzt in engerem Kontakt steht und die sich sehr um ihn zu kümmern scheint, miteinladen solle, womit der Patient einverstanden ist.

Vor dieser nächsten Sitzung suizidiert sich der Patient und hinterlässt eine zutiefst erschütterte Nachbarin und die Ex-Partnerin sowie weitere Angehörige und einen konsternierten Psychiater. x

Versuche, diesen Suizid in einer Supervision besser zu verstehen, gehen in zwei Richtungen:

Der Patient könnte angesichts der Frustration und narzisstischen Kränkung mit bedrohtem, schambesetztem Verlust des Selbstbildes eines beliebten und gewandten Reiseführers, in welchem verletzliche Anteile keinen Raum finden, tatsächlich ein psychovegetatives Unwohlsein als heftigste Bauchschmerzen vorgetäuscht haben, um im Sinn einer Kompromissbildung die eigene psychische Schwäche durch eine Wendung von Passivität in Aktivität abzuwehren, zugleich aber sich die Möglichkeit zu eröffnen, über ein somatisches Problem letztlich doch medizinische Hilfe in Anspruch zu nehmen. Dieses Verständnis würde auf ein höheres strukturelles, neurotisches Persönlichkeitsniveau hinweisen, welches vielleicht doch eher hätte vermuten lassen, dass der Patient über diese »Beichte« schließlich in der Lage gewesen wäre, die psychiatrische

Hilfe in Anspruch zu nehmen und sich auf eine Psychotherapie einzulassen.

Der Patient konnte sich aber eben nicht auf eine Behandlung einlassen und hat sich das Leben genommen, sodass die Frage auftaucht, ob er nicht doch auf eine pseudopsychotische Realitätsverkennung regrediert ist und diese Geschichte vorgetäuschter heftiger Bauchschmerzen selbst konstruierte, um wieder die Kontrolle zu übernehmen, nachdem er aufgrund von tatsächlich erlebten Bauchschmerzen und damit verbundenen Ängsten, was mit ihm wohl sein möge, einen vollständigen Kontrollverlust erlitten hatte. In diesem Verständnis wäre die Beichte über bloß vorgetäuschte Schmerzen gegenüber der Nachbarin als stabilisierende Maßnahme dieser eigenen (pseudo-)psychotischen Realitätskonstruktion zu interpretieren, eine Konstruktion von Realität, die notwendig wurde, um die tatsächliche Realität eines Kontrollverlusts vor dem eigenen Selbstbild nicht wahrhaben zu müssen.

Inwieweit bei diesem Patienten die Fantasie eine Rolle gespielt haben mag, in seiner Nachbarin und seinen Hinterbliebenen sowie seinem Psychiater, bei denen er nicht nur eine tiefe emotionale Erschütterung, sondern auch eine nicht mehr auszulöschende Spur hinterlassen hat, vielleicht doch auch ein Containment und eine Repräsentanz seiner Verletzlichkeit zu finden, eine Verletzlichkeit, die er in seinem eigenen Selbstbild nicht integrieren konnte, das bleibt unbeantwortet.

Triangulierung – zum Einbezug des Dritten und von Dritten

Beziehungen geraten unter große emotionale Belastungen, wenn sie zu dyadisch ausgerichtet sind und triangulierende Dritte fehlen. Fehlende dritte Personen, Drittinstanzen, also auch Institutionen, aber sogar das Fehlen von Vereinbarungen, Regelungen oder einer gemeinsamen Sprache und Symbolisierung führen zu Beziehungsverwicklungen, zu Spannungen und zu großen emotionalen Belastungen, die sich letztlich nur durch sogenannte Triangulierungen lindern oder auflösen lassen.

Um dies an zwei Beispielen dyadisch charakterisierter Gefühle (Rache und Neid) zu verdeutlichen:

Im Fall von *Rachegefühlen* besteht die Schwierigkeit zur Triangulierung darin, einen Konflikt oder eine erlebte Ungerechtigkeit nicht bilateral und direkt mit dem Gegenüber auszutragen, um in dieser Form Genugtuung zu erhalten und die damit einhergehenden Gefühle zu besänftigen, sondern auf eine Gerichtsbarkeit, ein Gesetz als Drittes, das Beziehungen reguliert, zu rekurrieren. Dieses Dritte kann als beidseits respektierte Referenz zur »Belüftung« der durch Rachegefühle dominierten Beziehung verwendet werden.

BEISPIEL Ein Patient mit einer schweren Borderline-Persönlichkeitsstörung und dissozialen Zügen setzt nach Vergewisserung der ärztlichen Schweigepflicht den Therapeuten nicht nur darüber ins Bild, welche Straftaten er bisher unentdeckt und ungestraft begangen hat, sondern lässt ihn darüber hinaus mit seinen Rachefantasien im Ungewissen, inwieweit er daran denkt, sie auch in Taten umzusetzen. Der Therapeut wird zum Mitwisser und Geheimnisträger und damit zum Mitverantwortlichen – ein Motiv eines ethischen Dilemmas von Mitwissern verbrecherischer Geheimnisse, wie es sich auch in Literatur und Film findet. **x**

In dieser skizzierten Therapiekonstellation geht es sicherlich um die Kontrolle über den anderen sowie um Machtausübung und Dominanz, die der paranoid eingestellte Patient gegenüber dem Therapeuten herstellt, indem er ihn in ein ethisches Dilemma führt. Das Mitteilen von Geheimnissen, so kann man vermuten, steht hier in einer letztlich ichstabilisierenden Funktion, die über den Weg der Kontrolle, der Drohung und möglicherweise gar Vernichtung des Therapeuten führt (dessen Hilfe narzisstisch nicht ertragen wird).

In etwas weniger starken Ausprägungen kann die Einweihung in ein verbrecherisches Geheimnis im Rahmen einer Therapie aber auch in der Funktion des Containings verstanden werden. Dabei wird alles ausgegrenzt, was die enge Beziehung zum Therapeuten aus Sicht des Patienten gefährden könnte. Jeder Verweis auf ein Drittes – das Gesetz, eine Drittperson, ein vermittelndes Sprechen – wird als Angriff auf die exklusive therapeutische Dyade und die Loyalität des Therapeuten mit dem Patienten verstanden, wird als Verrat vorgeworfen und bedroht die Beziehung im Ganzen. Die Einweihung in ein Geheimnis dient hier dem Schutz vor einer als gefährlich und böswillig erlebten Welt.

Der Therapeut versäumte es in dieser Therapie, den Patienten darüber zu informieren, dass er nach vierzig Sitzungen einen Antrag in Form eines Berichts an den Vertrauensarzt der Krankenkasse stellen musste, um die Therapie unter Kassenfinanzierung weiterführen zu können; damit »bestätigte« er die Problematik des dyadisch gebundenen Mitwissers. Der Therapeut sprengte mit dem Bericht die Enge der therapeutischen Beziehung durch eine Triangulierung, indem er mittels des Bericht einen Dritten einbezog. Die Fehlleistung wurde ihm rasch bewusst, sodass er den Bericht umgehend zurückforderte, um zunächst den Patienten über die Notwendigkeit eines Berichts bei Wunsch nach Weiterführung der kassenfinanzierten Therapie aufzuklären und sein Einverständnis einzuholen.

In diesem Fall wurde der Therapeut in ein Vertrauen gezogen, das ihn nicht zum triangulierenden Dritten machte, sondern ganz im Gegenteil eine enge Dyade einer Komplizenschaft etablierte: Mitgegangen, mitgehangen! Der Therapeut als potenzielles »Leck« musste unter Kontrolle gebracht werden. Dadurch entstand vermeintlich eine Vertrauensbeziehung, die aber eigentlich auf Zwang basierte. Das gegenseitige Misstrauen war letztlich nicht ausgeräumt. Das Exklusive in der Therapiebeziehung diente hier nicht einer Öffnung, sondern der Verschließung, der Kontrolle, der Macht und der »mafiösen« Geheimhaltung.

Herbert Rosenfeld (1971) hat in Bezug auf den malignen pathologischen Narzissmus die inneren »schlechten« und wütend-destruktiven Selbstanteile mit der Metapher einer Mafiaorganisation veranschaulicht. Alle Mitglieder dieser Mafia beabsichtigen, das Destruktive durchzusetzen, sodass kein guter und versöhnlicher Gedanke nach außen dringen kann. Es ist letztlich ein Angriff auf die eigenen schwachen Selbstanteile, der die Basis der negativ-therapeutischen

Reaktionen darstellt, indem alles, was hilfreich sein könnte und vonseiten der Therapeutin als hilfreich angeboten wird, zerstört werden muss, da es die implizite Bestätigung der dem Patienten eigenen Schwäche bedeutete. Versuche, ein Leiden zu mindern, werden als Gefahr für die Grandiosität einer inneren, mafiösen Zerstörungsmacht bekämpft.

Im zweiten Gefühlsbeispiel, das des *Neids,* liegt die Schwierigkeit der Triangulierung darin, eine Differenz als Drittes anzuerkennen, nämlich die Unterschiede und die Getrenntheit der beiden Beteiligten. Das Subjekt realisiert bei sich einen Mangel, den das Objekt durch eine Gabe ausgleichen könnte, was die Differenz markiert und darauf verweist, dass das Subjekt einerseits auf andere Menschen angewiesen ist, diesen Mangel und die Differenz andererseits aber zugleich aufzuheben vermöchte, indem es die Gabe (Objektseite) und Annahme eines »Geschenks« (Subjektseite) akzeptiert, womit die Differenz in der Beziehung allerdings zugleich bekräftigt wird. Der Neider beneidet nicht bloß, dass der andere etwas hat, was er selbst auch möchte, sondern auch die Möglichkeit oder besser: die Fähigkeit eines anderen, »mit einem Attribut zufrieden zu sein, sich daran zu freuen, und die Fähigkeit, etwas mit Bedeutung und Intensität zu besetzen« (Lohmer 2005, S. 44). Auch das und vielleicht besonders das kann beneidet werden. In der Anerkennung der Differenz und damit des eigenen Mangels und der Dankbarkeit für die Gabe des Gegenübers würde der Neid Gefühlen der Reue über die eigene Aggression gegen das Objekt weichen, das etwas hat bzw. kann (im Sinn der Fähigkeit zur emotionalen Besetzung eines Attributs), auf das sich die eigene Gier gerichtet hatte (siehe Klein 1957/2006 b).

Fehlende Triangulierungen und überhaupt die Möglichkeit der Triangulierung sind in intrapsychischen Prozessen von großer, entwicklungsfördernder Bedeutung. Sie manifestieren sich zudem in interpersonellen Verhältnissen. Enge dyadische Beziehungsmuster erleben sowohl Angehörige (auch eines erweiterten sozialen Umfelds) eines psychisch kranken Menschen als auch professionell Tätige in psychiatrisch-psychotherapeutischen Kontexten. Verstrickungen in den Beziehungen zwischen Eltern und einem psychisch erkrankten Kind oder umgekehrt zwischen Kindern und einer psychisch kranken Bezugsperson sind zumeist auch die zentralen Fokusse der Angehörigenberatung und Familientherapien. Bei diesen geht es in der Regel darum, mit Angehörigen wieder mehr autonomen Raum zu erarbeiten.

BEISPIEL Die 16-jährige Tochter einer psychotisch erkrankten Mutter erzählt, dass sie eines Morgens vor ihrem Zimmer ein von der Mutter gespanntes Band gesehen habe. Die Mutter habe ihr erklärt, dass sie dieses Band vor dem

Eindringen anderer in die Wohnung schütze und der Polizei dazu dienen werde, Spuren zu sichern, sodass die Tochter nicht aus dem Zimmer gehen dürfe. Die Tochter realisiert rasch, dass sich die Mutter, die sich von dieser für die Tochter kaum nachvollziehbaren Überzeugung nicht abbringen lässt, wahrscheinlich von einer wahnhaft verzerrten Realität bedroht sieht, wie dies früher auch schon der Fall gewesen war.

Das Band in dieser Geschichte, so könnte man vermuten, markiert in zweierlei Hinsicht eine Grenze: Zum einen symbolisiert es die Grenze zwischen Eindringlingen und der Mutter und soll eine polizeiliche Spurensicherung ermöglichen. Zum andern symbolisiert das Band aber zugleich die Grenze zwischen der Mutter und der Tochter, denn die Tochter wird in ihrem Zimmer zurückgehalten – wobei offenbleibt, ob die Mutter dies aus Angst vor Spurenverwischung tut oder aus Angst um die Tochter, sodass das Band als magischer Bann sie schützen soll.

Die Mutter habe nun von der Tochter verlangt, dass diese die Polizei anrufen solle, jene Instanz also, die auch für die Mutter für Ordnung, Sicherheit, Schutz und Wiederherstellung einer Normalität zuständig ist. In der Beziehung von Mutter und Tochter wird der Bezug auf die Realität als gemeinsames Drittes fraglich. Während die Mutter die Normalität in ihrer wahnhaften Vermutung infrage gestellt sieht und diese wieder hergestellt haben möchte durch die zuständige Instanz, sieht die Tochter ihrerseits die Normalität der Mutter infrage gestellt und zweifelt entsprechend, ob die Polizei die richtige Ansprechpartnerin für das Problem ist. In der Erzählung der Tochter signalisiert sie dies gegenüber der Zuhörerin der Geschichte mit dem metanarrativen Kommentar: »Dann habe ich gedacht: Das kann eh nicht sein, jetzt erzählt sie nur Mist.« Am Telefon mit der Polizei sei sie auch bald gefragt worden, ob die Mutter in psychiatrischer Behandlung stehe, und sie habe leise (und beschämt) gesagt, dass sie eine »manische Depression« habe. x

Das Beispiel zeigt plastisch, wie sehr Kinder eines psychisch erkrankten Elternteils in Loyalitätskonflikte geraten können, wenn sich Dritte in die engen dyadischen Beziehungen begeben. Die Abgrenzung der Tochter und Erzählerin der Geschichte wird zunächst gegenüber der Zuhörerin deutlich. Diese bildet als generalisierte Dritte eine Form von Öffentlichkeit. In der Erzählung selbst ist die Öffentlichkeit durch die Polizei repräsentiert, vermittelt über das Medium des Telefons. Die Tochter steht in der Mitte und in der Funktion als Vermittlerin zwischen verängstigter Mutter und ungläubiger Öffentlichkeit. Gegenüber der Mutter stellt sie dem Frieden zuliebe den Kontakt zur Polizei her, wobei sie dann zugleich der Polizei, die ihr Befremden zum Ausdruck bringt (»Schauen Sie ein bisschen zu ihrer Mutter«), signalisieren muss, dass sie selbst eine durchaus adäquate Situationseinschätzung teilt und sich von der psychotischen Realitätsverkennung der Mutter absetzt – nicht aber von der Mutter selbst! In diesem Beispiel werden die Triangulation und die damit verknüpften Probleme der Inklusion und des Ausschlusses sehr deutlich (ausführlich in Sollberger 2013 b, S. 228 ff.).

Fragen der Triangulierung bilden auch in den therapeutischen Beziehungen zentrale Brennpunkte, sei es bei Fragen des Rechtsstatus etwa bei Fürsorgerischen Unterbringungen, bei denen behördlicherseits eine Drittinstanz vorgibt, was rechtens ist und was nicht, sodass auch Patientinnen und Patienten eine Rechtsbelehrung erhalten und damit die Möglichkeiten für Widersprüche. Aber auch im Fall von Therapievereinbarungen, Patientenverfügungen etc. haben wir es mit triangulierenden Beziehungsverhältnissen zu tun. Und ganz besonders zeigt sich dies in der Kontaktnahme (im Einverständnis mit dem Patienten) zu Dritten wie Familienangehörigen, Arbeitgebern, Lehrerinnen und Berufsbildnern, aber auch mit früheren Therapeutinnen und Therapeuten, mit Beiständen, anderen Behörden oder auch Sozialversicherungen. In diesen Fällen stellen sich immer Fragen der Triangulation und damit der Inklusion und des Ausschlusses.

Triangulierende Beziehungsmuster sind immer komplex, da sie sich stets um Ein- und Ausschlüsse drehen, um Fragen der Allianzen, des Vertrauens, der Exklusivität und Loyalität, aber eben auch um »lachende« Dritte wie Verräterinnen und Lügner, Trickserinnen und »Parasiten« – oder positiv gedreht: um Mediatorinnen, Schlichter, Boten, Dolmetscherinnen und Kulturvermittler. Triangulierungen haben immer eine differenzierende Funktion, indem sie zwischen zwei Personen einen Abstand schaffen. In Bezug auf ein Drittes sind sich zwei Personen zwar gleich, teilen also etwas miteinander und stehen insofern in Beziehung, sind aber der Unmittelbarkeit in ihrer Begegnung benommen.

Sprache: Repräsentationsbildung als Triangulierung

Die Vorstellung, wie ich sie im Kapitel zur Suizidalität ausgeführt hatte, dass sich eine nahestehende Person zu einem »empathischen Objekt« wandeln könnte aufgrund des Verlusts, den sie beispielsweise erlitte, wenn sich die

Person das Leben nähme, basiert auf einer solchen triangulierenden Repräsentation, denn gerade in Trennungs- und Verlusterfahrungen wird die Repräsentationsbildung angestoßen. Die verstorbene, abwesende Person wird in der vermissenden Person emotional repräsentiert, entweder als guter abwesender oder durchaus auch als Mensch, der einem etwas vorenthält, einen alleinlässt und deswegen als abwesende eine »böse« Person ist, wie Melanie Klein dies im Konzept der paranoid-schizoiden und depressiven Position beim Kleinkind beschreibt (Klein 1962/2006 a) und wie es aus der Behandlung von Menschen mit einer Borderline-Organisationsstruktur bekannt ist.

Repräsentationen erzeugen ein Drittes zwischen Subjekt und realem Gegenüber in Form eines inneren Bildes dieser anderen Person. Entwicklungspsychologisch wird die primäre Bezugsperson vom Kind als ihm zugewandt, zugleich aber auch als etwas anderem zugewandt erlebt, was Gefühle des Verlusts und der Trauer entstehen lässt. In diesem triangulären Raum ist der Boden für eine Repräsentationsbildung bereitet – bei Freud in *Jenseits des Lustprinzips* (1920) im Fort-Da-Spiel paradigmatisch dargestellt, wo das kleine Kind die Trennung von der Mutter mittels einer Spule, die es unter das Sofa wirft und wieder hervorholt, spielerisch und lustvoll bewältigt und ein passives Erleiden in eine Eigenaktivität wendet. Es entstehen innere Bilder (Objekte), Fantasien, Symbolisierungen und letztlich auch sprachliche Repräsentationen. Sie helfen, eine Trennung oder gar einen Verlust zu ertragen sowie die Angst vor der Leere (»nameless dread« nach Bion, siehe Küchenhoff 2005, S. 83) auszuhalten.

Bei einer reifen Symbolisierung, so hat Hanna Segal dies sehr eingängig beschrieben, wird das Symbol nicht mit dem Symbolisierten (dem Objekt) gleichgesetzt, vielmehr *repräsentiert* das Symbol das Letztere. Bei einer Gleichsetzung würden die Eigenschaften des Symbols nicht anerkannt, das Symbol wird benutzt, um »die Abwesenheit des idealen Objekts zu verleugnen oder ein verfolgendes Objekt zu kontrollieren« (Segal 1990, S. 213). Im Fall einer Repräsentation dagegen werden die Eigenschaften des Symbols genutzt, »nicht um den Verlust zu verleugnen, sondern um ihn zu überwinden« (ebd.). Das Symbol als das Dritte zwischen Subjekt und Objekt trennt beide in ihrem unmittelbaren Bezug und hält sie zusammen als »outcome of a loss« (Segal 1952, S. 196) und als »precipitate of the mourning of the object« (Segal 1991, S. 40), also als »Niederschlag der Trauer um das Objekt« (Segal 1996, S. 60).

So ist die Repräsentationsbildung Resultat einer Trennung von Vorstellung und »Real«-Objekt, zugleich aber auch Grund der Trennung, indem sie Abwesendes präsent hält und damit den unmittelbaren Bezug zum Objekt zwar unterbricht, zugleich aber als »Trost« diese Trennung überwindet. Eine ursprüngliche, noch nicht repräsentierte Erfahrung (etwa die Erfahrung der liebevollen Fütterung durch eine primäre Bezugsperson), so die psychoanalytische Entwicklungstheorie, wird als unmittelbares (aber eben noch nicht repräsentiertes) Erlebnis wieder gesucht und in diesem Moment *nachträglich*, gewissermaßen im Status des Verlustes und der Abwesenheit, repräsentiert.

Damit erfolgt eine Subversion der ursprünglichen, nicht symbolisierten Erfahrung unter die das Denken und Erinnern prägenden Gesetze der Zeichen und Sprache, die Charles Sanders Peirce (1983) in seiner Semiotik als trianguläre Struktur beschrieben hat. Sie spannt sich auf zwischen Signifikant (Symbol des Gegenstands), Signifikat (Vorstellung vom Gegenstand) und Interpretant: Ein Sprachzeichen als Repräsentant (Signifikant) bezieht sich auf ein Objekt (Signifikat), was bedingt, dass ein Zeichensystem beiden zugrunde liegt, auf dem als Drittem das Bezeichnende (Signifikant) und das Bezeichnete (Signifikat) zueinander in Bezug gesetzt und vermittelt sind. Dieses Dritte (der Interpretant) ist seinerseits nicht festgelegt, wenn auch nicht einfach beliebig, sondern selbst ein Zeichensystem, das wiederum durch andere vermittelt wird, sodass sich der Prozess der Vermittlung von Signifikant und Signifikat auf dieser Metaebene wiederholt und sich daraus ein unendlicher Prozess der Deutungen (die Semiose nach Peirce) ergibt (siehe auch Küchenhoff 2005, S. 313). Joachim Küchenhoff hat in Analogie dazu die Einbettung in eine symbolische Ordnung, wie wir sie nicht erst mit dem Spracherwerb, sondern von Beginn des Lebens an erfahren, indem wir einer elterlichen Vermittlung anheimgestellt sind, als trianguläres Modell für die psychoanalytische Repräsentationstheorie verwendet (Küchenhoff 2005, S. 311 ff.).

Triangulierende Prozesse führen in Beziehungen klassischerweise in ödipale Konstellationen, in denen ein Ausschluss eines Dritten erfahren wird. Die Überwindung ist im Ödipuskomplex die Akzeptanz, dass in diesem Fall die Eltern eine eigenständige Beziehung haben, von welcher das Kind zumindest in der Weise ausgeschlossen ist, dass diese Beziehung nicht seinem Willen untersteht. Schwierig kann die Überwindung dann sein, wenn das Kind, wie nicht selten bei Parentifizierungen, sich als der bessere Partner, die bessere Partnerin des einen Elternteil erlebt und darin einerseits einen ödipalen Triumph hat mit der entsprechenden narzisstischen Aufwertung, andererseits aber zugleich die Schuld für die Ausgrenzung des anderen, im Fall einer psychischen Krankheit des erkrankten Elternteils und für die reale oder fantasierte Trennung der Eltern übernimmt. Wenn Kinder in solchen Situationen nicht mehr versichert sein können, dass sie beiden Eltern gegenüber wie auch gegenüber einer Außenwelt Dinge, die sie beschäftigen, erzählen und möglicherweise die Eltern auch gegeneinander ausspielen dürfen, ohne real zerstörerisch zu wirken, kann dies zu schweren Entwicklungshemmungen und erschwerten bis verunmöglichten Ablösungsprozessen der Kinder führen.

BEISPIEL Eine 39-jährige Mutter von drei Kindern wuchs als Einzelkind zusammen mit ihrer an einer bipolaren affektiven Störung erkrankten Mutter und ihrem Vater auf in der ständigen Angst, die Mutter könnte aus der eng gezogenen Bandbreite einer die Tochter noch nicht alarmierenden gehobenen Gefühlslage ausbrechen, wenn sie etwa bei unangemessenen Gelegenheiten zu viel und zu laut zu lachen begann und ihren Redefluss kaum noch stoppen konnte oder aber kaum noch sprach und sich depressiv zurückzog. So beschreibt die Tochter, wie sie eine geradezu seismografische Sensitivität für den Affektzustand der Mutter entwickelt habe und schon am Morgen an der Stimmlage und dem Sprechrhythmus der Mutter erkannt habe, ob sie sich Sorgen machen müsse.

Vonseiten des Vaters habe sie viele Klagen über die Krankheit der Ehefrau und die daraus entstandenen Schwierigkeiten in der Ehe hören müssen. Der Vater habe sie oft ins Vertrauen gezogen. Zugleich habe er einmal auch erwähnt, dass sich die Krankheit seiner Frau seit der Geburt der Tochter verschlechtert habe. Er habe dies befürchtet und hätte eigentlich kein Kind gewollt, seine Frau habe aber einen Kinderwunsch gehabt, nicht zuletzt in der Hoffnung, dass ein Kind ihr eine natürliche Lebendigkeit bringen möge.

Die Mutter ihrerseits, so erzählt die Tochter, habe sie häufig gebraucht, wenn sie in depressiver Stimmung gewesen sei, und habe ihr auch deutlich gemacht, dass sie der einzige Grund sei, für den es sich zu leben lohne, dass sie sich allein wegen ihr bisher nicht schon umgebracht habe.

So kommt diese 39-jährige Tochter in Therapie mit einem tiefen Gefühl, letztlich an der Krankheit der Mutter eine Schuld zu tragen (Perspektive des Vaters) und gleichzeitig jetzt die Verantwortung für deren Überleben zu haben (Perspektive der Mutter). Sie erkennt allmählich, wie sehr sie diese Schuld- und Verantwortungsproblematik, als Dritte zwischen den Eltern in einer ausgesprochen belastenden Parentifikationsdynamik, in ihrem Alltag bestimmt. Dieser ist auf der einen Seite geprägt von ihrem großen Harmoniebedürfnis, von Schwierigkeiten der Abgrenzung gegenüber Anliegen und Wünschen anderer, von einer altruistischen Aufopferung als Abwehr der eigenen, kaum erträglichen und sofort mit Schuldgefühlen behafteten aggressiven Affekte (so entsteht in ihr doch viel Ärger über andere, die sie ständig beanspruchen). Auf der anderen Seite manifestiert sich ihre innere Anspannung in einem

zwanghaften Verhalten: Es muss abends alles aufgeräumt, wiederhergestellt und in Harmonie der Tag beendet sein, damit sie loslassen und einschlafen kann – und dies meist erst deutlich nach Mitternacht, sodass sie in einen Schlafmangel und in Leistungsschwierigkeiten als Pflegefachfrau und Mutter kommt.
In ihrem Zwangsverhalten scheint sie unbewusst ihre Ängste vor der eigenen Aggressivität zu bannen – eine Aggressivität, die in ihrer Entwicklung nie Platz hat finden können, da mit ihr sofort das aus kindlicher Wahrnehmung nicht kontrollierbare und verantwortbare Risiko einer Verschlechterung des Zustands der Mutter bei drohender Suizidalität entstanden wäre. Und so bleibt sie eng gebunden an die Mutter und als Partnerersatz für den Vater auch an ihn, was sie letztlich an den Rand der Erschöpfung bringt. x

Donald W. Winnicott (1947/1983) hat in besonderer Weise neben der Trauer um Verlust auch die Fähigkeit zur Ablösung und die dazu notwendige Trennungsaggression in Verbindung mit der vorsprachlichen Repräsentations- und der psychischen Strukturbildung gebracht. In den frühen Lebensphasen werden noch vor der Ausbildung konkreter Bilder des Anderen und des Selbst vorsprachliche Beziehungsaspekte verinnerlicht, die die Strukturen bilden, innerhalb derer einzelne Beziehungserfahrungen möglich werden. Diese verdichten sich in der Häufung zu inneren Objekten, das heißt zu Beziehungs- und Bindungsmustern. Objektbeziehungstheoretisch wird über das subjektive Erleben hinaus eine interpersonale Beziehungsebene angesprochen, die nicht einfach mit dem Erleben und den Fantasmen des Kindes zu tun hat, sondern mit der Haltung der primären Bezugspersonen. Sie werden gebraucht, um potenziell traumatische Erfahrungen abzufangen und in verträglicher Form dem Kind zur Verfügung zu stellen. Prozesse der Differenzierung und der Trennung, die psychische Strukturbildung und Repräsentation von Erfahrungen, hängen in hohem Maß von der Qualität der Beziehungserfahrungen ab. Trennung und Differenzierung muss innerhalb der Beziehung möglich sein. Das Kind muss also ausreichend sicher sein, dass seine expansiven Kräfte und, wie Winnicott besonders betont, seine Trennungsaggression gegen das Primärobjekt von diesem überlebt werden, das heißt die Beziehung nicht existenziell bedrohen. Das Objekt muss sich in der Fantasie des Kindes »zerstören« lassen bei gleichzeitiger Erfahrung, dass es diese Attacken überlebt.
Voraussetzung dafür ist, dass die primären Bezugspersonen eine solche »Umgebung« schaffen können, indem sie nicht nur die aggressiven Impulse des Kindes, sondern insbesondere ihre eigenen ertragen können und sie also nicht direkt in ihr Handeln einfließen lassen. Wenn das nicht möglich ist, weil ein

Vater oder eine Mutter vielleicht selbst von eigenen Begehrlichkeiten (narzisstische Bedürfnisse) eingenommen oder mit psychischen Einschränkungen belastet ist, wie André Green (2004) dies eindrucksvoll im Syndrom der »toten Mutter« beschrieben hat (siehe dazu unten das Kapitel zu den Depressionen), entstehen beim Kind Schuldgefühle, die Trennungen und Differenzierungen verunmöglichen, weil letztlich die Zerstörung der Beziehung befürchtet wird. Anstelle der Trennung tritt dann die »Identifizierung mit dem intrusiven Objekt« (Küchenhoff 2005, S. 89). Es entstehen pathologische Übergangsräume, in denen besondere Abwehrformationen wie Spaltung, Projektion und projektive Identifizierung als frustrane Formen der Trennung zum Zuge kommen.
In Analogie lässt sich dies auch in der therapeutischen Beziehung zu jenen Patienten und Patientinnen erkennen, die ihre Trennungsaggression, ihre eigene Aggression gegen den Therapeuten, nicht ertragen können, insbesondere dann nicht, wenn es an der inneren Struktur und Bindungssicherheit fehlt – es sei denn, die Therapeutin signalisiert einem Patienten, dass er durchaus auch aggressive Gefühle gegen sie entwickeln kann, weil sie selbst diese nicht nur erträgt, sondern umgekehrt auch zu aggressiven Gefühlen gegen den Patienten fähig ist, ohne diese agieren zu müssen. Gleichzeitig weiß sie – das ist ebenso wichtig –, diese Gefühle bei gleichzeitiger Geduld, Toleranz und Zuverlässigkeit zu ertragen, wie es »eine Mutter aufbringt, wenn sie ihren Säugling hingebungsvoll liebt« (Winnicott 1947/1983, S. 90). Während die Eltern also, wie Winnicott schreibt, eine »Sentimentalität« gebrauchen könnten, da sie eine Verleugnung des Hasses enthalte, sei sie für den Säugling zu nichts gut: »Es erscheint mir zweifelhaft, ob ein sich entwickelndes Kind fähig ist, in einer sentimentalen Umgebung das ganze Ausmaß seines eigenen Hasses zu ertragen. Es braucht Hass, um zu hassen« (ebd., S. 89).

BEISPIEL Ein 45-jähriger Patient stellt sich mit einer Selbstwertproblematik vor und kommt in Therapie. Er fällt durch sein übermäßig angepasstes, korrektes Verhalten auf; er kommt immer pünktlich zum Termin, macht während der Therapie auch Fortschritte in seinem beruflichen Leben und pflegt seine privaten Beziehungen. Aber: Das Gefühl, es nie ganz recht machen zu können, bleibt hartnäckig bestehen und gibt ihm ein Schuldgefühl, das ihn letztlich doch an einer freien Entwicklung hindert.
In der Anamnese findet sich eine strenge Mutter, die klare und rigide Reinlichkeitsvorstellungen durchgesetzt hatte. Der Therapeut entwickelt nun die Hypothese, dass der Patient die Beziehungserfahrung mit der Mutter auf ihn überträgt, sodass der Patient sich ihm gegenüber angepasst und unterwürfig

verhält in der Reaktivierung dieses Beziehungsmusters mit der Mutter. Er schlussfolgert im Blick auf das therapeutische Vorgehen, dass er dem Patienten in einer wenig kontrollierenden, gewährenden, ja, liebevollen Haltung begegnen sollte, um ihm eine Alternativerfahrung zu ermöglichen und damit diese Mutterübertragung aufzulösen.

Als Supervisor könnte man nun allerdings ein Aber vorbringen, denn die Fantasie, dass andere einem gegenüber böse oder gar rachsüchtig eingestellt sind, sodass deren Anspruch nur durch eine umstandslose Anpassung an Erwartungen und durch Unterwerfung zufriedenzustellen ist (wie dieser Patient es in der Beziehung zum Therapeuten tut), könnte auch als Projektion eigener unterdrückter Aggression (in diesem Fall des Patienten), einer nicht bewussten Wut verstanden werden. Dann würde die Deutungslinie ganz anders aussehen. Die erlebten Schuldgefühle des Patienten könnten Ausdruck abgewehrter aggressiver Affekte und sadistischer Fantasien sein. Die Annahme des Patienten, andere hätten rigorose Erwartungen, könnte einer unbewussten Dynamik geschuldet sein, wonach die Schuldgefühle des Patienten sich aufgrund seiner eigenen aggressiven Fantasien gegenüber den Eltern oder Geschwistern ergeben und zu einem rigiden und strengen Über-Ich geführt hatten. Das Verhalten des Patienten wäre jetzt nicht bloß Ausdruck einer lebensgeschichtlichen Konditionierung, sondern ebenso sehr Ausdruck von Kräften, also inneren Impulsen, Affekten und Idealen mit einer komplexen Psychodynamik.

Für die Therapie ließe sich aufgrund dieser Hypothese nun schlussfolgern, dass es die liebevolle Haltung des Therapeuten gegenüber dem Patienten in der Absicht, diesem eine korrigierende Erfahrung zu ermöglichen, dem Patienten gerade erschweren könnte, seine eigenen aggressiven Impulse und sadistischen Fantasien zu erkennen – und das heißt auch, in der Therapie zu durchleben, dem Therapeuten gegenüber zu entwickeln und durchzuarbeiten. x

Lügen und Misstrauen

Eine besondere Form der Beziehungstriangulation bildet das Lügen und daraus erwachsendes bzw. auch ihm zugrunde liegendes Misstrauen. Das Lügen setzt als Täuschen das Bewusstsein voraus, dass andere im Zustand einer falschen Überzeugung sein können, eine Vorstellung also, wie es um den mentalen Zustand des Gegenübers steht (»Theory of Mind«). Ich möchte im Folgenden zunächst ein paar grundsätzliche Dinge zum Thema »Lügen« erörtern, um dann in einem zweiten Schritt auf das Misstrauen in Beziehungen als komplementäres Gegenstück zur Lüge und schließlich auf die therapeutische Arbeit mit beidem zu fokussieren.

Der Lügner nimmt eine Drittpersonperspektive ein, indem er jemandem etwas vorgibt, aber zugleich weiß, dass es sich um ein bloßes Vorgeben handelt und der andere im falschen Glauben bleibt. Die Theory of Mind bildet eine lebenswichtige und kreative Funktion unseres Intellekts, indem sie dem Erhalt des Individuums dient, evolutionsbiologisch beispielsweise in Form von Mimikry im Überlebenskampf. Ebenso ist sie die Grundlage für die kulturellen Errungenschaften etwa der Literatur, des Theaters und Films (mit der ironischen Brechung durch die »Fiktionsironie«), wie überhaupt der Kunst, insbesondere jener, die sich *Tromp-l'oeil*-Effekte (visuelle Täuschungen) zunutze macht, und damit auch der Architektur, die mit ihrer Gestaltung von Perspektive Ähnliches tut.

In seinem Text *Ueber Wahrheit und Lüge im außermoralischen Sinne* (1873) stellt Friedrich Nietzsche weniger die Frage, warum die Menschen lügen, als vielmehr, »warum ein ehrlicher und reiner Trieb zur Wahrheit aufkommen konnte« (ebd., S. 310). Seine ketzerische Antwort: »Gewiss nicht, weil Gott das Lügen verboten hat. Sondern [...] weil es bequemer ist; denn die Lüge erfordert Erfindung, Verstellung und Gedächtnis« (1878/1982, S. 488). Die Fähigkeit zu lügen, das heißt, andere zu täuschen und in einen falschen Glauben zu bringen, vereinigt mehr Freiheitsgrade auf sich als die naive Wahrhaftigkeit. Wer lügt, kann auch die Wahrheit sagen, nicht aber unbedingt umgekehrt

Die Fähigkeit zu lügen setzt ein Bewusstsein der falschen Überzeugung voraus. Letzteres wurde in False-Belief-Tests vielfach an Kindern untersucht, die im Alter von etwa vier Jahren ein solches Bewusstsein entwickeln (gemäß neueren Untersuchungen auch schon früher, siehe Scott & Baillargeon 2017). So würde ein Kind vor dem vierten Lebensjahr auf die Frage, was es denke, was ein anderes Kind sagen werde, was sich in einer Schachtel befindet, nachdem man, vom anderen Kind unbeobachtet, die Farbstifte aus dieser Schachtel durch Bonbons ersetzt hat, meinen, dass das andere Kind sagen wird, es seien Bonbons drin, während ein Kind mit fünf Jahren verstehen kann, dass das andere Kind in einem falschen Glauben ist und aufgrund der Abbildung von Farbstiften auf der Schachtel auch denkt, es seien welche drin, in Unkenntnis über den vorherigen Austausch mit den Bonbons.

Es wäre allerdings zu kurz gegriffen, würde man das Lügen nur in dieser kognitiven Funktion als Leistung oder Fähigkeit in den Blick nehmen. Um zu lügen, braucht es deutlich mehr. Es verbindet sich damit auch ein emotionaler Beziehungsaspekt.

Mit rund vier Jahren ergibt sich in der Kindesentwicklung ein Quantensprung im Blick auf die reflexiven Funktionen, also in der Fähigkeit zum Mentalisieren. Gut erforscht ist der Zusammenhang von sicherer Bindung und Mentalisierung: Sicher gebundene, zwölf Monate alte Kinder zeigen später im Alter von fünfeinhalb Jahren deutlich bessere Ergebnisse in den Aufgaben zur falschen Überzeugung als Kinder, die einjährig unsicher gebunden waren (82:46 Prozent bei Bindung an die Mutter; 77:55 Prozent bei Bindung an den Vater; siehe Fonagy u. a. 2008, S. 53 ff.; bei Meins u. a. 1998: Differenz von sicher vs. unsicher gebundenen Kindern 83:33 Prozent).

Die Zusammenhänge sind komplex. Um sie etwas vereinfacht darzustellen, könnte man den Gedankengang folgendermaßen ausführen:

Als soziale Wesen – oder, wie Adolf Portmann es einmal formuliert hatte, als »physiologische Frühgeburten« – sind wir existenziell auf die Beziehung zu anderen angewiesen. Diese wird dadurch gefördert, dass wir andere verstehen. Um Menschen zu verstehen, müssen wir erkennen, dass ihr Verhalten einer Subjektivität, das heißt einer intentionalen, zuweilen auch nicht bewussten Haltung entspringt. Den anderen zu verstehen heißt, in gewissem Umfang sein Verhalten vorhersagen zu können. Wenn ich dem anderen also unterstelle, rationaler Urheber mit Überzeugungen und Wünschen zu sein (dazu Dennett 1987, S. 15), muss ich sein Verhalten als auf diesen Überzeugungen und Wünschen, also letztlich auf mentalen Zuständen basierend, verstehen – das meint »Mentalisieren«. Das Verhalten anderer wird Gegenstand der Interpretation. Die Interpretation aber impliziert die Möglichkeit der Fehlinterpretation und der falschen Wahrnehmung von Gedanken, Gefühlen und Intentionen der anderen – nicht zuletzt aufgrund meiner eigenen Erwartungen und Wünsche.

Vertrauen wird nun gefördert, wenn unsere Annahmen bestätigt werden und sie damit die Angst vor fehlerhafter Deutung vermindern. Der nachgewiesene Zusammenhang zwischen Bindungssicherheit und der Fähigkeit, oben erwähnte False-Belief-Tests zu lösen, wird damit erklärt, dass der fördernde Effekt einer sicheren Bindung auf einer insgesamt entspannten Haltung und einer Fähigkeit beruht, eine kognitive Herausforderung anzunehmen und sich also auch spielerisch auf ein Experiment einzulassen. Eine solche Mentalisierungsfähigkeit entwickelt sich parallel zur Bindungssicherheit, wobei zu intensive emotionale Zustände in Bindungsbeziehungen – seien es leidenschaftliche Liebesgefühle oder negative Gefühle der Bedrohung etwa durch Verletzung oder Verlust – die Mentalisierungsfähigkeit hemmen, während Letztere durch *moderat* negative Affekte, wie sie in Beziehungen durch Konflikte und Ängste unvermeidlich auftauchen, durchaus angeregt wird.

Die Fähigkeit, zu lügen oder – in abgeschwächter Form – Dinge zu verheimlichen, also Geheimnisse zu haben, umfasst aber deutlich mehr als das Wissen um falsche Überzeugungen, denn dass eine hohe Mentalisierungsfähigkeit auf einer sicheren Bindungsbeziehung basiert, heißt auch, dass sie diese in besonderer Weise auf die Probe stellen kann. Geheimnisse zu haben verlangt neben der kognitiven Reifung also ebenso sehr eine emotionale, bindungsbezogene »Reife«. So ist beim Geheimnis nicht nur der Geheimnisgehalt von Bedeutung, sondern mehr noch die *Geheimhaltung*, das heißt die Beziehungsdynamik. In der Geheimhaltung eröffnet sich das Feld von Vertrauen und Loyalität für die Eingeweihten, hingegen Täuschung und komplementär dazu ein potenzielles Misstrauen für die vom Geheimnis Ausgeschlossenen. Und das führt schließlich auch zu Themen des Verrats, der Illoyalität und des Missbrauchs etwa in Form von Erpressung bei Androhung von Ausplaudern eines Geheimnisses. Geheimhaltung und Lüge werden damit »beziehungsaktiv«.

Das folgende psychotherapeutische Beispiel zeigt zwar täuschenden, aber einen in positiver Absicht vollzogenen beziehungsschützenden Umgang mit einem Geheimnis:

BEISPIEL Eine junge Patientin schildert, dass sie als Kind miterlebt habe, wie sich der Vater von der Mutter getrennt habe. Objektiver, aber geheim gehaltener Grund dafür sei das Coming-out des Vaters gegenüber seiner Ehefrau gewesen, dass er homosexuell sei. Nun erzählt die Tochter in der Therapie, dass sie als Kind während dieser Trennung unwillentlich ein Gespräch ihrer Mutter mit deren Schwiegermutter mitgehört habe; Letztere habe der Mutter gesagt, ihr eigener Sohn sei eben schwul, da könne sie auch nichts machen.

Darauf habe die Mutter scharf und klar geantwortet, dass sie das nicht akzeptiere und die Kinder (und also auch diese Tochter) dies nie erfahren würden. Die Patientin erzählt, dass sie damals nicht verstanden habe, was »schwul« bedeute, außer dass es die Eltern auseinanderbrächte. Sie habe es später aber natürlich realisiert. Heute sei die Homosexualität des Vaters für sie kein Problem, sehr wohl aber das von der Mutter etablierte Geheimnis, um das sie seit der Kindheit wisse, was der Mutter aber immer noch nicht bekannt sei. Nicht also der Geheimnisgehalt, sondern die Geheimhaltung der Mutter stellt für die Tochter ein Problem dar, das jetzt in der Therapie mit der Therapeutin geteilt wird.

Offensichtlich geht es in diesem ödipalen Dreieck um Fragen des Ausschlusses eines Dritten, klassischerweise um den Ausschluss des Kindes aus der Exklusivität der Sexualität der Eltern. In diesem Beispiel ist es nun aber die Mutter, die aus dem homosexuellen Begehren des Vaters ausgeschlossen wird und diese Kränkung nicht erträgt, sodass sie diesen Ausschluss vor den Kindern geheim zu halten sucht, von denen sie aber ihrerseits ausgeschlossen ist, da diese längst darum wissen und sich weit weniger von der Homosexualität des Vaters ausgeschlossen zu sehen scheinen. Das von der Mutter vermeintlich kontrollierte Beziehungsverhältnis ist ihr entglitten, ja, hat sich verkehrt, sodass sie, ohne es zu wissen, unkontrolliert die zweifach Ausgeschlossene ist: zum einen aus dem Begehren des Vaters, zum andern aus dem Geheimnis der Tochter, die um den Geheimhaltungsversuch der Mutter weiß und damit die Mutter kontrolliert.

Die Geheimhaltung bzw. Mitteilung des Geheimnisses etabliert in diesem Beispiel verschiedene Exklusivbeziehungen, in denen Dritte ausgegrenzt werden, um die Besonderheit gegenüber dem anderen zu stärken – so natürlich auch in der therapeutischen Beziehung, in der (so könnte man vermuten) der Wunsch der Patientin nach Anvertrauen, Nähe, Anerkennung und Halt seinen Ort findet. x

Die Tochter trägt in diesem Beispiel ein lebenslanges Beziehungsgeheimnis mit sich, das sie selbstaufopfernd zum Schutz der eigenen Mutter nicht offenlegen kann. In der Exklusivbeziehung der Therapie findet die Patientin ein Containment, in der Therapeutin ein haltendes Objekt ihres Vertrauens, vielleicht mehr noch ein reflektierendes Gegenüber. Damit eine vertrauensvolle therapeutische Beziehung entstehen kann, muss die Patientin sowohl ein Bild dieses vertrauenswürdigen Gegenübers entwickeln können als auch ein Bild des eigenen bedürftigen Selbst haben, das sich mitteilen und anvertrauen möchte.

Vielleicht gelingt es der Patientin aufgrund der Therapie, die nötige triangulierende Distanz zur Mutter zu erlangen, um ihr irgendwann die Lüftung des Geheimnisses »zuzumuten«. Die Exklusivität der Therapiebeziehung bildete dann letztlich den Boden für eine potenzielle Öffnung.

Ganz anders war das oben ausgeführte Beispiel des jungen Mannes gelagert, der mit dem Therapeuten eine komplizenhaft geprägte Dyade zu etablieren und diesen zur mafiösen Geheimhaltung zu zwingen versuchte, sodass eine therapeutische Vertrauensbeziehung nur vermeintlich bestand, die Beziehung letztlich aber auf Misstrauen und Zwang basierte.

Für das Misstrauen ist also das Rechnen mit einer Täuschung nicht hinreichend, denn der andere könnte einen auch in guter Absicht in einem falschen Glauben lassen und zur Schonung nicht die volle Wahrheit sagen, insbesondere wenn er weiß, dass der andere sie gar nicht wissen möchte. Das Misstrauen als Reaktion auf potenzielles oder vermutetes Lügen wird besonders dann »beziehungsaktiv«, wenn es mit feindselig-aversiven, schädigenden Absichten, vielleicht einfach auch nur mit der Gleichgültigkeit des Lügners gegenüber den Belogenen rechnet. Die interpersonale Wahrnehmung ist dann so eingefärbt, dass der Misstrauische seine Umgebung nach Zeichen für die Gleichgültigkeit, wenn nicht sogar nach Zeichen für Bedrohung, Betrug oder Verrat absucht.

Eine solche permanente Suchhaltung kann ins Unerträgliche wachsen bis dahin, dass der Misstrauische sich der Bedrohung gewiss ist, nicht mehr nur Betrug und Verschwörung vermutet, sondern – kaum noch zu korrigieren – darum zu wissen meint. Misstrauen wird dann zum Argwohn und wird, bleibt er in der Weiterentwicklung auch bei Vorliegen einer offensichtlich gegenteiligen Realität bestehen, zum unkorrigierbaren Wahn.

Alles, was diesem Wissen widersprechen könnte, wird dann umgedeutet, sodass sich die Ambiguität einer Situation für den Betroffenen plötzlich auflöst. Wir kennen dies aus Situationen, in denen sich eine Wahndynamik in dem Moment beruhigt, in dem sich ein starres Wahn- und Deutungssystem etabliert und einen Teil der psychotischen Ängste bindet. Der Argwohn ist dann definitiv dem ihm auch sprachgeschichtlich verwandten Wahn gewichen.

Zum therapeutischen Umgang mit Lügen und Misstrauen

Wie gehen wir mit be- und entstehendem Lügen und Misstrauen in der therapeutischen Beziehung um? Der Umgang mit Lügen und Misstrauen hängt einerseits von den Motiven ab, andererseits aber auch von der Persönlichkeit der Patientinnen und Patienten. Dem Misstrauen von Patienten mit einer paranoiden Psychose wird anders zu begegnen sein als im Fall einer psychopathischen Übertragung, bei Patienten mit einer Borderlinestörung anders als im Fall von Personen mit einer neurotischen Problematik.

Der therapeutische Umgang mit dem Misstrauen und Argwohn eines psychosekranken Patienten sollte nicht darin bestehen, seine subjektive Realitätswahrnehmung anzuzweifeln und ihn von einer objektiven Wirklichkeit überzeugen zu wollen. Vielmehr gilt es in der Therapie, darauf zu fokussieren, die Gefühle des Patienten empathisch anzuerkennen (Validierung) und im Containing etwa bei unerträglichen Angstgefühlen die emotionale Erregung herunterzuregulieren. Die therapeutische Haltung besteht dabei in einer Mischung aus Empathie und respektvoller Distanz (siehe Mentzos 2010, S. 232).

Während der Wahn bei Patienten mit paranoiden Psychosen die Therapie behindern kann, gefährdet er im Fall psychopathischer Übertragungen die Therapie nachhaltig und tiefgreifend. Gemeint sind therapeutisch-interaktionelle Beziehungen, die im Fall schwerster Persönlichkeitsstörungen nicht nur durch Misstrauen, sondern korrespondierend auch durch Täuschung gekennzeichnet sind. Der Patient hält sich in seinem Misstrauen gegenüber allem und jedem nicht nur in Reserve, sondern täuscht andere und so auch den Therapeuten in der Überzeugung, von diesem auch getäuscht zu werden. Darin ist auch die Tendenz zum Verschweigen und in der Konsequenz auch zum Lügen begründet. So etwa beim oben erwähnten Patienten, der den Therapeuten in Rachefantasien einweiht und im Moment der Klarstellung, dass dieser bei Verdacht auf Ausführung letztlich eine Meldung gegenüber der Kinder- und Jugendschutzbehörde oder Polizei erwägen würde, darauf besteht, dass bestimmte Themen in der Therapie dann nicht mehr zur Sprache kommen, er also verheimlichen würde bzw. auf konkrete Nachfrage des Therapeuten diesen gegebenenfalls auch belügen würde.

Ähnliches ist aber auch der Fall bei Patienten, die jede Nähe als trügerisch, jede Verbindlichkeit als vorgetäuscht erleben und vom Therapeuten letztlich annehmen, dass er nur aus Eigeninteresse handelt. Gerade bei Personen mit einer Borderline-Persönlichkeitsorganisation und narzisstischer Struktur ist eine Konstellation wirksam, wonach ein sadistisch besetztes grandioses Selbst gegen einen gesunden, abhängigen Selbstanteil im Patienten ausgespielt wird. Eigene Schwäche darf nicht sein, sodass auch keine therapeutische Hilfe, die die Schwäche bestätigt, ernsthaft in Anspruch genommen werden kann (siehe Rosenfeld 1971 und oben das Kapitel zur Triangulation).

In solchen Fällen muss es als Therapiefortschritt gewertet werden, wenn beim Patienten ein offenes Misstrauen gegenüber dem Therapeuten entsteht, wenn also das pseudofreundliche und angepasste, aber unehrliche Verhalten des Patienten sich in geäußertes Misstrauen wandelt. Der Patient kann dann zwar in den Sitzungen sehr viel feindseliger wirken, in der psychotherapeutischen Beziehung damit aber ehrlicher engagiert sein. In solchen Momenten weicht eine vorgetäuschte Freundlichkeit einer feindseligen Offenheit. Das bedeutet für den Patienten natürlich zugleich, dass er Gefahr läuft, zurückgewiesen oder kritisiert zu werden. Prognostisch günstig weicht hier also die psychopathische einer paranoiden Übertragung.

Psychotherapeutisch zentral ist die Untersuchung der Hintergründe für Unehrlichkeit, Verheimlichung, Lügen, Irreführung, Täuschung und Manipulation, denn sie sind Ausdruck dafür, wie der Patient sich selbst, andere und die Therapie erlebt. Die Gründe, zu lügen, können dabei sehr vielfältig sein. Lügen kann zur Vermeidung von Ablehnung durch den Therapeuten eingesetzt werden (also eine Abwehr der Angst vor Zurückweisung aufgrund einer paranoiden Übertragung). Lügen kann aber auch ein Gefühl der Kontrolle über den Therapeuten geben und letztlich einen Angriff auf ihn darstellen; ebenso kann es auch Ausdruck von Feindseligkeit gegen sich selbst sein oder Ausdruck dafür, dass Patienten die Hoffnung in die Therapie verloren haben und desillusioniert nicht mehr glauben, dass etwas Gutes herauskommen kann. Schließlich kann es natürlich auch ein Festhalten an einem eigenen, zumeist bloß vermeintlichen Autonomieraum bedeuten.

Beim Umgang und beim direkten Bearbeiten von Misstrauen im Fall von Patientinnen und Patienten mit einem höheren Borderline- oder neurotischen Strukturniveaus könnten Interventionen schließlich folgendermaßen aussehen.

BEISPIEL Eine 21-jährige Patientin wird von einem Kollegen und ehemaligen Assistenzarzt der Klinik aufgrund einer Essstörung der stationären Behandlung zugewiesen. Die junge Frau scheint die Befürchtung zu haben, man glaube auf der Abteilung für Persönlichkeitsstörungen und Essstörungen, wo sie zur

Behandlung eintritt, sie habe eine Borderlinestörung, sodass sie bereits in einem der ersten Gespräche festhält, dass ihr ambulanter Therapeut auf ihre explizite Rückfrage hin bestätigt habe, dass er nicht denke, dass sie eine solche Störung habe. Sie will in einem Abklärungsgespräch dann auch vom Oberarzt der Station wissen, ob er diese Beurteilung teile. Der Arzt realisiert, dass die Patientin diesbezüglich misstrauisch ist, und prüft, in welche Hände sie sich mit dieser Behandlung begibt. Der folgende Dialog klang so:
T: »Ich kenne Sie noch zu wenig, aber möglicherweise wird sich für Sie die Antwort ergeben, wenn Sie die Therapie hier in Anspruch nehmen, sodass Sie sie nutzen könnten, um mehr Klarheit darüber zu erhalten.«
P: »Sie sind der Doktor, Sie sollten doch wissen, was ich habe!« ✖

Normalerweise ist das Feststellen einer Diagnose und die Kommunikation darüber ein wichtiger Baustein und Voraussetzung für die Behandlung. Bei der Borderline-Persönlichkeitsstörung zeigt sich oft, dass Therapeutinnen und Therapeuten mit der Diagnosestellung und -mitteilung zögern, auch wenn sie eigentlich keine Zweifel mehr haben. Dies war im geschilderten Fall aufgrund des vom Oberarzt wahrgenommenen Misstrauens der Patientin möglicherweise auch der Grund für seine Antwort. Er möchte nicht in Widerspruch zum andern Therapeuten stehen und lässt die Antwort zunächst offen.
Wie also könnte man intervenieren? Zu sagen, dass wir auch nicht sicher seien, was die Patientin hat, verunsichert und macht misstrauisch. Man könnte vielleicht so vorgehen, dass der Therapeut zwar seine von der Patientin wahrgenommene Unsicherheit anspricht, dann aber den Fokus auf den mentalen Zustand der Patientin legt, indem er etwa sagt: »Ich kann verstehen, dass es für Sie schwierig ist, mit jemandem zu sprechen und sich in dessen Behandlung zu begeben, von dem Sie erwarten, dass er ein Experte ist. Und jetzt bekommen Sie den Eindruck, dass er über etwas derart Basales wie eine Diagnose unsicher ist.« Man würde damit das von der Patientin empfundene Misstrauen benennen, ein Verständnis dafür signalisieren und zugleich die damit verbundene Schwierigkeit, eine Therapie unter diesen Voraussetzungen zu beginnen, thematisieren.
Eine etwas andere Intervention würde weniger die Ich-Schwäche der Patientin als stärker die Beziehung fokussieren und zum Beispiel so klingen: »Sie haben recht, ich bin mir nicht ganz sicher bezüglich der Diagnose. Allerdings ergäbe sich für Sie ein Problem: Angenommen, ich würde denken, dass Sie eine Borderline-Persönlichkeitsstörung haben, es Ihnen aber nicht sagen, dann wäre ich nicht ganz ehrlich zu Ihnen, was Ihr Misstrauen rechtfertigte. Wenn ich

Ihnen aber umgekehrt sagen würde, was mein diagnostischer Eindruck ist, würde ich ja dem widersprechen, was Ihr Therapeut laut Ihnen gesagt hat. So müssten Sie sich entscheiden, wem sie glauben wollen, und würden eine der Behandlungen infrage stellen müssen oder gar verlieren.«
Mit dieser Intervention würde stärker die therapeutische Beziehung und eine mögliche Spaltungstendenz, die ein Misstrauen fördern könnte, berücksichtigt.
Misstrauen kann schließlich auch Ausdruck eines schwerwiegenden neurotischen Selbstzweifels sein.

BEISPIEL Eine fünfzigjährige Patientin mit einer chronischen Anorexie, arbeitsfähig und sozial integriert, allerdings mit dem Körpergewicht immer an der Grenze der Leistungsfähigkeit, mit einer äußerst zwanghaften Lebensweise mit rigidem Tagesablauf und sehr kontrollierten Beziehungen schildert in einer Sitzung, dass sie den Vorschlag eines gut befreundeten Ehepaars abgelehnt habe, einmal eines der ein paarmal im Jahr vorkommenden gemeinsamen Abendessen bei ihr zu veranstalten. Sie habe aber zugleich vorgeschlagen, dass sie für ein Abendessen Käse und Brot mitbringen würde. Sie habe dies in einem Brief vorgeschlagen. Daraufhin habe sie jetzt seit einer Woche nichts mehr gehört, sodass sie denke, dass das Ehepaar gekränkt oder gar verärgert sei und sie die Beziehung damit aufs Spiel gesetzt habe. Es ist in der Sitzung kaum möglich, über alternative Deutungsmöglichkeiten des bisherigen Ausbleibens einer Antwort vonseiten des Ehepaars nachzudenken. Die Patientin versinkt in Selbstzweifel und sieht sich bestätigt darin, dass andere nicht wirklich ein Interesse an ihr aufbringen würden und sie letztlich das Schicksal ertragen müsse, einsam zu sein.
In der Folgesitzung berichtet sie dann, dass sie inzwischen eine Antwort des Ehepaars erhalten habe, das mit ihrem Vorschlag sehr einverstanden sei. In der nachträglichen Bearbeitung ihrer kaum korrigierbaren Gedanken über die vermutete Ablehnung ihrer Person und über ihre Selbstzweifel äußert sie, dass sie nie ein wirkliches Selbstvertrauen gehabt habe. Dieses Grundgefühl habe sich bei ihr nicht ausgebildet. x

Der Therapeut fokussiert in der Folge verstärkt auf die interaktionellen Aspekte und deutet ihre Selbstzweifel als Zweifel an der Beziehung, und zwar als Zweifel an der Vertrauenswürdigkeit und Verlässlichkeit des Gegenübers. Wüsste das Ehepaar, was sie von ihm gedacht hatte während des vorübergehenden Ausbleibens einer Antwort, dann wäre es möglicherweise überrascht, ja, vielleicht sogar enttäuscht über diese Unterstellung. Eventuell würden sich die beiden dann fragen, ob die Patientin nicht auch beschämt darüber sei, vom Gegenüber solches vermutet zu haben und eigentlich selbst Quelle des Misstrauens zu sein.

In der weiteren Bearbeitung lässt sich mit ihr verstehen, dass hinter oder mit dem Selbstzweifel eine Projektion steht, wonach sie ihre eigenen Beziehungswünsche, die rasch in Angst vor zu großer und unabgegrenzter Nähe münden – so wie sie sie in der Beziehung zu ihrer Mutter, die eine Borderlinestörung habe, erlebt hatte –, abwehrt und die notwendige Distanznahme in andere verlegt, indem sie ihnen projektiv eine Ablehnung ihrer Person unterstellt.

Wie gezeigt, bildet das Lügen eine besondere Form der Beziehungsgestaltung, welche zwar in dyadisch gepägten Interaktionen auftritt, aber dennoch triadisch strukturiert ist. Das Lügen setzt eine Theory of Mind voraus, das heißt, der Lügner und die Lügnerin müssen sich als Akteur und Akteurin zugleich in die Beobachterposition begeben und den Geisteszustand, also die falsche Überzeugung des Gegenübers, berücksichtigen können. Insofern befinden sie sich in der handelnden wie auch beobachtenden Position zugleich und fungieren gewissermaßen als zwei Instanzen, die mit dem Gegenüber ein Dreieck bilden. Daraus ergeben sich besondere Beziehungskonstellationen, in welchen bei Verschweigen, Geheimhalten oder Lügen nicht nur Inhalte von Relevanz sind, sondern vielmehr die beziehungsaktiven Dynamiken eine wesentliche Rolle spielen. Und hier erkennen wir, dass der Lüge das Misstrauen korrespondiert, ja, beide Verhaltensweisen sich gegenseitig bedingen. Wer belogen wird, misstraut künftig; wer belügt, misstraut anderen, da er oder sie weiß, wie es kommt und sich anfühlt, zu lügen, sodass die Vermutung oder gar Überzeugung besteht, dass andere ebenso lügen könnten. Wer misstraut, geht davon aus, dass er oder sie belogen werden kann, und ist selbst möglicherweise zum Eigenschutz ebenso bereit zu lügen.

Die Motive für Unehrlichkeit, Verheimlichung, Lügen, Irreführung, Täuschung und Manipulation sind vielfältig. Zumeist aber haben Formen des Misstrauens bzw. fehlenden Vertrauens in eine therapeutische Beziehung einen Grund: das Misstrauen, dass man beim Offenlegen von Schwächen beschämt werden könnte, sodass Vermeidung von Ablehnung ein Motiv bildet; das fehlende Vertrauen ins Gegenüber, über welches mit Verheimlichung, Täuschung oder Lügen eine Kontrolle ausgeübt wird; negative Erfahrungen in vertrauensvollen Beziehungen, sodass eine Desillusionierung in Bezug auf Ehrlichkeit und das Gute in Beziehungen ein Motiv abgibt; aber auch eigennützige, parasitäre und ausbeuterische Motive können im Sinn einer Feindseligkeit Grund für lügenhaftes Verhalten darstellen. Und schließlich gibt das Misstrauen des

Gegenübers, dass es einem bei offener Ehrlichkeit ausreichend vertrauen und also den eigenen Handlungsspielraum nicht einengen würde, einen Grund für Unehrlichkeit, Täuschung und Lüge.
Entsprechend der Vielfalt der Motive fürs Lügen nehmen sich auch die therapeutischen Umgangsweisen damit vielfältig aus. In jedem Fall aber sind sowohl das Misstrauen in der therapeutischen Beziehung wie auch der Verdacht oder besonders die Gewissheit, dass etwas in der Therapie verheimlicht, verschwiegen, zu thematisieren vermieden oder dann auch durch Lügen oder Täuschung explizit falsch dargestellt wird, also Unehrlichkeit Raum greift, therapeutisch aktiv aufzugreifen, zu thematisieren und Patientinnen und Patienten mit diesem Verdacht zu konfrontieren. Denn: Wie muss es sich anfühlen, zu einer Therapeutin oder einem Therapeuten in Behandlung zu gehen, von der bzw. dem man weiß, dass sie bzw. er nicht alles weiß, ja, sich gar im falschen Glauben befindet? Die Therapie wird zum Theater, zu einem Als-ob, letztlich zur Farce.

Psychodynamische Aspekte in der Pharmakotherapie

Auch wenn die Fähigkeit zur Mentalisierung, das heißt zur mentalen Perspektivenübernahme, eine Voraussetzung für Lügen und in der Folge für ein Misstrauen in Beziehungen darstellt, bildet sie zugleich eben auch eine Fähigkeit, triangulierende Prozesse zu gestalten. Selbst wenn bei Triangulierungen immer auch die Frage des ausgeschlossenen Dritten auftaucht, ermöglichen sie insbesondere beziehungs*fördernde* Entwicklungen. Die Symbol- und Repräsentationsbildung steht in enger Verbindung mit einer Triangulation, die sich auch im Fall psychodynamischer Aspekte in der Pharmakotherapie nutzen lässt.

Auch ein Medikament nimmt in der therapeutischen Beziehung die Funktion eines Dritten ein (siehe Küchenhoff 2016, S. 17 ff.). Nicht nur als Übergangsobjekt, das heißt als Repräsentanz des therapeutischen Kontextes oder der Therapeutin, das in deren Abwesenheit verfügbar bleibt (wie bei Menschen mit einer Angststörung die berühmte Tablette eines Benzodiazepins in der Tasche, die jederzeit verfügbar wäre, letztlich in den meisten Fällen aber nicht gebraucht wird), fungiert das Medikament als Drittes in der Beziehung zwischen Patienten und Therapeuten. Es ist zugleich Träger unterschiedlicher Übertragungsfantasien in der therapeutischen Beziehung. Und damit ist auch die Psychiaterin, der Psychiater eine Übertragungsfigur, wie es Psychotherapeutinnen und -therapeuten sind. Ob ein Medikament akzeptiert und eingenommen wird, Patienten also ärztliche Ratschläge annehmen und befolgen oder nicht, aktiviert »unbewusste Aspekte elterlicher Erwartungen« (Gabbard 2010, S. 162).

Mit anderen Worten: Die Verabreichung von Medikamenten verändert den therapeutischen Prozess, indem anstelle eines psychotherapeutischen ein ärztlicher Diskurs geführt wird – darauf hat Joachim Küchenhoff überzeugend hingewiesen (Küchenhoff 2016). Während etwa bei einem psychodynamisch orientierten Gespräch ein klinisches Fach- und Erfahrungswissen bewusst zurückgenommen wird, um nicht unhinterfragt ein Machtgefälle auszunutzen und eine unreflektierte Asymmetrie in der Beziehung zu etablieren, sondern

der Subjektivität der Patientin Raum gegeben wird, spielen im ärztlichen Gespräch (natur-)wissenschaftlich fundierte und damit einhergehend auch der autoritäre Habitus eine größere Rolle, zumindest in der Zuschreibung von Patientinnen und Patienten an ihre behandelnden Ärztinnen und Ärzte.
Psychodynamische Konzepte der Übertragung und Gegenübertragung sowie des Widerstands und der therapeutischen Beziehung bzw. des therapeutischen Bündnisses sind wie für die Psychotherapie auch für die Pharmakotherapie von zentraler Bedeutung. Diese These hat in dem zwar allseits akzeptierten, allerdings nur selten fundiert reflektierten biospsychosozialen Modell eines Verständnisses psychischer Störungen ihr Rational und sollte ebenso ernst genommen werden wie die Überzeugung und die nach naturwissenschaftlichen Methoden geführten Nachweise einer pharmakologischen Wirksamkeit einer psychotropen Substanz. Die Kombination von psycho- und pharmakotherapeutischen Interventionen bei Patientinnen und Patienten mit schweren psychiatrischen Störungen ist heute aufgrund einer Evidenzbasierung in nahezu allen Leitlinien und Behandlungsempfehlungen Standard.
Es stellt sich allerdings die Frage, ob wir über die Pragmatik einer therapeutischen Praxis hinaus auch konzeptuell befriedigende Theoriemodelle zur Verfügung haben, in denen die gängige Praxis fundiert ist. Die ursprünglich wenig integrativen Kausalitätsmodelle genetischer, hirnorganischer oder psychoreaktiver Erklärungen psychischer Symptome sind zunächst komplexeren Vulnerabilitätsmodellen gewichen (siehe Resch & Prazer 2016, S. 73). Allerdings sind auch diese Verursachungsmodelle einer psychopathologischen Symptomatik tendenziell an Vergangenem ausgerichtet und beschäftigen sich weniger mit einer Funktionalität von Symptomen und damit auch mit Fragen, die die Gegenwart und Zukunft betreffen: Welchem Zweck »dient« ein Symptom, welches Ziel wird mit einer Symptomatik (zumeist) unbewusst verfolgt, worin also liegt die Funktionalität eines dysfunktionalen Verhaltens, die »Funktionalität der Dysfunktionalität psychischer Störungen« (Mentzos 2010)? Worin liegt der primäre und sekundäre Krankheitsgewinn?
In solcher Frageausrichtung werden Symptome nicht bloß aus Erlebnissen, Erfahrungen, Prägungen, genetisch oder hirnorganisch geprägten neurobiologischen Dispositionen abgeleitet, sie sind nicht nur Defizite, sondern werden auf ihre »Dienlichkeit« hin untersucht, das heißt daraufhin, inwiefern sie in einem bestimmten Lebenskontext nützlich und sinnvoll sind. Kausalerklärungen werden in dieser Perspektive nicht ausgeschlossen, sondern durch funktionelles oder auch sinngebendes Verstehen ergänzt. Die philosophisch seit Wilhelm Dilthey, Hans-Georg Gadamer oder Karl Jaspers breit diskutierte Dichotomie

von Erklären und Verstehen stellt weiterhin eine der großen Herausforderungen moderner psychiatrischer Modelle dar, eine notwendig mehrdimensionale Sichtweise und Multiperspektivität auf psychische Phänomene zu integrieren, der das häufig zitierte biopsychosoziale Modell nur oberflächlich gerecht wird (siehe Resch & Westhoff 2013; zum »Supervenienz«-Prinzip, wonach zwar alle psychischen Phänomene ein physisches Korrelat haben, nicht aber einer psychophysischen Gesetzmäßigkeit unterliegen, siehe Sollberger 1994, S. 280 ff.).

Auch wenn neue Ansätze in der psychiatrischen Diagnostik wie das Konzept der »Research Domain Criteria« (Insel u. a. 2010) mit dem Versuch einer »Cluster«-, *nicht* Diagnosenbildung oder der konsequent datenbasierte Ansatz »Hierarchical Taxonomy of Psychopathology« (Kotov u. a. 2017) zu einer ICD- und DSM-kritischen Grundsatzdebatte führen – was gar als »Megatrend« (Hoff & Vetter 2022) bezeichnet werden kann –, sind wir (immer noch) weit entfernt von einem integrativen Modell. Ein solches Modell hätte metatheoretisch den klassischen Dualismus von naturwissenschaftlichen Kausalitätsvorstellungen und Erklärungen psychischer Prozesse auf der einen Seite sowie auf der anderen einem auf Sinn und Bedeutung hin ausgerichteten hermeneutischen Verstehen psychischer und sozialer Zusammenhänge in den Humanwissenschaften widerspruchsfrei zu überwinden. Die Folge ist, dass sich die verschiedenen Modelle in Bezug auf ihren eigenen wissenschaftstheoretischen Geltungsanspruch relativieren und von einem Absolutheitsanspruch zurücktreten müssen.

Das heißt, dass Überlegungen und Untersuchungen dazu gefordert sind, in welcher Weise ein Pharmakon in der sozialen Interaktion eine über die im Einzelnen vielleicht gut untersuchte neurobiologische Wirkung hinausgehende psychologische Wirksamkeit entfaltet oder aber eine psychotherapeutische Intervention auf hirnfunktioneller und -struktureller Ebene Veränderungen bewirkt (siehe Wiswede u. a. 2014; Buchheim u. a. 2012; Schmahl u. a. 2018; Bozzatello u. a. 2021; kritisch dazu Enneking u. a. 2020). Gefordert ist vielleicht weniger eine metatheoretische Vereinheitlichung, vielmehr die erkenntniskritisch fundierte Akzeptanz eines »Dialogs auf Augenhöhe«, das heißt eines Dialogs – gemäß Wittgensteins Mehr-Sprachen-Modell der »Sprachspiele« (Wittgenstein 1978) – zwischen »spezifischen Wissenschaften, mit spezifischen Forschungsgegenständen, die sie mit spezifischen Methoden und Wahrheitskriterien überprüfen« (Leuzinger-Bohleber u. a. 2010).

Es ist davon auszugehen, dass die Pharmakotherapie mit Blick auf eine optimale Medikamenteneinnahme insbesondere von einer guten Einbettung in die therapeutische Beziehung profitiert, was weit darüber hinaus nicht nur die Einnahmetreue (Adhärenz) betrifft, sondern auch die Wirksamkeit der eingenommenen Medikamente sowohl in ihren positiven wie negativen Effekten. Auch die pharmakologische Wirksamkeit erfolgt nicht unabhängig von der Übertragungsbeziehung und in dieser Hinsicht nicht ausschließlich über die Vermittlung durch eine gegebene oder eben fehlende Adhärenz. Auch wenn die neurobiologischen Mechanismen etwa einer placeboinduzierten Befundverbesserung im Einzelnen nicht geklärt sind, können wir davon ausgehen, dass insgesamt die psychologischen Einflussfaktoren – also nicht nur die mit einer Verabreichung von Medikamenten verknüpften Erwartungen – auch auf neuronaler Ebene eine Verstärkung oder Hemmung der pharmakologischen Wirkung eines Medikaments erzielen (siehe Benedetti & Piedimonte 2019).

Sehr viel konkreter als die somatopsychischen bzw. psychosomatischen Wechselwirkungen sind die psychodynamischen Aspekte einer Pharmakotherapie zu fassen, betrachtet man sie als Akt kommunikativen Handelns in einem therapeutischen und sozialen Kontext. Als kommunikativer Akt verändert oder verstärkt eine pharmakotherapeutische Verschreibungs- und Verabreichungspraxis die psychodynamischen Übertragungs- und Gegenübertragungsreaktionen. Joachim Küchenhoff hat von »pharmakotropen Übertragungen und Gegenübertragungen« (Küchenhoff 2016, S. 17 ff.), Glen Gabbard von einer »dynamischen Pharmakotherapie« (Gabbard 2010, S. 160 ff.) gesprochen, wonach die Verschreibung oder Verabreichung von Medikamenten aus Sicht von Patienten und Therapeuten sehr unterschiedlich verstanden werden kann. So könnte die Verschreibung eines Antidepressivums etwa je nach therapeutischer Beziehung und Persönlichkeit der Patientin als Anerkennen des Schweregrads der depressiven Symptomatik durch die Therapeutin aufgefasst werden. Die Verschreibung würde dann als sichtbares (und die dyadische Beziehung triangulierendes) Zeichen einer empathischen Anerkennung des Leidens und der Unterstützung gewertet und möglicherweise auch dankbar angenommen werden.

Eine medikamentöse Verschreibung könnte allerdings auch als »Kapitulation« der Psychiaterin oder des Psychiaters in Bezug auf die Effekte einer Psychotherapie angesichts des Schweregrads der Erkrankung verstanden werden, sodass das Medikament vielleicht mit einer letzten Hoffnung in einer erfolglosen Behandlung belegt und von einer Patientin mit eher abhängigen Charakterzügen auch eingenommen würde. Es könnte aber auch gerade umgekehrt so sein, dass es von einer Patientin mit Abwehr jeglicher Schwäche im Selbstbild als Bestätigung aufgefasst wird, sodass aus Patientinnensicht die Behandlerin nicht so sehr in deren hilfeleistender Absicht wahrgenommen wird, sondern als würde sie der Patientin mit der Verschreibung des Medikaments verachtend begegnen in Betonung ihrer Schwäche. Die Verschreibung könnte schließlich auch eine Enttäuschung bewirken, wenn eine Patientin denkt, die Psychiaterin versuche, Gefühle mit einem Medikament zu beseitigen, wo es der Patientin doch gerade darum geht, dass sie endlich jemanden findet, die ihre Gefühle ernst nimmt, mit ihr aushält, eine Sprache dafür findet – und eben nicht eine existenzielle Krise pharmakologisch zu *erledigen* versucht (siehe Küchenhoff 2013, S. 253).

BEISPIEL Ein 41-jähriger Patient, aufgewachsen mit einer psychisch kranken Mutter (bei der die Diagnose einer bipolaren affektiven Störung gestellt worden sei), von der er sich bisher kaum ablösen konnte und für sie stellvertretend für seinen Vater sowie für die anderen Familienmitglieder die Versorgung übernommen hat, fühlt sich in seinem verantwortungsvollen Job im Bereich Human Resources eines international tätigen Unternehmens, als Vater eines kleinen Sohnes und angesichts der ihn emotional immer wieder aufwühlenden Versorgungsaufgabe gegenüber seiner Mutter überfordert und wird selbst depressiv, sodass er eine psychiatrische Behandlung aufsucht. Sein Schlaf habe sich so sehr verschlechtert, dass er sich tagsüber kaum noch in der Lage sehe, seine Arbeit zu erledigen. Zudem fühle er sich zunehmend unsicher in den Online-Meetings und habe panikähnliche Ängste entwickelt. Während der Coronapandemie mit Homeoffice-Pflicht sei er jetzt fast nur noch zu Hause am Bildschirm und habe kaum noch soziale Kontakte außerhalb der Familie.

Im Gespräch stellt sich heraus, dass er in dieser Situation vermehrt bereits am späteren Nachmittag begonnen hat, Bier zu trinken, um etwas entspannter die weiteren Meetings durchzustehen, die Ängste unter Kontrolle zu halten und nachts dann auch besser einschlafen zu können. Der Therapeut bespricht mit ihm eine Behandlung, die zunächst eine Stabilisierung vorsieht mit Verbesserung des Schlafes, mit Reduktion bzw. Abstinenz bezüglich des Alkoholkonsums, der Ressourcenaktivierung (wieder vermehrt Sport und Spaziergänge) sowie eine psychotherapeutische Bearbeitung eines vom Therapeuten vermuteten Schuldkonflikts in Bezug auf die Mutter und die Herkunftsfamilie, der in der Abwehr zu einer überwiegend altruistischen Abtretung geführt hat mit geringer Selbstfürsorge und entsprechender Überforderung.

Angesichts des zunehmenden Alkoholkonsums im Sinn einer »Selbstmedikation« bei den sich entwickelnden Unsicherheiten, Ängsten und einer

Schlafstörung empfiehlt der Therapeut den vorübergehenden Einsatz eines Benzodiazepins sowie eines schlafanstoßenden Antidepressivums. Der Patient akzeptiert, »beichtet« allerdings in einer der Folgestunden, dass er die Medikamente nicht eingenommen habe. Eine Klärung des Widerstands des Patienten zeigt, dass er sowohl durch das Benzodiazepin wie auch durch das Antidepressivum sehr an seine Mutter erinnert sei: »Jetzt ist es bei mir auch so weit.« Sie habe längst eine Abhängigkeit von Lorazepam entwickelt, genau von jenem Medikament also, das er jetzt auch einnehmen sollte. Er habe eine tiefe Abneigung gegen die regressiven Zustände der Mutter, die alles immer habe schleifen lassen, sich ins Bett zurückgezogen habe, und wo er in der Folge alles habe übernehmen müssen.

Im Gespräch wird seine bisher unausgesprochene Aggression gegenüber der Mutter und der Restfamilie immer deutlicher, sodass schließlich für den Therapeuten wie für den Patienten die Identifikation mit diesem vom Patienten verachteten und abgelehnten regressiven Verhalten der Mutter über das Medikament erkennbar wird. Diese Identifikation scheint der Grund zu sein für die große Ambivalenz des Patienten gegenüber der Medikation und für seinen Widerstand, sie einzunehmen. Die Medikamente symbolisieren für ihn den Schwächezustand, der insbesondere darin liegt, dass man sich nicht mehr unter Kontrolle hat (Ängste, Alkoholkonsum), wie er dies seit der Kindheit bei der Mutter beobachten und miterleben musste und was ihn in einen tiefen Schuldkonflikt gebracht hat, da er für diese Mutter die Verantwortung übernehmen musste, weil niemand anderes sie übernimmt.

Die beginnende Bearbeitung dieses Konflikts und insbesondere eine Über-Ich-Entlastung ermöglicht es dem Patienten schließlich, in einem klar geregelten Setting und einer detaillierten pharmakotherapeutischen Therapieplanung die verordnete Medikation einzunehmen. x

Weitere Dynamiken in der Pharmakotherapie zeigen sich etwa bei narzisstisch geprägten Übertragungsbeziehungen, wenn Patienten und Patientinnen eine verordnete Medikation als Hinweis für eine Unvollkommenheit im Selbst ansehen und die Abhängigkeit nicht nur von der Therapeutin oder dem Therapeuten, sondern stellvertretend jetzt auch von einem Medikament fürchten bzw. ablehnen. Das Medikament stünde damit in der Bedeutung eines Autonomieverlusts und symbolisierte in dieser Dynamik einen eigenen beschämenden und nicht tolerierten Anteil, sodass es in der Folge verachtend weggeworfen, sicherlich aber nicht eingenommen würde. Die Ablehnung der Medikation würde dann mit einer Verleugnung der Krankheit konvergieren.

Es handelte sich beziehungsdynamisch um eine Auseinandersetzung von Kontrolle und Unterwerfung, eine Dynamik, die wesentlichen Einfluss nicht nur auf die Adhärenz gegenüber der Pharmakotherapie hat, sondern ebenso auf den psychotherapeutischen Prozess, für den sie in der fokussierten Thematisierung günstig genutzt werden kann – und möglicherweise ungünstig wirkt, wenn die Dynamik nicht erkannt und bearbeitet wird.

Dasselbe ist der Fall, wenn es sich um die medikamentöse Therapie von Menschen mit eher durch Abhängigkeit, Suggestibilität, Unsicherheit und Ängste geprägten Charakterzügen handelt. Hier werden möglicherweise seitens der Patienten unkritisch Medikamente eingenommen, die dann Versorgungswünsche bedienen und eine psychotherapeutisch zu bearbeitende Abhängigkeit weiter aufrechterhalten – schlimmstenfalls unter Toleranz schwerwiegender medikamentöser Nebenwirkungen, um die therapeutische Beziehung nicht zu gefährden. Das Medikament wird dann neben seiner pharmakochemischen Wirkung zum Bedeutungsträger und, wie in den kurzen Beispielen skizziert, zum Symbol für einen beschämenden Mangel oder zum Substitut eines für die eigene Strukturierung und Selbstregulation unbedingt gebrauchten Gegenübers.

Bei Patientinnen und Patienten mit eher struktureller Beeinträchtigung ihrer Persönlichkeit kann eine Medikation durchaus auch archaischere Züge erhalten, indem sie als fremdes und bedrohliches Objekt empfunden wird, das in den Körper eindringt und dort eine unkontrollierbare Wirkung erzeugt. Ebenso kann es als ein »gutes Objekt« erlebt werden, das ein inneres Vakuum und eine Leere zu füllen scheint (siehe dazu Zeeck 2016, S. 194).

Schließlich zeigt sich vor diesem Hintergrund, dass das Erlernen von Fertigkeiten in der emotionalen Selbstregulation, wie wir sie aus der Dialektisch-Behavioralen Therapie kennen, Selbstwirksamkeit und die Erfahrung, dass die verbesserte Aufmerksamkeit auf die eigenen Gefühlszustände (Affekttoleranz), deren Entstehung und den Umgang damit auch mit der Möglichkeit einer Reduktion von Medikamenten einhergeht, insbesondere bei persönlichkeitsstrukturellen und interaktionellen Problemen, wie sie typischerweise bei der Borderlinestörung vorliegen (Soler u. a. 2021). Dann kann es so sein, dass »die Beziehung (zu sich und anderen) an Substanz gewinnt und die Substanzen als regulative Beziehungsmittel an Bedeutung verlieren« (Wolf 2022).

Nicht nur in den Übertragungsbeziehungen der Patientinnen und Patienten gegenüber ihren Therapeutinnen und Therapeuten spielen Medikamente eine Rolle; auch die Gegenübertragungsreaktionen von Therapierenden prägen deren pharmakotherapeutisches Handeln ganz verschieden mit. Nicht selten spielen auch hier narzisstische Dynamiken eine Rolle, etwa dann, wenn ein Therapieprozess ins Stocken gerät und latente Vorwürfe an die Therapeuten im Raum stehen, diese sich in ihrer Kompetenz angegriffen und in ihrer Persönlichkeit gekränkt fühlen. Dies kann bei nicht ausreichend reflektierter Gegenübertragung zu einem nicht bewussten Motiv für eine Medikation oder deren Veränderung mit Dosiserhöhungen oder Kombination mehrerer Medikamente sein, indem der gekränkte Therapeut sein infrage gestelltes Ich-Ideal durch eine machtvolle Geste reetabliert.

Im Zusammenhang mit Suizidalität hat Jürgen Kind darauf hingewiesen, dass es gar als ein indirektes Zeichen einer resignativen Suizidalität bei Patienten verstanden werden kann, wenn Behandelnde in der Situation völliger Ohnmacht die Vorstellung entwickeln, den Patienten mit Höchstdosen Neuroleptika zu behandeln (Kind 1992, S. 140). Ebenso ist nicht von der Hand zu weisen, dass das »wilde« Ausprobieren (Polypragmasie) in der Medikation bei Patientinnen mit einer Borderline-Persönlichkeitsstörung, für welche die Pharmakotherapie eigentlich immer nur Add-on-Therapiefunktion hat und die Psychotherapie nach allen Leitlinien die Therapie der Wahl ist, zu großen Teilen durch den affektiven Druck, der sich zumeist in Krisen bei diesen Patientinnen zwischen ihnen und ihren Therapeutinnen aufbaut, zu erklären ist (siehe AWMF-Leitlinien Borderline-Persönlichkeitsstörungen 2021; NICE-Guideline Borderline Personality Disorder 2009; SGPP Behandlungsempfehlungen Borderline-Persönlichkeitsstörung 2018).

Zumeist weisen diese Patientinnen eine lange Liste von Medikamenten aus nahezu allen psychiatrisch-pharmakologischen Substanzklassen auf, die sie einnehmen bzw. im Laufe der Zeit eingenommen haben, während leitlinienkonform häufig nur eines oder zwei davon indiziert wären für die begleitende Beeinträchtigung durch definierte Zielsymptome. In solchen Situationen steht nicht selten weniger ein pharmakologisches, vielmehr ein psychodynamisches Rational hinter den Verschreibungen. Mit anderen Worten: Es wird eine affektiv angespannte, konflikthafte Beziehungskonstellation seitens der Therapeutinnen und Therapeuten agiert. Das Medikament steht dann in der Rolle eines Dritten, das dem Therapeuten möglicherweise die Patientin »vom Hals hält«, sie distanziert – und vielleicht eben auch die oben erwähnte Kränkung lindert, die ein Therapeut durch die implizite oder auch sehr explizit geäußerte Kritik an der Behandlung und damit einhergehend aufgrund seiner Depotenzierung als Therapeut erfährt. Schlimmstenfalls fungierte dann, wie oben erwähnt, eine Medikation als beziehungsregulierendes Agens im Dienst einer Re-Potenzierung und Machtdemonstration des Therapeuten.

Eine solche Dynamik weist auch auf einen möglicherweise gerade im Fall von Borderlinestörungen virulenten Widerspruch hin, wie er in der empirischen Forschung zur Medikamentenadhärenz von Patientinnen und Patienten zu finden ist. Untersuchungen zeigen, dass Patienten mit einem externalisierenden Attributionsstil, das heißt mit einem Krankheitsverständnis, das die Ursachen einer Krankheit nicht dem eigenen Verhalten oder der eigenen Persönlichkeit zuschreibt, sondern der Außenwelt, eine bessere Adhärenz zeigen als Patienten mit einer internen Attribution (Marrero u. a. 2020). Gleichzeitig ist das Selbstwirksamkeitserleben ein ebenso starker psychologischer Faktor bezüglich der pharmakotherapeutischen Einnahmebereitschaft, der allerdings potenziell dem externen Attributionsstil entgegensteht. Die Externalisierung der Schwierigkeiten, die Patientinnen und Patienten mit einer Borderline-Persönlichkeitsstörung häufig zeigen, mögen mit ein Grund sein für den Wunsch nach einer Medikation und den interaktionell aufgebauten Druck, eine solche Medikation zu erhalten, die dann aber gleichzeitig häufig in Eigenregie wieder abgesetzt, nicht oder nicht nach Verschreibungsvorgabe eingenommen wird, möglicherweise gar in selbstdestruktiver Art und Weise (siehe Sollberger 2020). Letzteres gibt einen Hinweis auf ein Selbstwirksamkeitserleben, das in diesem Fall allerdings nicht zu einer besseren Adhärenz führt, sondern im Gegenteil das ursprüngliche Einfordern einer Medikation für die externalisierte Störung kontrastiert und eher der Regulation einer interaktionellen Beziehungsdynamik dient.

Die Einbettung einer Pharmakotherapie in die therapeutische Beziehung unter Berücksichtigung der psychodynamischen Übertragungs- und Gegenübertragungsaspekte ist von großer Bedeutung für die subjektive Wahrnehmung, das Verständnis und die Bewertung durch Patientinnen und Patienten. Es stellt einen Unterschied dar, ob eine Medikation als Mittel für das Wiedererlangen von Autonomie und im Dienst einer Selbstwirksamkeit und Handlungsfähigkeit steht oder als aufgezwungen erlebt wird. Entsprechend wird sich eine Therapieadhärenz ausrichten und wir können, ohne dass dies im Einzelnen bisher empirisch nachgewiesen wäre, davon ausgehen, dass die positive emotionale Besetzung eines Medikaments und auf einer »shared decision« basierende Medikation – über psychologische Mechanismen vermittelt – letztlich auch eine neurobiologisch verbesserte Prädisposition für die Wirksamkeit der Pharmakotherapie ergeben.

Supervision: Komplexität und Reflexion der Beziehungen

Es findet sich eine weitere Triangulierung in der Beziehung zwischen Behandelnden und Patienten auch in der für die psychiatrisch-psychotherapeutische Arbeit unverzichtbaren Supervision. Im Hinzuziehen eines Dritten geht es um die »Belüftung« enger dyadischer Beziehungen. Dem subjektiven Erleben von Behandelnden soll Raum gegeben werden, um über das eigene Tun nachzudenken, eigene Vorannahmen, Voreingenommenheiten oder auch vorschnell gefasste (Vor-)Urteile kritisch zu reflektieren. Dies soll der Möglichkeit dienen, ein Verständnis für beziehungsdynamische Aspekte zu erlangen und damit Grundlagen für eine eigene Haltung und für ein weiteres therapeutisches Vorgehen zu erarbeiten. Supervisionen dienen zum einen der Aus- und Weiterbildung von Supervisanden und Supervisandinnen, zum anderen – insbesondere in therapeutischen Teams – der Verbesserung der Zusammenarbeit. Beides zielt letztlich auf die Sicherung bzw. Verbesserung der Qualität der klinischen Arbeit, die den Patientinnen und Patienten zugutekommt. Das betrifft alle Formen der Supervision, also Einzel- und Gruppensupervisionen, fallzentrierte interdisziplinäre Teamsupervisionen, Balintgruppen und letztlich auch Intervisionen unter Kolleginnen und Kollegen.

Supervisionen haben eine komplexe integrative Funktion zu erfüllen. Dies trifft insbesondere auf fallbezogenen Teamsupervision in psychiatrischen Institutionen zu, da es dort verschiedene Berufsgruppen und Persönlichkeiten in einer gemeinsamen Tätigkeit mit zum Teil psychisch schwer beeinträchtigten Menschen zu tun haben, mit schwierigen Beziehungsdynamiken zwischen Patientinnen und Patienten untereinander oder im Verhältnis zum Behandlungsteam als Ganzem, aber auch im Sozialkontext einer psychiatrischen Institution mit verschiedenen Abteilungen, unterschiedlichen Therapiekonzepten, hierarchischen Strukturen und spezifischen Abläufen. Die Supervision gibt dem Team und den einzelnen Mitgliedern eine institutionalisierte Möglichkeit, in Sorge um sich und die anderen eigene Schwierigkeiten, emotionales Involviertsein und festgefahrene Situationen in Therapien vor dem Hintergrund der spezifischen Beziehungsdynamik eines Patienten, einer Patientin besser

zu verstehen. In der Bearbeitung kann sich die Selbst- und Fremdwahrnehmung verändern und damit die Fähigkeit der eigenen Beobachtung erneut sensibilisiert und geschärft werden.
Überdies sind Supervisor und Supervisorin als außenstehende Teammitglieder Garanten dafür, dass teaminterne Gruppendynamiken nicht in Form patientenzentrierter Gegenübertragungsreaktionen als Schwierigkeiten eines Patienten missverstanden, sondern als Konflikte innerhalb eines Teams erkennbar werden. Solche Konflikte können multipler Art sein und beispielsweise durch Rivalitäten und Konkurrenzsituationen, Überforderungen und Unsicherheiten, Motivationsschwierigkeiten, durch Ausscheiden von Teammitgliedern oder Wechsel in der Teamleitung zustande kommen. Was die einzelnen Professionellen und das therapeutische Team in der Beziehungsarbeit mit Patientinnen leisten, müssen sie bzw. muss ein Team ebenso sehr mit sich selbst können, um arbeitsfähig zu bleiben.
Während die Beziehungsdynamik einzelner Patienten oder in der Patientengruppe vom Team professionell aufgefangen werden muss und dazu die Supervision hilfreiche Unterstützung bietet, ermöglicht sie auch eine Klärung von Gruppendynamiken, die – ausgehend von Unsicherheiten und Konflikten im Team – auf die Patientengruppe abfärben. So wurde beispielsweise einem Team auf dem Weg der Supervision deutlich und in der Folge auch besser handhabbar, dass ein den Rahmen sprengendes und widerständiges, zum Teil verweigerndes und aggressives Verhalten einer Patientengruppe als Reaktion auf eine allgemeine Verunsicherung des therapeutischen Teams zu verstehen war. Diese ergab sich aufgrund eines erfolgten Wechsels der ärztlichen Abteilungsleitung, eines durch anstehende Renovierungsarbeiten notwendigen Umzugs der Abteilung in ein Provisorium sowie eines bevorstehenden Wechsels in der Bereichsleitung, was zu einem »Austesten« der Verlässlichkeit und Belastbarkeit des therapeutischen Teams durch die Patienten geführt hatte.
Patientinnen und Patienten, die selbst mit schweren Verunsicherungen in ihrem Leben, fehlenden Verlässlichkeiten und Erfahrungen des Vertrauensmissbrauchs zu kämpfen haben, realisieren sehr rasch, wenn die haltgebende Sicherheit des therapeutischen Teams durch dessen eigene Verunsicherungen infrage gestellt sein könnte. Wobei durchaus auch andere Reaktionen einer Patientengruppe beobachtbar sind, dass nämlich beispielsweise eine junge Kollegin, die während der Ferienabwesenheit des Gruppentherapeuten dessen Funktion einnahm, von den Patientinnen und Patienten »geschont«, das heißt nicht zu sehr mit heftigen und aggressiven Dynamiken belastet wurde, wie dies, kaum war der reguläre Gruppentherapeut wieder zurück, der Fall war.

In Bezug auf die Triangulierungsfunktion der Supervision sind vor allem die sogenannten Spiegel- oder Parallelprozesse interessant, da sie nicht nur ein Abbild des therapeutischen Verhältnisses im supervisorischen Kontext ergeben, sondern dieses Abbild zugleich im Rahmen der Supervision als reflektiertes Drittes wieder Eingang finden kann in die therapeutische Dyade, sodass ein »dynamischer Regelkreis des Supervisionsprozesses« (Lohmer 2017, S. 25 ff.) entsteht. Gemeint ist, dass sich in der Supervision Gegenübertragungsreaktionen von Therapeutinnen und Therapeuten gegenüber ihren Patientinnen und Patienten, die (auch) an die unbewusst wahrgenommenen und noch nicht bewusst reflektierten Übertragungsbeziehungen der Patienten geknüpft sind, in Szene setzen. Supervisanden nehmen in einer Art Rollenumkehr die Position ihrer Patienten ein und erleben identifikatorisch Anteile von ihnen, während die in der Therapie erlebten Gegenübertragungsreaktionen in der Supervision auf den Supervisor oder die Supervisorin projiziert werden. Um dies an einem Beispiel zu verdeutlichen:

BEISPIEL Eine in der Kindheit durch ihren Vater mehrfach sexuell missbrauchte und traumatisierte Patientin zeigt in der Therapie eine Verbitterung über das eigene Leben und macht der Therapeutin deutlich, dass sie sich von Intimbeziehungen und Sexualität verabschiedet habe. Die Therapeutin erkennt darin eine Art moralischen Masochismus, wonach sich die Patientin in ihrem dysphorisch gefärbten Rückzug in eine Position vergraben hat, die ihr unbewusst einen Gewinn gibt, nämlich ein bisher nicht bewusstes Schuldgefühl auszuagieren bzw. mit einer Art Buße zu neutralisieren, nämlich das Schuldgefühl, im Missbrauch des Vaters auch eine narzisstische Gratifikation erlebt zu haben, dass sie gegenüber den Geschwistern vom Vater »auserwählt« und gegenüber der Mutter »bevorzugt« worden ist.

Das Vermuten einer solchen Schuldthematik induziert in der Therapeutin eine Hemmung, die Verbitterung ihrer Patientin ernsthaft zu hinterfragen, und zwar mit dem Resultat, dass sie die Patientin sich in ihrem bitteren Lebensgefühl vergraben lässt. Sie greift die Abwehr von intimen Beziehungswünschen im Moralismus der Patientin nicht auf und konfrontiert sie nicht mit der avitalen, jegliche Intimität meidenden und von Sexualität abgekehrten Lebensunlust. Die Therapeutin will sich durch ein zu konfrontatives und deutendes Vorgehen gegenüber der Patientin nicht (auch noch) schuldig machen – und »schont« sie also.

In der Supervision realisiert nun die Supervisorin ihrerseits eine Hemmung gegenüber der Therapeutin, diese Schonung der Patientin anzusprechen und

die Therapeutin damit konfrontierend anzuregen, über mögliche Gründe nachzudenken. In der Reflexion der Supervisorin über diese ihre eigene Gegenübertragungsreaktion auf die Therapeutin realisiert sie eine latente Scham der Therapeutin über ihre Hemmung, die Patientin stärker zu konfrontieren – eine Scham, die die Supervisorin selbst ergreift. Sie macht diese Beobachtung nun zum Thema und stellt sie so der Supervisandin zur Verfügung. Dabei wird zunehmend deutlich, dass im Hintergrund der Abkehr der Patientin von einem lustvollen und vitalen Leben und in der Hemmung der Therapeutin, dies in der Therapie anzusprechen, eine unbewusste Neidthematik steht, die sich in der therapeutischen Beziehung abspielt: der Neid der Patientin auf Frauen, die begehren, ein erfüllendes Leben führen und vital sind; der Neid auf die Therapeutin, die die Patientin als eine solche Frau imaginiert – eine Dynamik, die sich in der Supervision abbildet. Auch dort wird jetzt bewusst und besprechbar, dass die junge Therapeutin ebenfalls ein idealisiertes Bild ihrer Supervisorin in sich trägt, das ihr diese als unerreichbar, lebendig und ohne neurotische Hemmungen erscheinen lässt. So wird nun der beschämende Neid, der nicht bloß eine »schuldhafte« Handlung betrifft, sondern die ganze Person ergreift, als Grund für die Hemmung in der Therapie (zwischen Patientin und Therapeutin) und in der Supervision (zwischen Therapeutin und Supervisorin) erkannt.
Der Therapeutin ermöglicht dies jetzt, in der Therapie die eigene Hemmung gegenüber der Patientin zu überwinden und deren unbewusste Abwehr zunächst eines Schuldgefühls, später aber des tieferliegenden Neids zu deuten und damit den Weg zu ebnen für die abgewehrten Wünsche der Patientin nach Nähe in Beziehungen und nach Intimität – und damit für eine Abkehr von der Tendenz zur Verbitterung. x

Die Supervision wird in einem solchen dynamischen Regelkreis zum Paradigma eines triadischen Prozesses und trägt als Drittes dazu bei, dass zu enge Dyaden, Verstrickungen in therapeutischen Beziehungen, Hemmungen, impulsiv auftretende negativ-aggressive oder auch positive Affekte der therapeutischen Akteure, aber auch Konflikte innerhalb eines Behandlungsteams gelöst werden können.

THERAPIEABSCHLUSS

Die Ambivalenz der Veränderung – zur Störung des subjektiven Zeiterlebens und die Frage des Endes

Der Anfang beginnt zumeist mit einem Scheitern, so habe ich schon mehrfach die Kapitel begonnen. Wie kommt es nun zu einem Ende, zu einem (guten) Abschluss?

Es wurde deutlich, dass mit der initialen Auftragsklärung eine Ausrichtung von Fragen nach dem Woher und Wohin erfolgt und sich damit eine Ordnung nach den Zeitdimensionen der Vergangenheit, Gegenwart und Zukunft in eine Behandlungsplanung einfügt. Am Ende einer Behandlung stellt sich natürlich die Frage der Veränderung, die die Zeit und die Behandlung gebracht haben, und wie ein Abschluss, ein Rückblick und ein zuversichtlicher Ausblick möglich werden und realisiert werden können.

Fragen nach Vergangenem, Gegenwärtigem und Zukünftigem, so hatte ich eingeführt, werden in Geschichten vorgetragen und beantwortet. Dies ist nicht nur in den individuellen biografischen Narrativen der Fall, sondern zeigt sich auch in den vielen kulturellen Ursprungs- und Aufbruchsmythen, in denen Verlorenes aus der Perspektive der Gegenwart ex post erzählt oder eben der Aufbruch ins Ungewisse als antizipiertes Wagnis aus der Sicht des Jetzt erkennbar wird. In Therapien durchleben Patientinnen und Patienten mit Therapeutinnen und Therapeuten sowie ganze Behandlungsteams die Momente und Phasen des Zurückgehens, der Regression, in denen Bedürfnisse, Wünsche und Sehnsüchte groß werden nach Verlorenem, nie Erfahrenem, nach Versorgung, Zuwendung, Liebe und Anerkennung – Phasen, die sich ablösen und abwechseln mit Phasen des Aufbruchs, der Neugierde, der Anziehung durch Verheißungsvolles, der Hoffnung und der Kreativität, die zu Veränderungen motivieren.

Die initiale »Wendung« nämlich, dass sich Menschen in ihrer Not an uns wenden, bedeutet, dass sie nicht bloß Hilfe suchende Leidende sind, sondern sich als Patientinnen und Patienten an jemanden wenden, von dem oder der sie erkannt und in ihrem Anspruch anerkannt werden wollen. Es braucht andere, damit in der Begegnung und im Gespräch etwas zum Ausdruck kommen kann, was sich nicht (nur) semantisch verstehen lässt, sondern sich szenisch entfalten können muss, um auch gegenwärtig erlebt zu werden. In der Wendung, sei es eine Zuwendung oder auch die Beziehungsaufnahme in Form einer Abwendung, verbirgt sich letztlich eine (vielleicht nur sehr kleine) Hoffnung, dass sich ein Anspruch einlösen und sich darin eine Veränderung ergeben mag. Solche kleinen oder großen Hoffnungen nach Veränderung und der Wunsch, es möge sich etwas ändern, gehen einher mit Ängsten, dass sich etwas ändert, dass etwas anders wird, man selbst sich ändern könnte oder gar muss, dass man sich selbst zu einem oder einer anderen macht, man sich »ver-andert« und dadurch vieles, vor allem auch Beziehungen, sich neu ordnen.

Wünsche nach und Ängste vor Veränderung deuten bei vielen psychischen Erkrankungen darauf hin, dass Entwicklungen zu einem Stillstand gekommen sind, Veränderungen gehemmt oder verhindert werden und eine Verzweiflung genau darüber entsteht und eben eine Vielzahl von Symptomen sich entwickelt. Veränderungsbereitschaft und Veränderungsängste sind also eng begleitet von Affekten. Sie bilden die emotionalen Verbindungen zum Selbst, zu anderen und zur Welt. Viele – möglicherweise alle – sind dabei in ihrer Grundstruktur den Zeitdimensionen zugeordnet und stehen letztlich mit einem subjektiven Zeiterleben sowie einem basalen Selbstgefühl in Verbindung. Die Angst etwa reagiert auf die Ungewissheit der Zukunft, der Schmerz lässt einen auf die Gegenwart zurückfallen, die Trauer steht in Bezug zu einem Verlust, also zur Vergangenheit (siehe Freud 1926 d).

Könnte man also sagen, daß nicht nur viele – möglicherweise die meisten – psychischen Störungen, sondern auch die mit den Therapien verbundenen Affekte einer Veränderungsbereitschaft, den Absichten und Hoffnungen auf der einen, den Hemmungen und Ängsten auf der anderen Seite, in einem sehr grundlegenden Sinn in einem subjektiven, inneren Zeitbewusstsein verankert sind, sodass (auch) ein gestörtes (fragmentiertes) subjektives Zeiterleben in der Bereitschaft zur Therapie und Veränderung in Behandlungen reintegriert werden muss und also die subjektive Zeit »als Ordnungs- und Auswahlprinzip« (Lempa u. a. 2017, S. 42) selbst mit einem Schutz vor überwältigenden Reizen, Erlebnissen und Erfahrungen verbunden ist?

Ich will dies exemplarisch an verschiedenen psychiatrischen Störungsbildern skizzieren, zunächst aber einen kurzen Exkurs zur Phänomenologie des inneren Zeitbewusstseins einfügen.

Zur Phänomenologie des inneren Zeitbewusstseins

Edmund Husserl hat in seiner *Phänomenologie des inneren Zeitbewusstseins* (1928/1980) analysiert, dass dieses Zeitbewusstsein durch eine konstitutive, transzendentale Synthesis hervorgebracht wird (Husserl 1928/1980; siehe auch Fuchs 2013). Die bloße Aneinanderreihung bewusster Einzelmomente könnte die Erfahrung einer Kontinuität des Bewusstseins nicht generieren. Es braucht dazu Verbindungen zwischen den einzelnen Erlebensmomenten, damit sie in zeitlicher Folge intentional zu einem Bewusstseinsstrom oder -prozess integriert werden. Husserl hat dies als Synthesis dreier Prozesse beschrieben: der *Protention* als einer unbestimmten Vorwegnahme dessen, was noch aussteht, der *Präsentation* als der gegenwärtigen Wahrnehmungseindrücke und Vergegenwärtigungen sowie der *Retention* als jener Aktivität, die das, was gerade Erlebnisinhalt war, noch präsent hält, während es bereits verschwindet. Diese implizit erfolgende, passive, das heißt automatisch sich bildende Synthese generiert eine Einheit, die Maurice Merleau-Ponty als »intentionalen Bogen« bezeichnet (Merleau-Ponty 1966, S. 164).

Dieser intentionale Bogen erlaubt uns, so das klassische Beispiel Husserls, eine Melodie wahrnehmen zu können, und befähigt uns des Sprechens in ganzen Sätzen. Wenn wir eine Melodie hören, dann hören wir zwar die einzelnen Töne in der Präsentation, wir sind uns aber gleichzeitig der eben noch gespielten bewusst (Retention) und nehmen in der Protention jene, die wir unmittelbar zu hören erwarten, und damit die Melodie in ihrer zeitlichen Kontinuität innerlich bereits vage vorweg. Die Melodie konstituiert sich in unserem Bewusstsein also nicht bloß als eine Sequenz von Einzeltönen, sondern als ein dynamischer, sich selbst organisierender Prozess, der das eben Gehörte mit aktuell Gehörtem und Erwartetem temporal verbindet.

Die zeitliche Einheit von Präsentation, Retention und Protention schließt nun überdies ein implizites oder präreflexives Selbstbewusstsein mit ein. Das Sprechen etwa verlangt nicht allein, mitten im Satz noch zu wissen, womit man ihn begonnen hat, sondern auch, dass die Sprecherin zugleich weiß, dass *sie* es ist, die begonnen hat und jetzt mitten im Satz steht. Dies weiß sie, ohne dass sie sich zuvor ihrer Identität als Sprecherin reflexiv hätte bewusst werden müssen. Man kann sich darüber allerdings streiten und sich etwa in der Auslegung von Immanuel Kants Einheit des transzendentalen Ichs fragen, ob ein Subjekt zunächst eigentlich ein Gefühl für die »Meinigkeit« von mentalen Zuständen haben muss, bevor es sich diese selbst zuschreiben kann. Oder ob umgekehrt das Subjekt erst in der Lage ist, ein Gefühl von Meinigkeit zu erlangen, wenn es ein minimales Kontinuitätsbewusstsein von sich in verschiedenen mentalen Zuständen hat (dazu auch Sollberger 2013 a).

Der »intentionale Bogen«, der uns erlaubt, Anfang und Ende eines Satzes zusammenzufügen, konstituiert also eine Einheit des inneren Zeitbewusstseins und zugleich ein implizites Selbstbewusstsein (siehe Fuchs 2013). Vielleicht ist dieses innere Zeitbewusstsein gar synonym mit der Kohärenz des Selbst im Sinn eines basalen subjektiven Selbstgefühls. Paul Ricoeur (2005) hat es als basales Selbstbewusstsein, als »Ipseität«, der Selbstheit im Sinn der Selbstgleichheit, der »Idem-Identität«, zur Seite stellt. Ipseität und Idem-Identität bilden letztlich die Basis höherstufiger Identitätslevel, so schließlich der personalen Identität, wie wir sie aktiv als narrative oder autobiografische Identität konstruieren (siehe Sollberger 2013 a).

Es ist dabei das implizite innere Zeitbewusstsein, das in Pronation, Retention und Präsentation sich strukturiert und in gewisser Weise mit der basalen Selbstkohärenz synonym ist, von einem expliziten Zeitbewusstsein der Person in ihrer letztlich autobiografischen Identität mit den Zeitdimensionen der Vergangenheit, Gegenwart und Zukunft zu unterscheiden. Letzteres, das explizite Zeitbewusstsein, wird zumeist dann bewusst, wenn der kontinuierliche Zeitfluss unterbrochen wird, sei es durch ein plötzliches, schockähnliches Ereignis (etwa ein Knall oder ein heftiger Schmerz), das uns die Gegenwart unmittelbar erfahren lässt, sei es, dass die Vergangenheit durch einen Verlust, durch die Trauer, das Bedauern oder eine Reue erlebt wird, sei es, dass die Zukunft als »Noch-nicht« durch Wunsch, Ungeduld, Sehnsucht oder Hoffnung sich aufdrängt. Diese explizite Zeiterfahrung basiert aber auf der impliziten Zeiterfahrung und scheint häufig mit einem Leiden verknüpft zu sein (siehe Fuchs 2013, S. 79; Theunissen 1991).

Das innere Zeitbewusstsein kann nun aus phänomenologischer Sicht aufgrund einer Fragmentierung des »intentionalen Bogens« im subjektiven Erleben gestört sein (Fuchs 2013, S. 84 ff.). Was im geflügelten Wort und spezifisch auf die Krankheit einer Schizophrenie als sogenannter »Knick in der Lebenslinie« benannt wird, kann aus dieser Perspektive letztlich als lebensverändernde äußere Manifestation einer schweren Beeinträchtigung dieses subjektiven Zeiterlebens verstanden werden. Dabei scheint im Fall der schizophrenen Störung in besonderer Weise die Protention betroffen zu sein, denn sie stellt eigentlich eine Art Selektionsprozess dar, in welchem zuvor assoziative Möglichkeiten selektiert oder, wie Werner Janzarik (2004) sagt, »des-aktualisiert« werden.

Konkret bedeutet dies etwa, dass wir während unseres Sprechens mehr oder weniger darauf konzentriert sind, unseren Gedankengang weiterzuverfolgen, »on track« zu bleiben und dabei unpassende Gedanken oder sich aufdrängende Assoziationen fernzuhalten. Die von Sigmund Freud als Manifestation des Unbewussten untersuchte Fehlleistung, das Sich-Versprechen oder Verhören, kann phänomenologisch als kurzzeitiges Misslingen der Protention verstanden werden. Zu viele Assoziationen können letztlich dazu führen, dass jemand seinen Gedankengang verliert und nicht nur vom Hundertsten ins Tausendste kommt, das heißt psychopathologisch gesprochen »umständlich«, »weitschweifig« oder »ideenflüchtig« wird, sondern sein formaler Denkablauf letztlich vollständig »inkohärent« und »zerfahren« wird.
Die Beeinträchtigung dieser antizipatorischen Fähigkeit zur Selektion von hemmenden oder störenden Wahrnehmungen und Assoziationen führt letztlich zu einer Überwältigung des Bewusstseins, einer Überforderung der Wahrnehmung und des Denkens. Das Subjekt wird von seiner Gerichtetheit, der Protention, gewissermaßen zurückgeworfen auf die Wahrnehmung all der vielen Möglichkeiten, Assoziationen und Impulse, die es ganz auf den Moment bzw. das, was eben gerade war, zurückbinden.
Was ist die Folge für das von solcher Fragmentierung und assoziativen Überflutung bedrohte Subjekt?
Zum einen, so beschreibt dies Thomas Fuchs, werden Fragmente externalisiert, das heißt Impulse und Gedanken subjektiv als von außen kommend und eindringend erlebt. Das Subjekt sieht sich also von außen beeinträchtigt, gesteuert, manipuliert, Gedanken werden eingegeben, und die Kontrolle geht verloren – was letztlich dem »Gefühl des Gemachten« im Sinn eines Erstrang-Symptoms nach Kurt Schneider oder, psychodynamisch gesprochen, einer paranoiden Abwehrformation entspricht. Begleitet ist dieses Erleben von einer Art »transzendentaler Depersonalisation« (Fuchs 2013, S. 87), also einem Misslingen der Synthese eines inneren Zeitbewusstseins, wonach das Ich nicht nur eigene Gedanken, Bewusstseinszustände, Körperempfindungen und -bewegungen als nicht eigene empfindet, sondern auch das Selbstgefühl dadurch beeinträchtigt ist. Die Kontinuität des inneren Zeitbewusstseins wird fragmentiert, die Verbindungen sind unterbrochen oder werden erst mit Verzögerung vorgenommen, sodass es in diesem Zustand auch nicht mehr möglich ist, durch Erinnerung eine Kontinuität wiederherzustellen, wenn das zu Erinnernde nicht bereits mit dem Index der »Ichheit«, des »Zu-mir-Gehörigen«, der Selbstzuschreibung versehen ist.
Zum anderen aber lässt sich neben dieser Externalisierung als Abwehr einer Fragmentierung des inneren Zeitbewusstseins auch eine Partialisierung und

zeitliche Fixierung erkennen. Sie zeigt sich in Form eines Stillstands, welcher bezogen auf die Zeit als Permanenz gefasst werden kann. Die Permanenz ist Bewegung des Immer-Gleichen und kommt als bewegter Stillstand gewissermaßen einem Zusammenfallen von Retention und Pronation in der puren, ununterschiedenen Präsentation gleich. Der damit angezeigte Verlust des subjektiven inneren Zeitbewusstseins bedeutet zugleich eine De-Subjektivierung der Zeit. Selbstgleichheit oder Idem-Identität geht in der subjektiv-zeitlichen Ununterschiedenheit verloren (siehe Sollberger 2015).

Mit solchem Anhalten der subjektiven Zeit, so könnte man vermuten, wird ein Zeitfluss aufgehoben, was Grundlage dafür ist, dass eine Trennung, die nicht oder schwer erträglich wäre, das heißt das Vergehen und Als-vergangen-Setzen, vermieden wird. Letztlich, so könnte man ausholen, wird in der Negation dessen, dass sich die Zeit eigentlich nicht anhalten lässt, die Sterblichkeit negiert.

Ich hatte die Hypothese aufgestellt, dass möglicherweise viele, gar die meisten psychischen Störungen mit einer Störung dieses inneren, letztlich aber auch des expliziten oder äußeren subjektiven Zeiterlebens und Selbstgefühls einhergehen. Ich will dies jetzt exemplarisch an spezifischen (keineswegs umfassenden) Psychodynamiken einiger psychischer Störungen zeigen.

Depressionen

In einer Depression, so hatte Sigmund Freud die Melancholie von der Trauer differenziert (Freud 1917 e), gelingt es nicht, einen Verlust in Sprache zu fassen und die Verzweiflung darüber zu verarbeiten, indem innere Bilder und Worte gefunden werden; anstelle einer Loslösung im Sinn eines emotionalen »Besetzungsabzugs« findet eine leidvolle Verinnerlichung einer verlorenen, verstorbenen Person statt, die jetzt die Gegenwart dominiert. Die Internalisierung erfolgt gemäß Freud im Dienst der Entlastung von einer Trennungsschuld. Die Beziehung zum Objekt bleibt erhalten und dauert an.

Nun gehören Verluste aber zum Leben. Wir müssen sie anerkennen und können nicht ausweichen. Am besten erkennen wir das beim Tod. Gleichzeitig muss dieser Verlust aber verneint werden. Der Tod wird verleugnet, um Platz zu machen für eine Hoffnung, dass mit Sprache und Beziehungen zu anderen die Verluste nicht nur zu ertragen, sondern innerlich auch in Form von Objektrepräsentationen aufzubauen sind (siehe Kläui 2017). In einer Depression gelingt dies nicht mehr, ein Verlusterleben und die damit verbundenen Stimmungen werden wiederholt, kehren wieder und wieder. Und so weigert sich die einstige Gegenwart, Vergangenheit zu werden (siehe Merleau-Ponty 1966, S. 110; Küchenhoff 2013, S. 205 f.).

Dies wird besonders deutlich bei der »weißen Depression«, wie sie André Green (2004) beschrieben hat: Die Leere, die sich im Betroffenen aufgrund einer fehlenden Responsivität primärer Bezugspersonen nicht nur ausbreitet, sondern selbst zum inneren Ersatzobjekt geworden ist, verhindert einen Trauerprozess, eine Ent-Bindung, in welcher, wenn auch überaus schmerzhaft, aber letztlich befreiend die Allgegenwart einer »toten Mutter«, eines abwesenden Vaters vergangen gesetzt werden könnte. Gelingt diese Vergangen-Setzung nicht, bleibt das Nichts als Perversion einer unerfüllten Liebe die einzige, wenn auch frustrane Hoffnung (siehe dazu den Podcast »Rätsel des Unbewussten«, Folge 69: »Das Phantom der Leere. Zur Psychodynamik der Weißen Depression«).

Die verinnerlichten, unbewussten Beziehungsmuster inszenieren sich in der therapeutischen Übertragungsbeziehung typischerweise so, dass ein depressives Klagen zum Anklagen wird (Küchenhoff 2005, S. 349). Das innere Objekt, der internalisierte verlorene oder verstorbene andere wird nicht aus seiner Verantwortung entlassen, vielmehr wird die Verantwortung im Hier und Jetzt unbewusst auf den Therapeuten, die Therapeutin übertragen. Ein eigenes unbewusstes Schuldgefühl wird in dieser Form aufs Gegenüber projiziert, das heißt in ihm ausgelöst und dort bekämpft. Viele therapeutisch Tätige kennen diese Situationen, in denen eine klagende, aber latent vorwürfliche Atmosphäre in der Therapiesitzung entsteht und die Schwere der Stimmung nahezu erdrückend ist, sodass ein Gefühl des Stillstands und der Unveränderlichkeit aufkommt, aus dem man nicht entlassen wird, und in der Gegenübertragung leise Gefühle der Schuld daran entstehen, der Erwartung, hilfreich sein zu sollen, nicht zu genügen.

Wie Hubertus Tellenbach (1961) die »Remanenz«, das heißt das Scheitern an Verpflichtungen und das Zurückbleiben hinter den eigenen und den Erwartungen anderer als charakteristisch für den Typus melancholicus beschreibt, leidet der depressive Mensch, so könnte man verallgemeinernd sagen, an einer Desynchronisierung äußerer Weltzeit und innerem Zeiterleben. Die Angst vor dem Schmerz oder der Bedrohung, die einer Veränderung von vertrauten Beziehungsmustern und Bindungen anhaftet, fixiert ihn in der Vergangenheit, sodass eine aktive Synthese eines expliziten, biografischen Zeiterlebens scheitert (siehe Fuchs 2013).

Entsprechend konzentriert sich eine therapeutische Arbeit im Blick auf eine Re-Synchronisierung eines äußeren (und inneren) Zeitbewusstseins auf das *Bewusstwerden* der beschriebenen Übertragungsdynamik, um im Halt der therapeutischen Beziehung den Trauerprozess, das heißt den Wunsch nach Loslösung, zu fördern und eine Entwicklung in Gang zu bringen, in der sich die Dimensionen der Zeit wieder auffalten können und in der Hoffnung eine Zukunft wieder erlebbar wird. Trauernwollen und damit den befürchteten, bedrohlichen und entwicklungshemmenden Schmerz zuzulassen, wird zu einer Voraussetzung für den Ausweg aus dem Gefängnis einer verinnerlichten Beziehungsstörung.

Zwangsstörung

Bei der Zwangsstörung steht die als unsinnig erlebte, aber kaum unterdrückbare Wiederholung psychopathologisch als Leitsymptom im Vordergrund. Die Angst vor einem Abschluss, vor der Unwiederbringlichkeit, die eine Entscheidung, eine Handlung und Tat bedeutet, die Angst vor Verantwortung für Vergangenes kann dazu führen, dass Beendigungen vermieden werden oder Geschehenes ungeschehen zu machen versucht wird. In der Befürchtung, etwas Ungeduldetes, Unerwünschtes, Verbotenes, Aggressives oder Inkonformes gedacht, gewünscht oder gar getan zu haben, versuchen Menschen die an sich irreversibel und ungnädig ablaufende Zeit in Form von zwanghaften Wiederholungen aufzuhalten und reversibel zu machen. Die Zeit soll angehalten werden; das Symptom der als unsinnig erlebten, stereotypen Wiederholung von Gedanken und Handlungen erhält seinen Sinn als Versuch, die Zeit stillzustellen und damit vielleicht die Angst, schuldig geworden zu sein und etwas bereuen zu müssen, abzuwehren.

Auch hier wird es therapeutisch darum gehen, die Auffaltung der Zeitdimensionen wieder zu ermöglichen, indem die beschriebene Angst vor unwiederbringlich Vergangenem toleriert und die damit verbundene und in einer Therapie adäquat einzuordnende Verantwortung für das eigene Handeln übernommen werden kann, welches möglicherweise tatsächlich aggressiv oder gar schuldhaft war, zumeist aber in Bezug auf die Aggression von Zwangserkrankten mehr in der Fantasie emotional erlitten wird.

Bulimia nervosa

Ähnlich lässt sich auch bei Patientinnen mit einer Bulimie erkennen, dass der nicht aufschiebbare, sondern ganz an die Gegenwart gebundene Impulsdurchbruch mit Essattacken kurz nach oder schon während des Anfalls zu Selbstvorwürfen, ja, Selbstekel führt und eine Abwehr des Ungeschehenmachens induziert. Auch hier kommt es zur zyklischen Wiederkehr des Gleichen und einem Zusammenfallen der Zeitdimensionen: das Ungeschehenmachen im induzierten Erbrechen verhindert, dass etwas verdaut und damit auch im Körpererleben Vergangenheit werden kann.
Auch der Entwurf in die Zukunft fällt schwer, da er zum einen zumeist im Dienst einer Affektregulation immer wieder durch einen kaum zu unterdrückenden Essimpuls auf den gegenwärtigen Moment zurückgeholt wird und zum andern vermieden wird in der beängstigenden, das Ich gar bedrohenden Vorstellung, etwas in sich zu behalten, zu verdauen und in sich wirken zu lassen. Letztlich wird damit eine Antizipation der Vergangenheit (Futurum II), also die Vorstellung darüber, was gewesen sein wird, durchkreuzt. Die Wiederholung mag kurzzeitig als lustvoll erlebt werden, eher jedoch als »getrieben«, sodass sie rasch wieder gutzumachen ist. Sie erfolgt unter dem rasch einsetzenden Verdikt des Über-Ichs, das sich im Gegensatz zur Anorexie »hinter den Zähnen« befindet.
Die therapeutische Arbeit fokussiert sich in dieser Perspektive auf die Erfahrung, dass Geschehenes und also Vergangenes auch in der Gegenwart weiterwirkt und eine Kontrolle darüber nicht umfassend möglich ist, wir also immer auch mit fremden Anteilen in uns selbst rechnen und damit zurechtzukommen uns bemühen müssen, dass aber »Verdautes« im Blick auf die Zukunft uns durchaus auch Handlungsspielräume eröffnet.

Traumafolgestörungen

Im Fall von Flashbacks, Intrusionen und Albträumen bei Traumafolgestörungen steht ebenfalls eine Wiederholung im Zentrum. Der Schmerz einer Traumatisierung kehrt wiederholt und automatisch wieder, er verändert sich nicht, außer eben dass er Anlass gibt, ein Erlebnis, welches das eigene Bewältigungsvermögen, die Ich-Organisation überfordert hatte und deshalb nicht repräsentiert und sagbar ist, in einer Therapie erfahr- und bearbeitbar zu machen. Das ursprüngliche Erlebnis ist verstellt und bleibt es auch, die Wiederholung ist nicht Ursprung. Dies ist allerdings nicht nur ungünstig, wie beispielsweise die kritische Diskussion in Bezug auf das psychologische »Debriefing« zur Prävention einer Posttraumatischen Belastungsstörung zeigt, wonach bei Traumaopfern gar von einem obligaten Debriefing abgeraten wird (Rose u. a. 2002). Allerdings bleibt das traumatisierende, nicht symbolisierte Erlebnis dennoch »aktiv« in den unkontrolliert wiederkehrenden Bildern, Sensationen oder Träumen. Die Vergangenheit, für die es keine Sprache gibt, drängt sich in die und bestimmt die Gegenwart und in der Angst vor ihrer ständigen Aktualisierung auch in die Zukunft.

Die negative, unbewältigte und nicht symbolisierte bzw. nicht verbalisierte Erfahrung schiebt sich jeweils vor jede neue gegenwärtige Erfahrung, sodass Traumatisierte gewissermaßen in einer unvergangenen Vergangenheit festgehalten sind. Es ist also nicht einfach die Bedeutung einer Erinnerung, die die Fixierung ausmacht, vielmehr schließt diese Fixierung »im Gegenteil die Erinnerung aus, insofern eine solche das einst Erfahrene einem Bilde gleich vor uns entfaltet, die Vergangenheit aber, die unsere eigentliche Gegenwart bleibt, gerade nicht von uns Abstand gewinnt, sich ständig gleichsam hinter unserem Blick verbirgt, anstatt sich vor ihm zu entfalten. Die Traumaerfahrung wahrt ihren Bestand nicht in Gestalt einer Vorstellung des objektiven Bewusstseins und als datierbares Vorkommnis, vielmehr ist es ihr wesentlich, nur fortzuleben in einem Stil des Seins und in einem gewissen Grade von Allgemeinheit« (Merleau-Ponty 1966, S. 108). Thomas Fuchs hat diese unbewältigte traumatisierende Erfahrung aus phänomenologischer Sicht dem Leibgedächtnis zugeordnet: »Die Verletzung ist in den Leib des Subjekts eingedrungen und hat eine dauerhafte Reagibilität, eine Abwehrbereitschaft hinterlassen. Der Traumatisierte wird hypersensibel gegenüber bedrohlichen, beschämenden oder in anderer Weise dem Trauma ähnlichen Situationen, auch wenn ihm diese Ähnlichkeit nicht bewusst ist, und er versucht, sie zu umgehen« (Fuchs 2008, S. 44).

Die therapeutische Arbeit besteht in der Folge, in der erinnerten, versprachlichten und narrativ geordneten Reintegration des Erlebten in eine zeitliche Strukturierung einer Geschichte im Rahmen der therapeutischen Beziehung und nach der Etablierung eines »sicheren Ortes« (Reddemann 2016). Dies geschieht mit dem Ziel, dass sich ein passives, nicht symbolisiertes Erleiden in eine Eigenaktivität wendet und in einem therapeutisch gemeinsam erarbeiteten, nach Vergangenheit, Gegenwart und Zukunft in all ihren komplexen Verhältnissen geordneten Narrativ eine Vergangenheit vergangen gesetzt und erinnert werden kann.

Borderline-Persönlichkeitsstörung

Im Fall einer Borderlineproblematik ergibt sich das Phänomen der Wiederholung darin, dass Verbindungen ausbleiben und eine Identität als Kontinuität eines Selbsterlebens über die Zeit hinweg problematisch bleibt. In zeitlicher Hinsicht besteht die Schwierigkeit von Menschen mit einer Borderlinestörung häufig darin, dass sie in einer Art Autoanästhesie stehen, das heißt einer Wahrnehmungs- und Gefühlsunempfindlichkeit für das eigene Erleben. Sie erfahren in gewisser Weise keine Gegenwart (es tritt das Leere-Gefühl ein).

Um aus diesem unerträglichen Zustand herauszufinden, werden Impulse aufgenommen und ihnen nachgegeben in dem Wunsch, bei genügend hoher Intensität die Leere doch noch füllen zu können, sei es in einer handfesten, physischen Selbstvergewisserung in Form einer Selbstverletzung, sei es in Form risikoreichen Verhaltens als Stimulationsversuch (»sensation seeking behavior«), sei es in Form einer Meta-Anästhesierung durch Betäuben der unerträglichen Leere-Empfindung mittels Drogen, Alkohol oder auch suizidaler Gesten.

Nicht nur die Leere in der Gegenwartsempfindung bewirkt ein unerträgliches Leiden, auch durch deren Abwehr ergibt sich keine Zeitlichkeit des Selbst der Betroffenen im Sinne einer Dimensionierung in Vergangenheit, Gegenwart und Zukunft. Es bleibt eine fehlende Integration der unterschiedlichen und rasch wechselnden Impulse und Stimmungen in ein kohärentes Selbst bestehen, die Identität der Betroffenen, die sich über die Interaktion mit anderen konstituiert, wird diffus und zeigt sich als eine Serie zusammenhangsloser, unverbundener Episoden (siehe Fuchs 2007).

Therapeutisch bestünde ein mögliches Vorgehen darin, dass in und an der Übertragungsbeziehung im Hier und Jetzt die jeweiligen dyadischen Beziehungskonstellationen (das Selbst in seiner affektgeprägten Beziehung zum Gegenüber) identifiziert, geklärt und in den interaktionellen oszillierenden Rollenübernahmen bzw. in deren Abwehr zu verstehen gesucht werden, um kognitive, vor allem aber emotionale Verbindungen zwischen den Dyaden herzustellen. So lässt sich über die Integration unterschiedlicher Selbst- und Objektrepräsentationen im Hier und Jetzt mit den Patientinnen und Patienten an der biografischen Vergangenheit arbeiten, damit auch eine über die Zeitdimensionen hinweg aufgespannte narrative Identität entstehen kann und die charakteristische Identitätsdiffusion mit fragmentierten und instabilen Selbstanteilen und den dadurch geprägten zusammenhangslosen, emotional aber hoch aufgeladenen Beziehungsdyaden abnimmt.

Narzisstische Persönlichkeitsstörung

Etwas anders gelagert ist das subjektive Zeiterleben und die damit verbundene Wiederholung bei narzisstischen Persönlichkeiten. Das Vergehen der Zeit wird verleugnet, da es tendenziell eine Kränkung bedeutet, dass etwas (das Leben etc.) zu Ende gehen könnte, Limitationen zunehmen und die damit verbundenen Frustrationen zu tolerieren sind. Die Fantasie ewiger Jugend, die Verleugnung des Todes als Bedrohung des eigenen grandiosen Selbst nähren den unbewussten Wunsch, die Zeit möge stillstehen. Es darf keine Entwicklung geben.

Der Wiederholungszwang, der typischerweise in unverändert wiederkehrenden kurzzeitigen Beziehungen auftritt, die wie Strohfeuer aufflammen und dann unter rasch einsetzender Langeweile beendet werden, diese Wiederholungen scheinen dem Betroffenen zu zeigen, dass sich nichts verändert, die Zeit stillsteht. Es hat sich in der Vergangenheit nichts Erinnerungswürdiges zugetragen außer den wiederholten Versuchen, den eigenen Selbstwert über die Akklamation des eigenen Größenselbst in der Beziehung zu anderen zu festigen. Nicht selten führt dies im Alter dann dazu, dass ein Gefühl entsteht, das Leben sei an einem vorbeigegangen, sei viel zu kurz, was zu intensiver Todesangst und einem Gefühl der Ungerechtigkeit über die Kürze des Lebens führen kann (siehe Kernberg 2014a, S. 100).

Otto F. Kernberg (ebd.) hat diese Dynamik mit Blick auf die therapeutische Beziehung prägnant aufgezeigt: Die Zeit wird in der analytischen Beziehung geradezu zerstört, indem Patienten im Gefühl bleiben können, gegenüber dem Einfluss der Behandlung unverletzbar zu sein. Dies kommt dem Scheitern der therapeutischen Arbeit gleich. Negative therapeutische Reaktionen sind die Folge, das heißt Zustandsverschlechterungen genau in dem Moment, in dem sich in der Therapie eine positive Entwicklung einstellt.

Psychotische Störungen

In Bezug auf das Zeiterleben des an einer Psychose erkrankten Menschen schließlich entsteht der Eindruck, dass die Zeit angehalten und Entwicklung nicht möglich ist – zumindest im Blick auf sogenannte Residualzustände. Donald W. Winnicott (1974/1991) hat auf die Störung des Zeiterlebens im Zusammenhang mit einer problematischen Ich-Entwicklung hingewiesen und diese in gescheiterten Interaktionen mit den primären Bezugspersonen begründet gesehen (siehe dazu auch Lempa 2015). Ähnlich wie im Fall von Traumafolgestörungen bricht die Auffaltung von Gegenwart, Vergangenheit und Zukunft zusammen, sodass Ereignisse nicht Vergangenheit werden, sondern sich durch bestimmte Situationen erneut ausgelöst reaktualisieren und damit gegenwärtig bleiben.

In einer schizophrenen Psychose, so die Hypothese, kommt es während einer akuten Phase zu einer Auflösung des Zeitrasters. Nach Winnicott finden sich bei schizophren erkrankten Menschen Ereignisse in der Vorgeschichte, die aufgrund des Durchbrechens eines Reizschutzes und einer Überforderung der Ich-Funktionen (Verarbeitungskapazitäten) nicht bewältigt und also auch nicht erlebt, sondern nur *erlitten* werden konnten (Winnicott 1974/1991). Daraus entwickle sich eine zwanghaft-getriebene Suche nach dem Ereignis, das erstmals *erlebt*, das heißt auch repräsentiert und sprachlich gefasst werden könnte. Die Suche verweist dabei auf die Zukunft – ähnlich wie die Wiederholungsträume von Patienten mit traumatischen Erlebnissen, die nach Freud (1920) im Traum danach suchen, um etwas erstmalig erleben und damit in eine Zeitstruktur einbinden zu können.

Im Fall der Psychose, so Winnicott, finde diese Suche im Wachzustand statt. Günter Lempa (2015) hat nun hypothetisch die Pathogenese des schizophrenen Wahns dahingehend expliziert, dass ein akutes Dilemma der Identität (Selbstverlust oder Objektverlust, siehe Mentzos 2010, S. 215 ff. und 2015, S. 345 ff.) das Wirklichkeitsgefühl bedrohe und Ängste vor Identitätsverlust auftauchten. Der Konflikt zwischen Ich und Außenwelt werde mittels einer negativen Halluzination gelöst. Die negative Halluzination wird von Freud in einer Fußnote »negativ« benannt, weil sie keine neue Realität halluziniert, sondern eine Wahrnehmung löscht (Freud 1890) – ein Gedanke, den André Green (1993) als »Arbeit des Negativen« ausgeführt hat, wonach das Fehlen von etwas eine Bedeutung in der Entwicklung psychotischer Prozesse erhält. Bei einer negativen Halluzination wird also etwas »weghalluziniert«, sodass anstelle des Objekts eine Leerstelle entsteht: Ein Objekt oder ein psychisches Phänomen, was wahrgenommen werden sollte, wird also ausradiert. Es wird dabei nicht eine neue, wahnhaft geprägte Realität erschaffen, sondern ein Stück Realität gelöscht. Der Preis ist die Desorganisation des Ichs, die sich unter anderem in einer Auflösung der subjektiven Zeit manifestiert.

Ein reales, unerträgliches Ereignis, ein Verlust, der erlitten, aber nie als Erfahrung symbolisierbar und damit der unabänderlichen Vergangenheit zugehörig erkannt wurde, wird so behandelt, »als hätte es ihn nie gegeben, und er kann dadurch jetzt sogar das Objekt einer Suche werden. [...] ein bereits objektiv stattgefundener Verlust [kann] im Sinn einer negativen Halluzination verworfen und ein Dementi eben dieses Verlusts in der Zukunft aufgefunden werden« (Lempa 2015, S. 362 f.). So werde das, was als Verlust zu akzeptieren und damit in die Vergangenheit zu setzen wäre, dementiert und wahnhaft als vorhanden behauptet, weil es sonst zu unerträglich wäre – eine doppelte Negation: etwas Negatives (eine bedrohliche Realität) wird negiert, hat also nicht stattgefunden (das Dementi).

Damit erfolgt eine Zeitumkehr, wonach längst und unveränderbar Vergangenes als zukünftig gesetzt wird. Die Pathogenese des schizophrenen Wahns entwickelt sich also in dem Versuch, »ein bereits geschehenes, also vergangenes, aber damals *nicht erlebtes*, sondern *erlittenes* Ereignis zu binden, um es erstmalig erleben zu können« (ebd., 372). Und Winnicott bemerkt: »Wenn der Therapeut nicht erfolgreich mit dem basalen Verständnis arbeiten kann, daß dieses Detail bereits eine Tatsache ist, muß der Patient in der Furcht bleiben, daß das, wonach er zwanghaft sucht, ihn in der Zukunft erwartet« (Winnicott 1974/1991, S. 1121).

Ein anschauliches Beispiel dazu: Im querulatorischen Wahn wird ein Gerichtsurteil, welches dem Ich eine Niederlage zumutet, die es nicht erträgt (erste Negation), dementiert. Das aber heißt letztlich, dass das gefällte Urteil und die damit erfolgte Niederlage des Ichs verworfen wird in einer negativen Halluzination. Es hat nicht stattgefunden. Evidenterweise öffnet sich dieser Ausweg nur über eine Störung des subjektiven Zeiterlebens, eine »Verrückung« des Zeitrasters. Was real vergangen ist (das Urteil), wird dementiert und in die Zukunft projiziert, wo es nicht wie eine unverrückbare Realität akzeptiert werden muss, sondern zur Disposition steht und behandelt bzw. verändert werden kann. Dies erklärt im Beispiel des querulatorischen Wahns die unermüdliche und verbissen-zwanghafte Suche des Betroffenen nach einer Gesetzeslücke, einem Fehler in der gerichtlichen Argumentation etc. Die selektive Aufmerksamkeit gilt all den kleinen Details, die überinterpretiert zum Gegenbeweis gegen eine unerträgliche Entscheidung zusammengeführt werden (siehe Lempa 2015, S. 364).

Versteht man eine wahnhafte Symptomatik in diesem Sinn als Negation einer Negation, also als Verneinung oder Dementi einer das Ich existenziell bedrohenden subjektiven Realität, dann braucht es ein Gegenüber: »Nein sagen kann ich nur zu einem Gegenüber« (K. Heinrich zitiert bei Küchenhoff 2013, S. 103). Und das Gegenüber muss offen genug sein, das Nein auch zu hören, das heißt, es braucht ein Gegenüber, das die Krankheit und ihre Zeichen in

jenem Sinn ernst nimmt, dass sich in ihr und in der Begegnung etwas Ausdruck verschafft in einer Weise, die nicht erwartet wird und vielleicht gar in Form des Zurückgewiesen-, Gehasst-, ja, Zerstörtwerdens erfolgt.
Interessant im Umgang mit einem unkorrigierbaren, wahnhaften Erleben scheint mir, dass sicherlich kein Argumentieren gegen die wahnhafte Überzeugung, aber auch keine Übertragungsdeutung angezeigt ist, da keine repräsentierte und zu verbalisierende präsymbolische Übertragung erfolgt. Vielmehr muss der Handlungsdialog genutzt werden, also das in der therapeutischen Beziehung sich entfaltende Identitätsdilemma, in welchem Gegensätze das Ich konflikthaft bedrohen: einerseits mit starken Wünschen nach Befreiung des Selbst, bei denen ein Objektverlust droht, andererseits mit symbiotischen Wünschen nach Bindung, in denen das Selbst verloren zu gehen droht. Neben dem »empathischen Einfühlen und der respektierenden Distanz« (Mentzos 2010, S. 232), der freundlichen Neugierde für die Schwierigkeit, eigene Wünsche zu verfolgen und zugleich eine traumatische Angst vor Autonomie zu erleben, der spielerischen Einladung einer Patientin zur Mitarbeit in der Therapie etwa durch Fragen, Erfragen ihrer Meinung, der Relativierung des eigenen Status und Wissens, kurzum: der modellhaften Abmilderung eines Dilemmas in der therapeutischen Beziehung, scheint mir Folgendes sehr einleuchtend zu sein:
Wird die Angst sowohl vor eigenen Nähewünschen als auch vor Autonomiebedürfnissen übermächtig, sodass Gefühle als solche verneint werden müssen, die Aggression gegen sich selbst gerichtet wird oder schließlich in Auflösung der subjektiven Zeitstruktur ein unerträgliches, nicht erlebtes, sondern nur erlittenes vergangenes Ereignis dementiert und als ein drohendes Ereignis wahnhaft in die Zukunft verlegt wird, dann gilt: Therapeutinnen und Therapeuten sollten sich in einer unaufgeregten, natürlichen Weise als Person mit eigenen Gefühlen und als ein Gegenüber zeigen, das durchaus auch verwirrt, nicht wissend, manchmal sogar ratlos und überfordert ist, das auch Fehler begeht und manchmal sogar aggressive Gefühle entwickelt – immer so, dass diese eigenen Zustände als Formen einer Gegenübertragungsreaktion reflektiert und in verdauter Form in die Beziehung eingebracht werden können. In Bezug auf die Erlebenszustände des Patienten entspräche dies, so Lempa, dem, was in der Säuglingsforschung als »Markierung« gilt. Es wird dem Patienten gespiegelt, was man denkt und fühlt, und der Patient erlebt, dass man selbst nicht in diesem Gefühl feststeckt, das heißt ein Verhältnis, eine Distanz dazu hat und es zu symbolisieren weiß – dass unmittelbare Erlebenszustände also vermittelbar sind. In dieser Form kann dem Patienten eine entdramatisierende

Haltung verfügbar gemacht werden nach dem Motto »Es wird nicht so heiß gegessen wie gekocht« (Lempa 2015, S. 372).

Zum Ende

Angesichts der bei den psychotischen Störungen etwas ausführlicher dargestellten, bei den anderen Störungen nur sehr knapp skizzierten und allgemein gehaltenen therapeutischen Implikationen der Veränderungen und Störungen im subjektiven Zeiterleben stellt sich also die Frage, wie denn etwas zum Ende kommen kann, wenn ein Ende aufgrund der Störungen subjektiven Zeitbewusstseins problematisch wird, wenn Vergangenheit also nicht vergangen sein darf (Depression), Entscheidungen nicht verantwortet werden können (Zwangsstörung), Eingenommenes nicht verdaut werden kann (Bulimie), Traumatisches automatisch wiederkehrt und nicht endet (Traumafolgestörung), die Antizipation des Endes, und das heißt einer zukünftigen Vergangenheit, nicht gelingt? Wie kann es gelingen, wenn die Auffächerung der Zeitdimensionen unter dem Eindruck der Leere in der Gegenwartsempfindung nicht möglich ist (Borderline-Persönlichkeitsstörung) oder schlicht die Limitation durch ein Ende als zu kränkend erlebt wird (Narzisstische Persönlichkeitsstörung) oder wenn ein in der Vergangenheit erlittener, aber nicht erfahrener Verlust so behandelt wird, als hätte es ihn nicht gegeben, um jetzt zu befürchten, dass er einen zukünftig erwartet (wahnhafte Psychose)?
Eine mögliche Antwort ist: in der Beziehung, näherhin in der Übertragungsbeziehung und in deren Bearbeitung, denn in der Übertragung zeigen sich die Wiederholungen, die im Gegensatz zur Wiederkehr des immer Gleichen im geschützten und definierten Rahmen der Therapie reflektiert und bearbeitet werden können. Ich hatte oben zur Auftragsklärung ausgeführt, dass in deren Rahmen zweierlei erfolgt: zum einen ein Hilfe-, insbesondere aber ein Anerkennungsanspruch von Patientinnen und Patienten, der sich zeigt, indem sie sich an jemanden wenden. Zum anderen verbindet sich mit diesem Anspruch eine Hoffnung auf Veränderung im Sinn eines Einlösens des Anspruchs. Dieser Anspruch entfaltet sich in einer Übertragungsbeziehung, die in Form einer Suggestion von Wissen an den Therapeuten, die Therapeutin erfolgt (»sujet supposé savoir«, siehe Lacan 2001, S. 243–259, 248 ff.). Die Erwartungen werden in ihn bzw. sie gesetzt, um Anerkennung zu finden (Kläui 2008, S. 207).

Die Übertragung verdankt sich nun ihrerseits einer Zeitverschiebung, denn sie markiert die Differenz zwischen dem real vorhandenen Gegenüber, auf das Gefühle übertragen werden, und dem gesuchten ursprünglichen Liebes- oder auch Hassobjekt der Vergangenheit, dem die Gefühle gelten. In der Übertragung verschränken sich Vergangenheit und Gegenwart, indem den Beziehungsmustern der Gegenwart der Index vergangener Beziehungserfahrungen anhaftet, die jetzt reinszeniert werden und damit *nirgendwo anders* als in der therapeutischen Sitzung zu fassen sind (siehe Küchenhoff 2013, S. 130).
Damit wird nicht nur der psychoanalytische Begriff des Objekts gut verstehbar, da er, wie oben dargestellt (siehe das Kapitel zum Prozess der Vertrauensbildung) das Gegenüber in einer wunsch- und triebbestimmten Perspektivierung besetzt und damit letztlich seine Andersheit negiert – eine Aneignung, die dann allerdings, wie beschrieben, auch wieder zurückgenommen werden kann in der Anerkennung, dass der andere in dieser Perspektivierung nicht aufgeht. Damit einhergehend wird in dieser Differenzierung auch eine zeitliche Re-Orientierung möglich, nach welcher Vergangenes vergangen sein kann, was nicht bedeutet, dass es nicht in der Gegenwart aktiv ist, ganz im Gegenteil letztlich immer nur als gegenwärtige Vergangenheit verstehbar wird, wie umgekehrt die Gegenwart immer nur nachträglich als vergangene. Oder, um es in der Komplexität und Differenzierung anders auszudrücken: Die Vergangenheit ist im Jetzt zu verstehen als die, die einst gewesen sein und so also als zukünftige in der Gegenwart extrapoliert wird. Oder umgekehrt wird die Zukunft als einmal vergangen sein werdende in der Gegenwart »erinnert«.
Diese psychoanalytisch geprägten Überlegungen decken sich in ihrem psychodynamischen Gehalt in vielem mit den phänomenologischen Beschreibungen einer Zwischenleiblichkeit. Denn »über das zwischenleibliche Gedächtnis reinszeniert sich [...] die unbewusste Vorgeschichte der intersubjektiven Beziehungen. Damit aber ist das Unbewusste keine verborgene Kammer der Psyche mehr, sondern es ist eingewoben in die Lebensweise, in das leibliche Verhalten eines Menschen, als eine Substruktur, die ihm selbst verborgen bleibt, anderen aber sichtbar wird, weil sie implizit letztlich immer auf die Anderen selbst gerichtet ist« (Fuchs 2008, S. 46). Das heißt, in der therapeutischen Beziehung erst lässt sich etwas davon erkennen, was uns zwar bestimmt, uns selbst aber dunkel bliebe, wenn wir es nicht als Teil unseres Unbewussten oder eben eines Leibgedächtnisses in der Kommunikation mit dem anderen erhellen könnten.
Wie also kann ein Behandlungsabschluss und damit ein Ende der therapeutischen Beziehung gestaltet werden?

Übergänge: Überbrücken, Loslassen, Weitergehen

Den Begriff des Übergangs konnotieren wir mit Verbindung und Trennung zugleich. Die Verbindung besteht in Form von Bewegung, Entwicklung, Veränderung und Wandlung – oder Verwandlung, also Metamorphose –, während die Trennung in Form von Differenziertem, Unterschiedenem und gegenseitig Abgegrenztem in Skandierungen und Sequenzierungen eines Prozesses markiert ist. So sprechen wir etwa von Entwicklungs*stadien* oder einer Veränderungs*phase*, in denen sich in der Entwicklung und Veränderung Unterscheidungen zeigen oder eingebracht werden. Es gibt also eine »Dialektik des Übergangs«, indem der Übergang zugleich trennt, was er verbindet, denn wo nichts Unterscheidbares ist, kann auch nicht von einem Übergang die Rede sein. Gleichzeitig ist das Unterschiedene, also etwa die Phasen oder Sequenzen eines (Therapie-)Prozesses, nicht gänzlich getrennt, vielmehr sind es Teile eines Gesamten, einer Gesamtentwicklung.

Das ist in psychiatrischen und psychotherapeutischen Behandlungen nicht anders. Auch hier haben wir es mit Prozessen der intendierten (möglicherweise dann aber auch fehlenden) Veränderung zu tun, die einen Anfang, eine Mitte und ein Ende haben, also durch verschiedene Phasen geprägt sind, durch Entwicklungsschritte, die sich allerdings auch durch Rupturen ergeben können, durch Unterbrechungen, Intervallbehandlungen oder durch Abbrüche. Die therapeutische Beziehung ist keine Beziehung fürs Leben, sondern muss und soll ein Ende finden. Weil dem so ist, sollte dieses nicht verleugnet werden, sondern bereits zu Beginn einer Behandlung implizit oder auch explizit Thema sein.

Das Ende ist schon im Anfang präsent, ist schon am Anfang zu antizipieren, findet darin seine Markierung und prägt in der Folge auch den Prozess – letztlich nicht anders, als die Endlichkeit, das Ende des Lebens, der Tod, das Leben in seinem Wesen prägen. Ein Ende will also als Abschluss vorbereitet sein, denn die Behandlung endet ja nicht einfach nur dort, wo Behandelnde und Behandelte sich trennen. Die Qualität einer Trennung bedeutet einen inneren Vorgang der Loslösung, des Abschieds, der damit verbundenen Gefühle der

Angst vor Verlassensein, Trauer um Verlust, aber auch der Dankbarkeit, der Freude auf einen Neubeginn, die Erwartung einer allfälligen Weiterbehandlung in einem anderen Setting mit einer anderen Therapeutin, einem anderen Therapeuten und vieles andere mehr.

Die Dialektik des Übergangs spielt auch im Emotionalen eine Rolle, indem der Abschluss einer Behandlung nicht selten von einem Trennungswunsch begleitet wird, der eng mit einer Trennungsangst gekoppelt ist. Und so stellt dieser Übergang eine Aufgabe dar, die zu bearbeiten ist.

In den Abschlussphasen von Behandlungen, insbesondere von langjährigen Behandlungen, wirkt der Einfluss der zeitlichen Realität auch in besonderer Weise auf das subjektive Zeitbewusstsein der am Prozess Beteiligten. Die – im günstigen Fall (Hohage 2006) – bereits zu Beginn einer Behandlung thematisierte Endlichkeit der Therapie (auch die Thematisierung der Frage des Endes in Psychotherapien ohne Festlegung eines zeitlichen Rahmens) wird in der Abschlussphase real und erhält eine existenzielle Bedeutung. Real wird die zeitliche Begrenzung etwa dadurch, dass der Abschluss explizit zum Thema wird, indem ein Zeithorizont und eine Planung vorgenommen werden, aber auch implizit, indem das anstehende Thema aus Gründen, auf die ich unten eingehe, vermieden wird. Real wird ein Ende bei der Entscheidung für einen letzten Termin in den letzten Stunden, die geprägt sind von der psychischen Verarbeitung dieser Endlichkeit und der Unumkehrbarkeit sowie schließlich auch nach einem letzten Gespräch in der Anpassung an die Beendigung und Trennung.

Das damit verbundene subjektive Zeitbewusstsein und der bewusste Umgang mit der Zeit sind Grundlagen einer Trennungskompetenz (Rieber-Hunscha 2007). Solche Abschlussphasen nehmen unterschiedliche Zeitdauern ein, bei mehrjährigen ambulanten Therapien deutlich länger als in Fokaltherapien, bei denen bereits am Anfang eine Stundenzahl festgelegt wird, oder aber im Fall stationärer Behandlungen mit klar festgelegtem Zeitrahmen, sei dies in spezifischen Psychotherapien oder psychiatrischen Kriseninterventionen.

All die verschiedenen Therapiesettings haben ihre Eigentümlichkeiten in der Beendigung. So stellt es einen großen Unterschied dar, ob mit einer Patientin nach mehrmaligen stationären Behandlungen aufgrund psychotischer Phasen im Rahmen einer bipolaren affektiven Störung eine Patientenverfügung erarbeitet wird, in der im Detail festgelegt wird, was im Fall einer erneuten Einweisung berücksichtigt und beachtet werden soll, oder ob eine Behandlung abgebrochen wird, dann etwa, wenn ein Patient mit einer Alkoholabhängigkeit aufgrund wiederholten Alkoholkonsums auf Station während einer

Entzugsbehandlung ohne gegenseitiges Einvernehmen aus der Therapie entlassen wird.

Im ersten Fall wird eine Behandlungskontinuität antizipiert und mit einer Vereinbarung werden auch Verbindlichkeit und Verantwortlichkeiten symbolisiert, während sich der Patient im zweiten Fall möglicherweise bestraft und hinausgeworfen sieht als jemand, der jetzt unerwünscht ist (selbst wenn diese Auffassung seitens des Behandlungsteams nicht in dieser Weise intendiert wurde). Ebenso ist es von Bedeutung, ob ein therapeutischer Settingwechsel stattfindet, also beispielsweise aus einer stationären Behandlung in eine ambulante Therapie oder auch von einer ambulanten supportiven Psychotherapie in eine andere, aufdeckend-konfrontativ verfahrende Therapie.

Die emotionalen Reaktionen auf Therapiebeendigungen können dabei sowohl auf der Seite der Patientinnen und Patienten als auch auf der der Behandelnden sehr vielfältig sein. Neben den Trennungsängsten können je nach emotionaler Bearbeitung der therapeutischen Beziehung bei Patientinnen und Patienten emotional aufgeladene Fantasien entstehen, dass sie für die Behandelnden »zu viel«, zu fordernd und kräftezehrend geworden seien oder dass sie die therapeutische Beziehung zu sehr belastet haben könnten, sodass die Behandelnden eine Pause benötigen bzw. ein Ende herbeisehnen (masochistischer Modus). Genauso kann die Vorstellung eine Rolle spielen, dass die eigenen Gefühle gegenüber den Behandelnden zu aggressiv gewesen seien, sodass diese jetzt strafen oder sich gar rächen würden.

Umgekehrt können solche mehr oder weniger bewussten und explizit geäußerten Fantasien bei den Behandelnden vielfältige emotionale Antworten auslösen, so etwa das Gefühl, kalt und emotionslos erlebt zu werden, deswegen vielleicht auch ein schlechtes Gewissen zu bekommen, insbesondere dann, wenn an einem zuvor vereinbarten Therapieende festgehalten wird. Zudem können aufwühlende Gefühle des Bedauerns oder der Trauer auch seitens der Behandelnden vermieden werden, indem bei guten therapeutischen Verläufen und Beziehungen ein Abschluss nicht oder zu spät thematisiert wird. Oder aber es wird ein Abschluss mit den beidseits provozierten Emotionen verleugnet, indem ein Therapieende bloß »gemanagt«, also technisch »abgewickelt« und organisiert wird.

Therapiebeendigungen können sogar ausbleiben bzw. hinausgezögert werden, wenn Therapeutinnen und Therapeuten sich der Grenzen der eigenen therapeutischen Möglichkeiten nicht bewusst sind oder sich mit den Grenzen des Erreichbaren nicht abfinden können. Darauf haben Joachim Küchenhoff und Regine Mahrer nachdrücklich hingewiesen, dass nämlich Therapien nie erschöpfend gelingen, sondern immer Reste bleiben von nicht Bearbeitetem, von Symptomen und Konflikten, sodass Therapeutinnen und Therapeuten sich mit den eigenen Ansprüchen, dem Ehrgeiz und therapeutischen Idealen gut auseinandersetzen müssen, um nicht aufgrund von Ideal- und Größenvorstellungen Behandlungen nicht zu Ende zu bringen (Küchenhoff & Mahrer 2009, S. 169 f.).

Gerade wenn es darum geht, Patientinnen und Patienten bei zumeist krisenhaften Übergängen hilfreich zu sein, und zwar im Loslassen der aktuellen therapeutischen Beziehung und gleichzeitig in der Vermittlung und Überbrückung in ein anderes therapeutisches Setting, zu anderen behandelnden Teams oder Therapeutinnen und Therapeuten, ist es von großer Bedeutung, dass sich die einzelnen Behandelnden als Teil eines Gesamtprozesses verstehen und damit Glieder einer Behandlungskette sind, die die Patienten nicht so sehr »anketten«, vielmehr die Verbindung zu einem Ganzen in der Behandlung in ihren Phasen und Übergängen gewährleisten und diesen Gesamtprozess repräsentieren.

Die skizzierten Psychodynamiken bei Trennungen beschäftigen nicht erst am Ende einer Therapie, sondern sind bereits von Anbeginn an präsent etwa bei Wochenenden, Ferien oder Krankheitsausfällen, sodass Reaktionsmuster in der therapeutischen Beziehung im Kleinen schon dort thematisiert und bearbeitet werden können.

Es gilt also, in den verschiedenen Therapiesettings gut zu reflektieren, in welcher Form die Übertragungs- und Gegenübertragungsreaktionen auf ein bevorstehendes Therapieende zum Ausdruck kommen und welche behandlungstechnischen Konsequenzen sich für die Übergänge daraus ergeben, seien dies Übergänge in ein anderes Therapiesetting oder eine »Entlassung« in die »Selbstständigkeit«.

Entlassung aus der Behandlung: Befreiung und Entbettung

Die Entlassung insbesondere aus einer stationären Therapie kann krisenhaft sein und nach Wochen einer Vollversorgung und vorgegebener Tagesstruktur zu großen Schwierigkeiten in der Umstellung auf Eigenverantwortung und Selbstorganisation bzw. Reintegration in das bestehende soziale Umfeld führen. Den äußerlich geforderten Anpassungsleistungen gehen parallel innere

Anpassungen voraus, die je nach Verlauf einer Therapie oder auch persönlichkeitsstrukturellem Integrationsniveau als Chance, Aufbruch zu Neuem und vielleicht gar als Befreiung aus der Begleitung einer Therapie wahrgenommen werden können. Ebenso aber kann die Entlassungszeit auch mit entsprechenden Ängsten und einer Regression auf ein paranoid-schizoides Niveau verbunden sein, das heißt auf eine Position, aus der heraus die Behandelnden als verfolgende und als nicht gut gesinnte Personen erlebt werden. Anstelle offener Traurigkeit treten dann Verlustängste und Panik auf, verlassen zu werden. Ein Gefühl normaler Ambivalenz ist in diesem Fall so wenig erträglich, dass das internalisierte gute Bild des Therapeuten in der Vorstellung einer bevorstehenden Trennung nicht aufrechterhalten werden kann, sondern der Fantasie weicht, dass der Therapeut in der Beendigung der Therapie und der Loslösung und Entfernung letztlich einen sadistischen Angriff auf den Patienten verübt. Der bald abwesende Therapeut ist nicht ein guter Therapeut, der einem dabei geholfen hat, mit eigenen Schwierigkeiten zurechtzukommen, sondern ein »böses« Objekt, das einen verlässt und leiden lässt – und möglicherweise gar noch eine Lust daran findet.

Dazu das folgende Beispiel aus der Behandlung einer jungen Frau, die sich mit schweren suizidalen Impulsen, einem Alkoholabusus und der Diagnose einer Borderline-Persönlichkeitsstörung in ambulante Einzelpsychotherapie begab.

BEISPIEL Die 36-jährige Patientin kommt nach Zuweisung durch einen ärztlichen Kollegen erstmalig in Therapie. Der Arzt hatte die Patientin viermal gesehen, ihr dann aber klargemacht, dass er mit ihr aufgrund der Alkoholproblematik und der Borderlinestörung nicht werde arbeiten können und sie an einen Kollegen überweisen wolle, der auf ihre Schwierigkeiten spezialisiert sei. Die Patientin braucht sehr lange, um Vertrauen zu gewinnen, öffnet sich in der Therapie aber zunehmend. Die Therapie verläuft insgesamt sehr positiv, die Patientin kann ihre suizidalen Impulse zunehmend kontrollieren bzw. erlebt sie auch nicht mehr.

Nach über hundert Sitzungen steht ein erneuter Antrag auf Kostenübernahme durch die Krankenkasse an. Nach Gewährung der weiteren Finanzierung kommt die Patientin in die Sitzung und sagt, dass sie dem Therapeuten am liebsten um den Hals gefallen wäre für sein Engagement, dass die Therapie weitergehen könne. Allerdings fällt die Kostenübernahme nicht in der beantragten Länge aus, wobei der Therapeut der Patientin vermittelt, dass dies kein Problem sei und er gegebenenfalls eine Weiterfinanzierung beantragen würde.

Er stellt aber zugleich grundsätzlich die Frage, ob die Therapie nicht auch bald an ein Ende komme könnte und dass sie dieses Thema wahrscheinlich in der nächsten Zeit beschäftigen werde.
In der folgenden Sitzung erscheint die Patientin mit versteinerter Miene. Sie macht deutlich, dass sie nach der ersten Euphorie rasch realisiert habe, dass jetzt damit eigentlich bloß der Abschied in die Länge gezogen werde, sodass sie sich überlegt habe, doch gleich jetzt schon die Therapie abzuschließen bzw. abzubrechen. Sie realisiere, dass sich durch diese Verlängerung in ihr nur Angst und Verzweiflung breitmachen würden. Sie könne sich nicht vorstellen, dass ein so schwieriger Abschiedsprozess zu einem guten Ende führen könne. Einfacher wäre ein Abbruch oder ein Ausschleichen mit einem langsamen »Ausdünnen« der Sitzungen. Auch kann sie die in der vorangegangenen Sitzung bilanzierte Veränderung und Verbesserung ihres Zustands nicht mehr erkennen, sondern scheint jetzt überflutet vom befürchteten Therapieende.
In der darauf folgenden Sitzung ist die Patientin nicht nur versteinert, sondern vorwürflich und wütend und überzeugt davon, dass der Therapeut sich freuen würde, sie endlich loszuwerden und die Therapie zu beenden, worauf er doch letztlich schon lange gewartet habe. Diese Überzeugung scheint unkorrigierbar, sodass der Therapeut sie konfrontiert mit dem Bild von sich als einem Therapeuten, dem sie vor wenigen Sitzungen nach dem Erlangen der Kostenübernahme noch um den Hals hätte fallen können, und jenem bösartigen, ja, sadistischen Gegenüber, das nun sein wahres Gesicht zeige. Sie meint, dass sie nicht verstehe, was sie falsch gemacht habe, dass er sich jetzt so gewandelt hätte, außer dass er wahrscheinlich immer schon froh gewesen wäre, sie loszuwerden – eine Reminiszenz des Therapiebeginns mit einer Abweisung durch den ersten Therapeuten und ihrer damit bestätigten Überzeugung, dass sie letztlich eine Belastung auch für Professionelle sei.
Der Therapeut deutet ihr den von ihr angesprochenen Wechsel als ihre Projektion, dass sie durch die Situation einer Kostenübernahme und gleichzeitigen Konfrontation mit einem bevorstehenden Therapieende in vermutlich rund einem halben Jahr in eine große innere Not gekommen sei und realisiere, dass sie über längere Zeit sich mit einem Abschied zu befassen und Gefühle zu ertragen habe, die nicht einfach wegzumachen wären mit einem raschen Abbruch. Dies sei doch möglicherweise der Grund, dass sie ihr inneres Bild von ihm verändert habe hin zu einem Sadisten, was es ihr erleichtere – wenn auch immer noch sehr schwer mache –, die enorme Kränkung und Verletzung zu ertragen, indem sie von ihm Abstand nimmt und sich distanziert bzw. die Behandlung vorzeitig beendet.

Die Patientin kann die Deutung verstehen, tut sich aber schwer, sie anzunehmen. Sie meint auch, dass sie nicht in der Lage sei, zu denken.
Zur nächsten Sitzung kommt die Patientin verspätet, sodass der Therapeut etwas beunruhigt ist, was allerdings beabsichtigt zu sein scheint, wie sich dann herausstellt. Zunächst verneint sie seine Frage nach dem Grund der Verspätung, meint dann aber, dass sie es schon nicht gerade eilig gehabt habe, sie sei hin- und hergerissen gewesen, ob sie überhaupt kommen solle. Das vereinbarte Ausfallhonorar, das sie hätte übernehmen müssen, habe sie dann aber motiviert, doch zu kommen. Es lässt sich in dieser Sitzung erstmals über ihre projektive Überzeugung sprechen, dass der Therapeut sie letztlich nur loswerden wolle, sodass in ihr auch erste Zweifel darüber aufkommen. Dennoch, so die Patientin, bleibe der Gedanke bestehen, die Therapie möglichst rasch zu beenden, da die Vorstellung für sie unerträglich sei, noch über Monate das Damoklesschwert des Abschieds über sich schweben zu sehen.
In der Folgesitzung zeigt sich die Patientin nach wie vor misstrauisch, ist vor allem aber überzeugt davon, dass die Fortsetzung der Therapie im Wissen um das nahende Ende nur noch zur Qual werde. Während sich das Misstrauen dem Therapeuten gegenüber doch deutlich abgeschwächt hat, scheint die Patientin jetzt sehr viel mehr damit beschäftigt zu sein, was es ihr denn bringen solle, länger in der Behandlung auszuharren und das Ende abzuwarten. Es wird zunehmend thematisierbar, dass sie große Verlustängste hat beim Gedanken an das Therapieende und sie panikähnliche Zustände erlebe in der Vorstellung, sich trennen zu müssen und dann mit ihren schwierigen emotionalen Zuständen allein zu bleiben und selbst damit zurechtkommen zu müssen.
Und doch: Die verbleibenden Monate kann die Patientin schließlich nutzen, um sich mit der durch ein bevorstehendes Therapieende verbundenen Bedrohung und die dadurch mobilisierten Ängste auseinanderzusetzen. Sie kann anders als bisher in ihren Beziehungen die Therapie nicht durch einen selbst initiierten Abbruch beenden (um in ihrem Ohnmachtsgefühl die Kontrolle wiederzugewinnen), sondern sich auf einen Ablösungs- und Abschiedsprozess einlassen.
In diesem Abschiedsprozess erfolgt schließlich auch eine Form der »Befreiung« in wichtigen Lebensbereichen: Die Patientin entschließt sich, ihren Job als Mitarbeiterin im Außendienst einer Firma aufzugeben und ein Studium zu beginnen, und sie lernt einen Mann kennen, den sie schließlich heiraten wird. Beides lässt sich in dieser Phase als mutiger Aufbruch und deutliche Öffnung hin auf ihr Leben außerhalb und nach der Therapie verstehen.

Ein Jahr nach Beendigung der Behandlung erhält der Therapeut von der Patientin eine Geburtsanzeige ihrer Tochter – auch für ihn als Therapeut ein großes Geschenk. x

Anders gestalten sich zumeist die Übergänge aus stationären Behandlungen in ein teilstationäres oder ambulantes Setting. Hier geht es zwar ebenfalls um Ablösung und Abschied als Voraussetzungen für einen Neubeginn, allerdings erfolgt diese Trennung und deren Bearbeitung im Rahmen einer therapeutischen Kooperation, bei der zu prüfen ist, welche Verantwortung der Patient, die Patientin selbst übernehmen kann, um in diesem Übergang nicht »verloren« zu gehen, und welche Unterstützung notwendig ist, damit die Nach- bzw. Weiterbehandlung nicht gefährdet wird.
Auch hier sind mit Blick auf Beziehungsaspekte eine frühzeitige Thematisierung des Abschlusses und die damit verbundene Planung von Bedeutung, sodass es sich nicht bloß um einen organisatorischen Akt handelt, sondern wesentlich um eine Beziehungsarbeit an der Trennung, die ihre Zeit braucht. Gerade hier sind auch die seitens der Behandelnden auftauchenden Vorstellungen, dass eine Patientin von einer weiteren Behandlung bei ihnen profitieren könnte, gut zu reflektieren, damit ein Therapieende bzw. der Übergang in ein anderes therapeutisches Setting nicht vermieden bzw. hinausgezögert und dadurch eine Ablösung erschwert wird. Abschiede sind vonseiten der Behandelnden ihren Patientinnen und Patienten durchaus im Doppelsinn zuzumuten: als Zumutung und als Zutrauen.

Patientenverfügungen: therapeutische Aspekte

Ein Therapiebeendigungen auch im Sinn eines Übergangs markierendes Instrument sind Patientenverfügungen. Sie dienen in erster Linie der Selbstbestimmung von Patientinnen und Patienten und sollen dafür sorgen, dass die Entscheidung über eine medizinische Behandlung als höchstpersönliches Recht von jeder einzelnen urteilsfähigen Person gewährleistet ist. Sie hält im Voraus fest, welchen medizinischen Maßnahmen die verfügende Person zustimmt und welche sie ablehnt in Situationen, in denen sie selbst nicht mehr bestimmen kann, also urteilsunfähig ist. Ebenfalls kann bestimmt werden, welche Person im Fall der eigenen Urteilsunfähigkeit die eigenen Interessen gegenüber Behandelnden vertreten, mit den Ärzten und Ärztinnen mögliche Maßnahmen besprechen und letztlich im Namen der Vertretenen entscheiden soll.

Auch Ärzte und Ärztinnen sind verpflichtet, sich an eine Patientenverfügung zu halten, außer – nach Schweizer Recht, ähnlich aber auch in Österreich und Deutschland – wenn diese gegen gesetzliche Vorschriften verstößt oder wenn begründete Zweifel bestehen, dass sie auf freiem Willen beruht oder immer noch dem mutmaßlichen Willen entspricht (siehe etwa: Art. 372 Abs. 2 Schweizerisches Zivilgesetzbuch ZGB). Empfohlen wird von den Fachgesellschaften, dass ein persönliches Beratungsgespräch in Anspruch genommen wird, sei es durch den Hausarzt, durch eine Fachärztin oder eine Pflegefachperson, was der Grundidee des Advanced Care Planning (ACP) entspricht (siehe für die Schweiz *Rechtliche Grundlagen im medizinischen Alltag*, SAMW 2020, S. 53 ff.).

Wie im »Leitfaden« zu den *Rechtlichen Grundlagen im medizinischen Alltag* der SAMW bemerkt wird, geht es bei Patientenverfügungen »nicht nur um das physische Endprodukt [...], sondern vor allem auch um einen kontinuierlichen Prozess, welcher aus Gesprächen zwischen diversen Beteiligten besteht (Shared Decision Making)« (ebd., S. 54 f.). Hier gilt es zu berücksichtigen, dass sich die Prozesse zur Entscheidungsfindung bei den verschiedenen Patientengruppen unterscheiden. Während Patienten mit akuten somatischen Beschwerden zu 30 – 58 Prozent eine Entscheidung und Problemlösung durch den Arzt, die Ärztin wünschen, ist das Gegenteil der Fall bei chronisch verlaufenden Erkrankungen (Deber u. a. 2007), bei denen nur 5 – 10 Prozent eine Entscheidung beim Arzt oder bei der Ärztin wünschen, also, so könnte man mutmaßen, bei Patientinnen und Patienten mit einer bipolaren affektiven Störung oder einer Schizophrenie – in der Studie von Raisa B. Deber und Kolleginnen wurde dies bei der Multiplen Sklerose und der Unfruchtbarkeit von Frauen untersucht. Wie Undine Lang vermutet, hat dies damit zu tun, dass sich bei chronischen Verlaufserkrankungen »nicht nur eine richtige Lösung finden lässt, und es vielmehr der gegenseitige Kompromiss ist, der zum Erfolg führt« (Lang 2013, S. 54). Rückfälle, auch aufgrund misslungener Absetzversuche von Medikamenten, geschehen nicht selten, sodass es gilt, in den Überlegungen auch zu berücksichtigen, ob eine Patientenverfügung oder andere therapeutische Vereinbarungen einzubeziehen sind, in denen Fachpersonen verschiedene Optionen aufzeigen, für die sich gleichwohl die Patientinnen und Patienten selbst aktiv entscheiden müssen.

Die Patientenverfügung kann damit durchaus als ein Instrument mit therapeutischer Funktion verstanden werden, eine Funktion, die genutzt werden sollte.

Die Verfügung basiert zumeist auf einer eigenen Krankheitserfahrung bzw. auf der Auseinandersetzung mit einer bestehenden oder möglichen Krankheit, sodass vorsorglich – und dies insbesondere bei schweren psychischen Störungen – der Fall einer Urteilsunfähigkeit so weit geregelt werden soll, dass die erfolgenden Maßnahmen, seien diese freiheitseinschränkender oder auch zwangsbehandelnder Art, möglichst im Sinn der Entscheidungen angewendet werden können, wie sie zum Zeitpunkt der Urteils- und Einwilligungfähigkeit sowie nach gründlicher Aufklärung festgelegt wurden.

Neben der Kenntnisnahme, dass der Gesetzgeber (in der Schweiz) den Stellenwert einer Patientenverfügung zumindest dahingehend relativiert hat, dass die Verfügung bei fürsorgerisch untergebrachten Personen »nur so weit umgesetzt werden [muss], wie dies die Wirksamkeit der Therapie nicht beeinträchtigt« (SAMW 2016, S. 22), erfolgen in solcher Auseinandersetzung zweierlei Prozesse:

Zeiterleben und Identität Zum einen bedeutet dies für die betroffene Person, dass sie sich mit der eigenen (möglichen) Krankheit und – insbesondere bei episodischen Verläufen – mit der eigenen Zukunft befassen muss. Dies ist nicht selten eine Herausforderung, da gerade der Entwurf in die Zukunft, in Erinnerung an Vergangenes und damit ein Eröffnen von Zeitdimensionen, wie gesehen, bei vielen psychischen Erkrankungen mit der Störung des subjektiven Zeiterlebens deutlich erschwert sein kann. Die Arbeit an einer personalen Identität, die sich wesentlich einer zeitlichen Kontinuität des Selbsterlebens und einer situativen Kohärenz des Selbst mitverdankt (Sollberger 2021), manifestiert sich implizit in der Arbeit an einer Patientenverfügung, die letztlich zum Bestandteil einer narrativen Identität wird, in der vergangene Erfahrungen, Erinnerungen, die Auseinandersetzung mit durchlebten und bewältigten Störungsepisoden sowie deren Extrapolation aufgrund prognostischer Einschätzungen und Aufklärungen über Verläufe zusammengeführt werden. Die Arbeit an einer Patientenverfügung kann also durchaus einer Fragmentierung des Selbst entgegenwirken und im Sinn einer identitätsstiftenden therapeutischen Arbeit verstanden und umgesetzt werden.

Beziehungsstärkung Zum andern bildet die therapeutische Beziehung die Basis und zugleich das Medium, das für diese Auseinandersetzung genutzt werden kann, sodass sie im Wesentlichen interaktiv erfolgt in dem Sinn, dass Fachleute auf Risikofaktoren für Rückfälle und mögliche präventive Maßnahmen hinweisen, und zwar auch konfrontativ etwa bei »stillen« Medikamentenabsetzungen. Die Arbeit an einer Patientenverfügung kann also zu einer mitunter heftigen und konflikthaften Auseinandersetzung führen, sodass eine gute therapeutische Basis und ein Vertrauen notwendig sind, damit das Endergebnis nicht bloß in Form eines Papiers vorliegt, sondern einen »geronnenen« Prozess der Internalisierung abbildet. Dies ist zumeist im späteren Verlauf einer Therapie bzw. in der Abschlussphase der Fall und damit dort am aussichtsreichsten.

In dieser Phase des Abschlusses, des Übergangs in ein anderes therapeutisches Setting oder auch der Entlassung aus einer Behandlung involviert die Arbeit an einer Patientenverfügung und anderen Vereinbarungen auch verschiedene weitere Akteure: Partnerinnen und Partner, andere Familienangehörige, weitere Vertrauenspersonen, ambulante Therapeutinnen und Therapeuten, die Aufnahmestelle einer psychiatrischen Klinik, die Notfallstationen, Beistände, Betreuerinnen und eventuell auch Arbeitgeber oder Behörden. Damit verankert sich die skizzierte Identitätsbildung auch interpersonell in den sozialen und insbesondere therapeutischen Kontakten, die nicht nur zur Stabilisierung beitragen, sondern ebenso einen Kern der eigenen Identität ausmachen, sodass das auch in der Arbeit an einer Patientenverfügung entstehende Selbstbild nicht allein introspektiv bleibt, sondern sozial verfestigt wird.

Über eine solche intensive Arbeit besteht die Chance, dass alle an diesem Prozess Beteiligten in die innere Struktur des Selbst einbezogen werden und ein Gegenüber bilden, das sowohl umsorgend und wertschätzend als auch kritisch und gegebenenfalls mahnend sein kann, um zum Halt, zur inneren Kohärenz, zur zeitlichen Kontinuität im Selbsterleben, im Erleben wichtiger Bezugspersonen und schließlich auch zum Gefühl der Selbstachtung beizutragen.

Therapieabbrüche

Längst nicht alle Behandlungen finden einen geordneten, geplanten, vorbereiteten und bearbeiteten Abschluss, der in einen Trennungs- und Abschiedsprozess münden konnte. Kontakt- und Behandlungsabbrüche sind eine Realität. Wenngleich Therapieabbrüche nicht notwendigerweise auf schlechte Behandlungsergebnisse hinweisen, so doch auf ein Misslingen des Behandlungsprozesses. Von Therapie*abbrüchen* wird in der Regel dann gesprochen, wenn eine Behandlung vorzeitig, das heißt vor einem zeitlich vereinbarten Ende abgebrochen wird oder aber vor dem Erreichen vereinbarter Therapieziele. Letzteres setzt voraus, dass solche Ziele festgelegt worden und auch innerhalb der gesetzten Zeit realistisch erreichbar sind. Um eine wertneutrale Begrifflichkeit zu verwenden, wird häufig von »vorzeitigen Behandlungsbeendigungen« gesprochen und der Begriff »Therapieabbruch« tendenziell eher dann verwendet, wenn vonseiten der Patienten eine unabgesprochene Beendigung der Behandlung erfolgt.

Die Gründe für vorzeitige Behandlungsbeendigungen sind vielfältig und reichen von externen Faktoren wie nicht mehr bewilligten Kostenübernahmen bis hin zu Ablehnungen der Therapie aufgrund von Rupturen in der therapeutischen Beziehung, Symptomverschlechterungen, Rückfällen etc. Empirische Untersuchungen zu frühzeitigen Beendigungen ambulanter Therapien im angloamerikanischen Raum gehen davon aus, dass diese in 30–35 Prozent der Fälle vorkommen, in Deutschland zwischen 20 und 40 Prozent. Vorzeitige Beendigungen erfolgen in rund 20 Prozent der Fälle bereits am Anfang der Behandlungen und sind im ambulanten Einzelsetting etwa doppelt so häufig wie im Gruppensetting (Reuter & Scheidt 2014).

Verschiedene Faktoren können bei Kontakt- und Behandlungsabbrüchen eine Rolle spielen: patientenbezogene, krankheitsbezogene sowie auch therapeutenbezogene. Empirische Untersuchungen zeigen, dass jüngere Patienten und Patientinnen mit Persönlichkeitsstörungen und Essstörungen die ambulanten Therapien häufiger vorzeitig verlassen als der Durchschnitt. In Bezug auf die Therapien und Therapeuten zeigte sich, dass nicht manualisierte, zeitlich nicht begrenzte sowie Therapien bei unerfahrenen Therapeutinnen und Therapeuten häufiger frühzeitig endeten – siehe die Übersichtsarbeit von Joshua K. Swift und Roger P. Greenberg (2012). Soziodemografische Variablen wie ein niedriger Bildungsstand, ein geringes Einkommen sowie die Zugehörigkeit zu einer ethnischen Minderheit korrelierten in der Metaanalyse von Michael Wierzbicki und Gene Pekarik (1993) mit vorzeitigem Therapieende, während Geschlecht und Familienstand dies nicht taten. Eine geringe Veränderungsmotivation und Erfolgserwartung seitens der Patienten, eine erhöhte Psychopathologie sowie eine komorbide Persönlichkeitsstörung wurde in der Studie von Fatima Cinkaya und Kollegen (2011) mit dem Risiko vorzeitiger ambulanter Behandlungsbeendigungen in Verbindung gebracht.

Im stationären Bereich spielen ähnliche patientenbezogene Variablen hinsichtlich vorzeitiger Beendigungen von Therapien eine Rolle, wobei dort zusätzlich andere Faktoren ins Spiel kommen wie Unvereinbarkeiten familiärer oder beruflicher Verpflichtungen mit einem Klinikaufenthalt oder Unzufriedenheiten, die in Zusammenhang beispielsweise mit der Unterbringung stehen (Reuter & Scheidt 2014).

Die Studien und Metaanalysen sind insgesamt methodologisch kritisch zu beurteilen, da sie die vorzeitigen Behandlungsbeendigungen zumeist als

Zusatzinformationen aus Studien mit anderen Hauptfragestellungen beiziehen und entsprechend wenig zu den Ursachen über vorzeitige Abbrüche aussagen können bzw. die Variablen nur eine geringe Vorhersagekraft haben. Zudem differieren die Definitionen von vorzeitigen Beendigungen in den Studien erheblich (siehe Reuter & Scheidt 2014).

Neben den erwähnten soziodemografischen und klinischen Patientenmerkmalen spielen gemäß der Übersicht über 15 Studien zu vorzeitigen Behandlungsbeendigungen im stationären Setting psychosomatischer und rehabilitativer Kliniken in Deutschland insbesondere motivationale Faktoren eine entscheidende Rolle – obschon diese seltener untersucht wurden (Reuter & Scheidt 2014): So motiviert beispielsweise ein eher somatisch orientiertes Krankheitsverständnis in der Tendenz weniger für eine psychotherapeutische Behandlung, sodass in der Folge Unzufriedenheit mit einer fehlenden Erfüllung von Behandlungswünschen einen Behandlungsabbruch begünstigt.

Eine Einzelstudie, die mit der Operationalisierten Psychodynamischen Diagnostik (OPD) arbeitete, zeigte bei Patientinnen und Patienten mit affektiven Störungen, dass pathologisches Misstrauen, eine geringe Therapieadhärenz, unreife Abwehrmechanismen sowie schlecht integrierte Selbst- und Objektrepräsentanzen ein erhöhtes Risiko für einen Therapieabbruch darstellen (Armando u. a. 2010) – wobei die »Dropout«-Rate bei depressiven Störungen mit rund 20 Prozent (Cooper & Conklin 2015) insgesamt geringer zu sein scheint als bei Persönlichkeitsstörungen, Essstörungen oder auch Suchterkrankungen.

Bekannt ist, dass Therapieabbrüche im Fall von Patienten mit Substanzabhängigkeiten zu den großen Herausforderungen in Behandlungen gelten. Die »Dropout«-Raten bewegen sich je nach Studie zwischen 20 und 60 Prozent (Brorson u. a. 2013). Konsistent sind die Befunde in der zitierten systematischen Übersicht, wonach insbesondere kognitive Einschränkungen, eine schlechte therapeutische Allianz, komorbide Persönlichkeitsstörungen sowie ein junges Alter Prädiktoren für einen Behandlungsabbruch bei Suchterkrankungen darstellen. Gerade komorbide Störungen mit Suchterkrankungen zeigen erhöhte Abbruchraten (Belleau u. a. 2017, untersucht wurden Patienten mit einer PTBS). Die in Bezug auf Therapieabbrüche problematische Verknüpfung kognitiver Einschränkungen, seien sie vorbestehend oder Resultat eines chronischen Alkoholkonsums, und einer wenig tragfähigen therapeutischen Beziehung wurde überdies in vielen Studien bestätigt (Dominguez-Salas u. a. 2016).

Allgemeine kognitive Defizite wie insbesondere Einschränkungen in den Exekutivfunktionen tragen dazu bei, dass Patienten und Patientinnen in der Fähigkeit

zur Verarbeitung neuer Informationen, der Integration neuer Fertigkeiten sowie der Implementierung alternativer Verhaltensmuster anstelle des Substanzkonsums so sehr beeinträchtigt sind, dass dies die Behandlungen maßgeblich beeinflusst und das Risiko für Behandlungsabbrüche deutlich ansteigt. Auch konnte gezeigt werden, dass ein vermindertes Funktionsniveau von Identität und Zielorientierung bei Patienten mit einer Borderline-Persönlichkeitsstörung zu erhöhten Behandlungsabbruchraten beiträgt (Busmann u. a. 2019), sodass das Kriterium A in der Diagnose einer Borderlinestörung – nach DSM-5, Sektion III (alternatives Modell) – als klinischer Indikator für ein entsprechendes Risiko (im Fall der Studie 2,3-mal höher) gelten kann.
Mareike Busmann und Kollegen (ebd.) konnten zugleich aber nachweisen, dass eine positive therapeutische Allianz in der Wertung der Therapeutinnen und Therapeuten mit einem verminderten Abbruchrisiko verbunden war. Insgesamt zeigt eine jüngere Metaanalyse eine »Dropout«-Rate von knapp 30 Prozent in den Behandlungen von Patienten mit einer Borderline-Persönlichkeitsstörung, die hauptsächlich auf Gründe der Unzufriedenheit mit der Behandlung und auf motivationale Probleme zurückzuführen ist – oder aber auch auf den Ausschluss aus der Behandlung seitens der Behandler (Iliakis u. a. 2021).
Vorzeitige Therapieabbrüche, darauf weisen die Forschungsresultate hin, sind also vielfältig begründet, wobei bisher nur wenige Untersuchungen zu den motivationalen Faktoren vorliegen. Neben einer fehlenden und geringen Motivation zur Veränderung spielen sicherlich nicht bearbeitbare Rupturen in der therapeutischen Beziehung eine wichtige Rolle, eine fehlende emotionale Besetzung der Therapie bzw. der Therapeutin oder des Therapeuten – vor allem in frühen Therapiephasen –, was auch eine Folge der emotionalen Reserve gegenüber einer Patientin oder einem Patienten vonseiten der Therapeuten sein kann. Es kann dann auf Patientenseite ein Gefühl entstehen, nicht gemeint zu sein und nicht angenommen zu werden, insbesondere wenn dies bei Patienten auch biografische Erfahrungen weckt und eine rasche Übertragungsdynamik anstößt. Enttäuschungen, aber auch Beschämung bei zu konfrontativem Vorgehen etwa können unbearbeitet zu inneren Rückzügen und in der Folge zu Behandlungsabbrüchen führen. Ebenso ist umgekehrt denkbar, dass gerade das Gefühl, verstanden, angenommen und respektiert zu werden, vor dem Hintergrund eines unsicher-desorganisierten Bindungsmusters dazu führen kann, dass Behandlungen in dem Moment abgebrochen werden, in denen dieses Muster aktiviert wird, also ein Therapeut oder eine Therapeutin emotional derart positiv besetzt wird, dass zugleich die Angst vor Verlassenwerden und Verlust durch Trennung abgewehrt wird.

BEISPIEL Frau B., eine 33-jährige Patientin, kommt nach Suizidversuch zur ambulanten Weiterbehandlung der stationären Krisenbehandlung und anschließenden stationären Psychotherapie. Nach Etablierung einer ambulanten Therapievereinbarung, in der insbesondere der Umgang mit Suizidalität geklärt wird, ein Notfallplan erstellt und die Patientin in Verantwortung genommen ist, dass sie sich bei nicht mehr durch sie selbst kontrollierbaren suizidalen Impulsen an eine bezeichnete Notfallstation wendet, mit der dieses Vorgehen auch besprochen ist, versucht sie sich nach wenigen ersten Therapiestunden im Anschluss an eine Sitzung mittels Paracetamol-Tabletten und anderen Substanzen zu suizidieren. Den Vorsatz hatte sie bereits vor der Sitzung gefasst, mehr noch, wie sich später herausstellt, hatte sie dem Therapeuten einen Abschiedsbrief geschrieben, in dem sie ihn als »guten Menschen« wertschätzt und ihm für seine Bemühungen dankt. Den Brief hatte sie auch vor der Sitzung bereits zur Post gebracht.

Die Patientin überlebt den Suizidversuch. In der therapeutischen Bearbeitung und der Klärung des Verhaltens wird deutlich, dass sie sich lange nicht ihrer aktiven »Täterinnenrolle« gegenüber dem Therapeuten bewusst wird, indem sie, ohne ihm einen Hinweis dafür zu geben, zu ihm in die Therapiesitzung kommt – bei dem sie sich notabene, wie sie in den früheren Sitzungen bereits mehrfach betont hatte, aufgehoben fühlt –, um ihn ein letztes Mal zu sehen und sich danach das Leben zu nehmen – und also die Behandlung abzubrechen.

Biografisch zeigt sich, dass die Patientin schon in der frühen Kindheit mit einem aufgrund mehrmonatiger Kriegseinsätze wiederholt abwesenden Vater konfrontiert war und jeweils sich ohnmächtig zurückgelassen fühlte in der großen Ungewissheit darüber, wann und ob er zurückkommt. Die zwar anwesende, aber emotional kühl und distanziert geschilderte Mutter scheint in diesen Situationen nicht verfügbar gewesen zu sein, um die Ängste und Verlorenheit des Kindes zu »containen«, sodass die Patientin ein unsicher-desorganisiertes Bindungsmuster entwickelt hat, welches sich in den Beziehungen, so auch in der therapeutischen Beziehung widerspiegelt: Mit einer Sehnsucht nach emotionaler Nähe und Bindung einerseits wird eine Angst vor Bindung andererseits erkennbar, etwa wenn die junge Frau in ihrem Leben versucht, eine haltgebende eigene Familie zu gründen und mit ihrem inzwischen geschiedenen Ehemann zwei Kinder zeugt (Bindungswunsch), allerdings eine ausgeprägte Tendenz zum Rückzug mit Fantasien über ein mitunter rebellisch anmutendes Leben außerhalb der Gesellschaft zeigt, indem sie die Trennung vom Ehemann vollzieht und in der Folge auch den Kontakt mit den Kindern vermeidet. x

Es lässt sich vermuten, dass die Patientin auch in der Therapie angesichts eines ihr bedeutsamen Gegenübers, von dem sie sich verstanden und angenommen fühlt, erlebt, dass die Aktualisierung ihres Bindungswunsches zugleich die Angst vor einer Bindung hervorruft, die enttäuscht werden und abbrechen könnte. Die (mehr oder weniger) unbewusste Befürchtung einer schmerzlichen Trennung wird – so könnte man vermuten – im Autonomie- und Unabhängigkeitsstreben abgewehrt; die Patientin mit der Selbstrepräsentanz eines hilflos zurückgelassenen und nicht gehaltenen Kindes oszilliert in der Therapie von der »Opfer-« in eine »Täterinnenrolle« gegenüber dem Therapeuten, indem sie ihn verlässt, um nicht möglicherweise von ihm »verlassen« zu werden und sich ohnmächtig dieser Verlassenheitsangst ausgesetzt zu erleben.
Vorzeitige Therapieabbrüche lassen therapeutische Teams, Therapeutinnen und Therapeuten häufig nicht nur im Gefühl, gescheitert zu sein, ratlos zurück, sondern lösen durchaus auch Enttäuschung, Kränkungen und Ärger aus. Gegenübertragungsreaktionen dieser Art gilt es gut zu reflektieren, damit sie nicht ungefiltert einen Abschluss prägen und Patienten in dem Gefühl zurücklassen, abgelehnt und verachtet zu werden. Nicht nur sind Therapieabbrüche häufig Krisenmomente, die wie bei einer Trennung zumindest so weit aufgefangen werden sollten, dass die positiven Resultate einer Behandlung und das Erreichte nochmals benannt und festgehalten werden, sodass ein »Abbruch« nicht nur ein totales Scheitern bedeutet. Es sollte auch seitens der Behandelnden ermöglicht werden, dass sich die Patienten zu einem späteren Zeitpunkt wieder melden können, sei es, um anlässlich eines Nachbesprechungstermins nochmals zu reflektieren, was zum vorzeitigen Ende geführt hat, sei es, um gegebenenfalls eine Therapie wieder aufzunehmen. Es ist darauf zu achten, dass neben solchen Kontinuitätsangeboten auch Übergänge in ein anderes Therapiesetting oder in die Behandlung eines anderen Therapeuten, einer anderen Therapeutin unterstützt werden.

Abschied, Trauer, Aufbruch: Beziehungsbeendigung

Abschied zu nehmen, zumal von einer geliebten oder schlicht bedeutsamen Person, ist in der Regel verbunden mit Trauer und Dankbarkeit. Um sich von einer bedeutsamen Person verabschieden und lösen zu können, braucht es den Prozess der Trauer. Klinisch wird mit der ICD-11 die pathologische Trauer als

»anhaltende Trauerstörung« neu als psychiatrische Diagnose aufgenommen. In ihr zeigt sich, was bei fehlender Fähigkeit, zu trauern, an psychopathologischen Auffälligkeiten entsteht, wenn eine nahestehende Person (zum Beispiel Partner/Partnerin, Elternteil, Kind) stirbt: zum einen eine starke Sehnsucht nach oder eine anhaltende Beschäftigung mit dem Verstorbenen, zum andern aber die Entwicklung von Symptomen wie Traurigkeit, Schuldgefühle, Ärger, Verleugnung, Schuldzuweisung. Es treten Schwierigkeiten auf, den Tod zu akzeptieren, das Gefühl, einen Teil des eigenen Selbst verloren zu haben, emotionale Taubheit oder auch Schwierigkeiten, sich auf andere soziale Aktivitäten einzulassen, wobei die Trauerreaktion länger als sechs Monate persistiert und die erwartbaren sozialen, kulturellen und religiösen Normen der Kultur und des Kontextes des Individuums deutlich übersteigt (Treml & Kersting 2018).

Um trauern zu können, bedarf es verschiedener Fähigkeiten, zunächst jener, den verstorbenen Menschen als »verlorenes Objekt«, das heißt als vom eigenen Selbst auch unabhängigen Menschen, der einem verlorenen gegangen ist, zu erkennen und anzuerkennen. Solange er als Teil des Selbst erlebt wird, ist eine Trennung und die Trauer über seinen Verlust nicht möglich. Es ist also in der Ablösungssituation die basale Ich-Funktion der Subjekt-Objekt-Differenzierung verlangt, um den Verlustschmerz annehmen zu können. In Situationen, in denen es nicht um den Verlust durch Tod geht, sondern um Ablösesituationen, Trennungen, seien sie nun selbst gewählt oder von anderen herbeigeführt, stellt sich immer auch die Frage, ob diesem Schmerz, weil zu überwältigend, ausgewichen werden kann, also eine Trennung vermieden oder verleugnet wird. Anstelle der Trauer treten in der Vermeidung dann andere Emotionen wie Verlustängste, Angst vor Einsamkeit und Leere, vor Trauer und Verzweiflung oder als Abwehr in Form einer Wendung ins Gegenteil auch dysphorisch-aggressive Affekte. Letztere braucht es auch als Form einer Trennungsaggression, damit sich Nachkommen etwa von ihren Eltern »abnabeln« können. Sie müssen in der Fantasie gegen das Objekt vorgehen, es »zerstören« können, um sich ausreichend gut, das heißt ohne allzu große und hemmende Schuldgefühle, trennen zu können – dem hat Donald W. Winnicott (1947/1983) große Bedeutung beigemessen. Zentral ist dabei natürlich die Erfahrung, dass das Objekt die »Attacke« überlebt, das Objekt also zugleich entweder real als Bezugsperson oder in Form eines inneren Objekts erhalten bleibt. Es braucht diese Triangulierung von Subjekt, angegriffenem Objekt und erhaltenem Objekt.

Die Ich-Stärke, die notwendig ist, um sich nicht nur auf einen Trauerprozess einzulassen, sondern ihn auch emotional zu ertragen, nährt sich letztlich aus

den guten Bindungserfahrungen im früheren Leben. Wer positive Erfahrungen gemacht hat, ist eher bereit, eine Trennung einzugehen. Um jemanden loslassen zu können, müssen die guten Erfahrungen überwiegen, da sonst die Wut und der Hass auf das verlorene, einen im Stich lassende Objekt Schuldgefühle evoziert, die verhindern, das Objekt loslassen zu können (siehe dazu auch Küchenhoff 2013, S. 213 ff.), so schon Freuds Argumentation in seiner für die Trauerthematik zentralen Schrift *Trauer und Melancholie* (1917 e).
Wie oben in Bezug auf die Repräsentationsbildung und Triangulation ausgeführt (siehe das Kapitel zur Triangulierung), etabliert die Symbolisierung und die damit ermöglichte Mitteilung subjektiven Erlebens an andere eine intersubjektive Dimension. Die Symbolisierung zieht einerseits zwar eine Differenz zwischen Vorstellung von der Realität und dieser selbst ein, also einen Unterschied zwischen internalisierten Objektrepräsentanzen und dem unmittelbar erlebten Objekt, zwischen Wunsch und Befriedigung; andererseits aber hält sie zugleich das verlorene, also abwesende Objekt als solches präsent und spendet »Trost« für diesen Verlust der Unmittelbarkeit. Wer im Rahmen haltender früher Beziehungserfahrungen sichere Bindungsmuster entwickelt hat, verfügt aufgrund der internalisierten Objektbeziehungsrepräsentanzen – die letztlich ja zu beziehungsregulierenden psychischen Strukturen werden – häufiger über die Fähigkeiten, einen Verlust anzuerkennen, sich ihm emotional auch auszusetzen und schließlich einen Trauerprozess zu durchlaufen und abzuschließen.
Wie aber kann er abgeschlossen werden? Melanie Klein (1957/2006 b) und Donald W. Winnicott (1963/1984) haben in Bezug auf solche Entwicklungsprozesse den Begriff der »depressiven Position« oder der Fähigkeit zur Besorgnis (»concern«) eingebracht, um deutlich zu machen, dass es in Trennungen um eine Reue über die eigene Aggression und um eine Wiedergutmachung der zerstörerischen Impulse und Fantasien des Subjekts geht, welches das Objekt in seiner Wunschperspektivierung ganz für sich einnimmt und damit letzten Endes in seiner Freiheit und Andersheit zerstört. Die Wiedergutmachung und Besorgnis stünde dann für die Relativierung der eigenen vereinnahmenden (Wunsch-)Perspektive auf das Objekt zugunsten einer Anerkennung von dessen Unabhängigkeit und Andersheit. Otto F. Kernberg hat dies in der Definition von Liebe zusammengefasst: »Liebe ist die Enthüllung der Freiheit des anderen. Das widersprüchliche Wesen der Liebe besteht darin, daß das Begehren nach Erfüllung durch die Zerstörung des begehrten Objekts strebt, während die Liebe entdeckt, daß dieses Objekt unzerstörbar und nicht austauschbar ist« (Kernberg 1998, S. 73). Ganz ähnlich hat Joachim Küchenhoff

diese Unzerstörbarkeit in der Figur der Anerkennung der Alterität gefasst, der Anerkennung dessen also, dass das Objekt letztlich nicht vollkommen durch das Subjekt vereinnahmt und »konsumiert« werden kann (Küchenhoff 2013, S. 151).

Allerdings stellt Kernberg, auch aufgrund einer eigenen schmerzlichen und anhaltenden Trauererfahrung nach dem Tod seiner Ehefrau, infrage, ob »Trauer wirklich eine zeitlich begrenzte Erfahrung« sei, die »mit dem Durcharbeiten der depressiven Position und der Wiederherstellung des guten inneren Objekts [...] abgeschlossen« ist (Kernberg 2014b, S. 171). Im Durchgehen seiner Behandlungsfälle, in denen Analyse-Patienten einen schweren Verlust eines nahestehenden Menschen zu bewältigen hatten, sowie in der Selbstanalyse als Trauernder sei ihm deutlich geworden, dass der Trauerprozess nicht allein in der, wie Freud meinte, unbewussten Identifizierung mit dem Verstorbenen bestehe, die kompensatorisch durch das Gefühl der Dankbarkeit darüber, selbst noch am Leben zu sein, abgeschlossen werde (ebd., S. 182). Vielmehr geht Kernberg davon aus, »dass zwischen der Repräsentanz des Selbst und der des verlorenen Objekts eine dauerhafte innere Beziehung hergestellt« werde (ebd., S. 183). Dies geschehe im Fall einer normalen Trauer dadurch, dass eine tiefe Traurigkeit und ein Schuldgefühl darüber entstehe, wie viel Zeit nicht in erfüllter Gegenwart des geliebten Menschen erlebt und genutzt worden ist, sondern der Alltag einen eingenommen und eine gemeinsame Zeit gewissermaßen gestohlen habe. Daraus würden starke Wiedergutmachungsimpulse erwachsen und das Bedürfnis, unvollendete Projekte des verstorbenen Menschen, unerfüllte Wünsche und während Lebenszeiten verfolgte Interessen aufzunehmen und an seiner Stelle weiter zu verfolgen.

Man kann diese Dynamik etwa bei Künstlerpaaren sehen, bei denen der überlebende Partner sich um den Nachlass und die Veröffentlichung des Verstorbenen bemüht. Diese Form der Beschäftigung und des Engagements führe, so Kernberg, nicht zu einem zeitlich begrenzten Trauerprozess mit Besetzungsabzug, sondern vielmehr zu einer Intensivierung der Beziehung, die mit einer Reifung »eines neuen Wertesystems als Teil des Über-Ichs, insbesondere der Ich-Ideal-Strukturen« (ebd., S. 185), verbunden sei. Einhergehe das mit einer Mischung aus Traurigkeit, Reue, Beschäftigung mit dem Verstorbenen und dessen Interessen, Wünschen und Kreationen, die einer Wiedergutmachung gleichkommt für die durch die Überformung des Alltags verpassten Gelegenheiten gemeinsam erlebter Gegenwart. Beides verschließe nicht Möglichkeiten für neue Beziehungen. Im Gegenteil führe es zu einer Vertiefung und Bereicherung auch neuer Liebesbeziehungen, sofern neue Partner nicht in Eifersucht verfallen, sondern damit zurechtkommen könnten, dass die Trauer den vom Verlust Betroffenen immer wieder und manchmal plötzlich einnehmen könne. »Die Fähigkeit, wieder zu lieben, wächst mit der Fähigkeit, die Trauer als beständigen Prozess zu tolerieren und zu gestalten« (ebd., S. 186).

Inwieweit sich diese Überlegungen zum Verlust eines geliebten Menschen durch Tod auf Therapieabschlüsse übertragen lassen, hängt sicherlich von der Intensität und Zeitdauer einer Therapie ab. Es sind letztlich Internalisierungsprozesse, die dazu führen, dass auch Patientinnen und Patienten nach einer Therapie die Therapeutin oder den Therapeuten, ihre bzw. seine Stimme, die Intonation, die Art des Denkens, einzelne Sätze und Überlegungen, aber auch die Atmosphäre und damit den Raum, den Geruch und all die anderen Sinneseindrücke in einer integralen Erinnerung präsent halten. Diese sind dann nach Therapieabschluss im besten Fall eine einstige Gegenwart, die sich nicht mehr weigert, Vergangenheit zu werden (siehe Merleau-Ponty 1966, S. 110). Vielmehr gilt sie dann als vergangen und kann betrauert werden; es kann ihr gegenüber eine Dankbarkeit, es können Schuldgefühle für Ungenutztes entstehen und eine Art selbst auferlegte Delegation erwachsen, um sich in die Richtung weiterzuentwickeln, von der man glaubt, dass die Therapeutin oder der Therapeut es einem gewünscht hat und wozu man von ihr bzw. ihm ermuntert wurde. Die Umsetzung dessen, was in der Therapie erlebt, erfahren und vielleicht auch gelernt wurde, wird dann nicht einfach zu einer Verpflichtung, sondern zur Übernahme eines vermuteten Wunsches, einer therapeutischen Delegation, deren man sich annimmt.

Wie kann es also dazu kommen, zu einem Ende, das zum Aufbruch zu Neuem, zu einem Neuanfang und Weitergehen führt? Die angedeutete Antwort war: in der Übertragungsbeziehung (siehe das Kapitel »Zum Ende«). In der oben skizzierten Zeitverschiebung der Übertragungsbeziehung liegt die Chance, dass sich interaktionell der Stillstand in Bewegung bringen lässt. Das geschieht dadurch, dass am Ende der Anspruch an die Therapeutin und die Unterstellung von deren Wissen aufgegeben werden kann. Die Veränderung des subjektiven Zeiterlebens in den verschiedenen Erkrankungen findet in der therapeutischen Beziehung und der Reinszenierung vergangener Beziehungserfahrungen die Möglichkeit, dass sich die Dimensionen der Zeit wieder in Vergangenheit, Gegenwart und Zukunft differenzieren.

Das kommt einer Ent-täuschung gleich, einer Desillusionierung und Ent-idealisierung. Der Patient bzw. die Patientin realisieren, dass sie das Wissen in sich selbst finden müssen und die Wiederholung eines Erlebnisses ursprünglicher und unmittelbarer Befriedigung nicht möglich ist. Im günstigen Fall ist in der therapeutischen Beziehung die Frustration von Anfang an präsent, zugleich aber ist in ihr auch der Raum gefunden, sie zu bearbeiten und darin ausreichend gut getragen zu werden, um sie zu ertragen. Damit wird ein ursprünglicher Wunsch und Anspruch nicht direkt handelnd erfüllt bzw. eingelöst, vielmehr wird er symbolisiert.

In dieser Nachträglichkeit erfolgt keine physiologische Befriedigung, aber der Trost einer psychischen Repräsentation. Diese stellt sich zwar zwischen Wunsch und Befriedigung, aber ermöglicht zugleich den Wunsch und das Abwesende präsent zu halten – und weckt damit das Begehren. Hanna Segal schreibt, dass das Symbol »wie ein Niederschlag der Trauer um das Objekt« sei (Segal 1996, S. 60); »welcher hilft, den Verlust zu überwinden« (Segal 1957, S. 395, eigene Übersetzung). Wir erinnern uns: Das Symbol, Zeichen einer Repräsentation oder Vorstellung, ist Resultat einer Trennung von Vorstellung und Objekt. Repräsentationen führen aber auch zur Trennung, da sie Abwesendes zwar präsent halten, aber den unmittelbaren Bezug zum Objekt unterbrechen, auch wenn sie die Trennung als »Trost« zu überwinden helfen.

Dies scheint mir der tiefere Sinn zu sein, dass in unseren Behandlungen das Ende und damit das Symbol einer Limitierung und Zurückweisung einer schnellen und umfassenden Heilserwartung, aber auch schon des Kampfes um eine ursprüngliche Anerkennung (siehe Kläui 2008, S. 207) von Anfang an präsent sind und Thema sein sollten. Sonst laufen wir immer Gefahr, die notgedrungenen Enttäuschungen und Frustrationen unserer Patientinnen und Patienten zu vermeiden, die Entbehrungen nicht zuzumuten und ihnen nicht zuzutrauen, dass sie einen Aufschub tolerieren. Und damit beenden wir nichts und tragen nicht zu Lösungen bei, sondern perpetuieren in einer erneuten Wiederholung den Stillstand und verhindern Veränderung. Therapien brechen dann entweder ab oder aber mutieren zu »Begleitungen« ohne Anfang und Ende. Das muss nicht schlecht sein, aber es sollte eine Entscheidung sein beispielsweise für eine supportiv-begleitende Behandlung.

Am Ende läuft's also darauf hinaus, dass der Anfang nicht unmittelbar zu erreichen ist, sondern der Umweg über Sprache und Sprechen (und Schweigen als Teil des Sprechens), das heißt über die Welt der Repräsentationen und damit über die Wendung an den anderen und die Beziehung, führen muss. Das Ende einer Behandlung käme dann dem gleich, dass regressive Wünsche und Sehnsüchte von Patientinnen und Patienten in ihrer Unerfüllbarkeit in diesem Sinn erträglich werden, dass sie sich wenden und dass dies den Boden bereitet für Neugierde und Kreativität sowie im günstigen Fall zu einem Aufbruch zu Verheißungsvollem motiviert.

Literatur

Adler, G. (1986): Psychotherapy of the narcissistic personality disorder patient: Two contrasting approaches. In: *American Journal of Psychiatry,* 143, S. 430 – 436.

Altmeyer, M. & Thomä, H. (2006): Einführung: Psychoanalyse und Intersubjektivität. In: Dies. (Hg.): Die vernetzte Seele. Die intersubjektive Wende in der Psychoanalyse. Stuttgart, S. 7 – 31.

Amering, M. & Schmolke, M. (2012): Recovery. Das Ende der Unheilbarkeit. Köln.

Anthony, W. (1993): Recovery from mental illness. The guiding vision of the mental health service system in the 1990s. In: *Psychosocial Rehabilitation Journal,* 16, S. 11 – 23.

Arbeitskreis OPD (2006): Operationalisierte Psychodynamische Diagnostik OPD-2. Das Manual für Diagnostik und Therapieplanung. Bern.

Arboleda, L. & Zschokke, V. (2014): Die Borderlinestörung gesprächs- und erzählanalytisch betrachtet. Eine linguistisch-empirische Studie. Gießen.

Argelander, H. (1968): Der psychoanalytische Dialog. In: *Psyche,* 22, S. 325 – 339.

Argelander, H. (1970): Die szenische Funktion des Ich und ihr Anteil an der Symptom- und Charakterbildung. In: *Psyche,* 24, S. 325 – 345.

Argelander, H. (1979/2014): Das Erstinterview in der Psychotherapie. Darmstadt.

Armando, M.; Bensi, M.; Brandizzi. M.; Censi. V.; Lindau. J. F. & Fiori Nastro, P. (2010): Valutazione del rischio di drop-out in una popolazione di pazienti affetti da disturbo dell'umore [Drop-out risk factors in mood disorder: A clinical study]. In: *Rivista di Psichiatrica,* 45, S. 365 – 373 (PMID: 21328824).

AWMF – Arbeitsgemeinschaft der Wissenschaftlichen Medizinischen Fachgesellschaften e. V. (2022): Deutschland. Leitlinien Borderline-Persönlichkeitsstörungen. In: www.awmf.org/leitlinien/detail/anmeldung/1/ll/038-015.html (letzter Zugriff 22.12.21).

Balint, M. (1973): Therapeutische Aspekte der Regression. Reinbek.

Beauchamp, T. L. & Childress, J. F. (2019): Principles of biomedical ethics. Oxford.

Belleau, E. L.; Chin, E. G.; Wanklyn, S. G.; Zambrano-Vazquez, L.; Schumacher, J. A. & Coffey, S. F. (2017): Pre-treatment predictors of dropout from prolonged exposure therapy in patients with chronic posttraumatic stress disorder and comorbid substance use disorders. In: *Behaviour Research and Therapy,* 91, S. 43 – 50 (doi: 10.1016/j.brat.2017.01.011. Epub 2017 Jan 25. PMID: 28147254; PMCID: PMC5328858).

Benecke, C. (2014): Klinische Psychologie und Psychotherapie. Ein integratives Lehrbuch. Stuttgart.

Benedetti, F. & Piedimonte, A. (2019): The neurobiological underpinnings of placebo and nocebo effects. In: *Seminars in Arthritis and Rheumatism,* 49, S. 18 – 21.

Blankenburg, W. (1967/2012): Verlust der natürlichen Selbstverständlichkeit: Ein Beitrag zur Psychopathologie symptomarmer Schizophrenien. Berlin.

Bohleber, W. (2018): Übertragung – Gegenübertragung – Intersubjektivität. Zur Entfaltung ihrer intrinsischen Komplexität. In: *Psyche,* 72, S. 702 – 733.

Boucsein-Keller, V. M. (2017): Das Anliegen. Wie ein psychotherapeutisches Erstgespräch gelingen kann. Dissertation Universität Zürich (https://zora.uzh.ch/id/eprint/162956/1/20183353.pdf; letzter Zugriff 11.04.2022).

Boydell, J.; van Os, J.; McKenzie, K.; Allardyce, J.; Goel, R. & McCreadie, R. u. a. (2001): Incidence of schizophrenia in ethnic minorities in London: Ecological study into interactions with environment. In: *British Medical Journal,* 323, S. 1336.

Bozzatello, P.; Morese, R.; Valentini, M. C.; Rocca, P. & Bellino, S. (2021): How interpersonal psychotherapy changes the brain: A study of fMRI in borderline personality disorder. In: *Journal of Clinical Psychiatry,* 16, 83, 1, S. 21m13918 (doi: 10.4088/JCP.21m13918. PMID: 34792871).

Breithaupt, F. (2017): Die dunklen Seiten der Empathie. Frankfurt a. M.

Brorson, H. H.; Ajo Arnevik, E.; Rand-Hendriksen, K. & Duckert, F. (2013): Drop-out from addiction treatment: A systematic review of risk factors. In: *Clinical Psychology Review,* 33, S. 1010 – 1024 (doi: 10.1016/j.cpr.2013.07.007. Epub 2013 Jul 31. Erratum in: Clin Psychol Rev. 2020 Mar;76:101796. PMID: 24029221).

Burr, C.; Schulz, M.; Winter, A. & Zuaboni, G. (Hg.) (2013): Recovery in der Praxis. Voraussetzungen, Interventionen, Projekte. Köln.

Buchheim, A.; Viviani, R.; Kessler, H.; Kächele, H.; Cierpka, M.; Roth, G.; George, C.; Kernberg, O. F.; Bruns, G. & Taubner, S. (2012): Changes in prefrontal-limbic function in major depression after 15 months of long-term psychotherapy. In: *PLoS One*, 7, 3, S. e33745 (doi: 10.1371/journal.pone.0033745. Epub 2012 Mar 28. PMID: 22470470; PMCID: PMC3314671).

Busmann, M.; Wrege, J.; Meyer, A.; Ritzler, F.; Schmidlin, M.; Gaab, J.; Lang, U. E.; Walter, M. & Euler, S. (2019): Alternative model of personality disorders (DSM-5) predicts dropout in inpatient psychotherapy for patients with personality disorders. In: *Frontiers Psychology*, 10, S. 952 (doi: 10.3389/fpsyg.2019.00952).

Cinkaya, F.; Schindler, A. & Hiller, W. (2011): Wenn Therapien vorzeitig scheitern. Merkmale und Risikofaktoren von Abbrüchen in der ambulanten Psychotherapie. In: *Zeitschrift für Klinische Psychologie und Psychotherapie*, 40, S. 224–234.

Clarkin, J. F.; Yeomans, F. E. & Kernberg, O. F. (2005): Psychotherapie der Borderline-Persönlichkeit. Manual zur Transference-Focused-Psychotherapy (TFP). Stuttgart.

Cooper, A. A. & Conklin, L. R. (2015): Dropout from individual psychotherapy for major depression: A meta-analysis of randomized clinical trials. In: *Clinical Psychology Review*, 40, S. 57–65 (doi: 10.1016/j.cpr.2015.05.001. Epub 2015 May 20. PMID: 26067572).

Dammann, G.; Buchheim, P.; Clarkin, J. F. & Kernberg, O. F. (2001): Die Arbeit mit Therapievereinbarungen in der übertragungsfokussierten, psychodynamischen Therapie von Borderline-Störungen. In: Dammann, G. & Janssen, P. (Hg.): Psychotherapie der Borderline-Störungen. Stuttgart, S. 59–70.

Dammann, G. & Benecke, C. (2009): Psychodynamisch orientierter Umgang mit Sexualisierungen von Patienten mit Persönlichkeitsstörungen. In: Dulz, B.; Benecke, C. & Richter-Appelt, H. (Hg.): Borderline-Störungen und Sexualität. Stuttgart, S. 330–348.

Dammann, G. & Gerisch, B. (2005): Narzisstische Persönlichkeitsstörungen und Suizidalität: Behandlungsschwierigkeiten aus psychodynamischer Perspektive. In: *Schweizer Archiv für Neurologie und Psychiatrie*, 156, S. 299–309.

Deber, R. B.; Kraetschmer, N.; Urowitz, S. & Sharpe, N. (2007): Do people want to be autonomous patients? Referred roles in treatment decision-making in several patient populations. In: *Health Expectations*, 10, S. 248–258.

Dennett, D. (1987): The intentional stance. Cambridge, Ma.

Diamond, D. & Meehan, K. B. (2013): Attachment and object relations in patients with narcissistic personality disorder: Implications for therapeutic process and outcome. In: *Journal of Clinical Psychology*, 69, S. 1148–1159.

Dittmann, V. (2008): Urteilsfähigkeit als Voraussetzung für Aufklärung und Einwilligung. In: *Therapeutische Umschau,* 65, S. 367 – 370 (doi: 10.1024/0040-5930.65.7.367).

Domínguez-Salas, S.; Díaz-Batanero, C.; Lozano-Rojas, O. M. & Verdejo-García, A. (2016): Impact of general cognition and executive function deficits on addiction treatment outcomes: Systematic review and discussion of neurocognitive pathways. In: *Neuroscience & Biobehavioural Reviews,* 71, S. 772 – 801 (doi: 10.1016/j.neubiorev.2016.09.030. Epub 2016 Oct 25. PMID: 27793597).

Enneking, V.; Leehr, E. J.; Dannlowski, U. & Redlich, R. (2020): Brain structural effects of treatments for depression and biomarkers of response: A systematic review of neuroimaging studies. In: *Psychological Medicine,* 50, S. 187 – 209.

Fabry, G. F. (1999): Einschätzung der Einwilligungsfähigkeit – Zum *Informed Consent* in der Psychiatrie. Inaugural-Disseration (https://freidok.uni-freiburg.de/fedora/objects/freidok:2909/datastreams/FILE1/content; letzter Zugriff 06.01.2022).

Federn, P. (1928/1929): Selbstmordprophylaxe in der Analyse. In: *Zeitschrift für Psychoanalytische Pädagogik,* 3, S. 379 – 389.

Fonagy, P. (1997): Attachment and theory of mind: Overlapping constructs? In: *Association Child Psychology and Psychiatry*, Occasional Papers 14, S. 31 – 40.

Fonagy, P.; Gergely, G.; Jurist, E. L. & Target, M. (2008): Affektregulierung, Mentalisierung und die Entwicklung des Selbst. Stuttgart.

Freud, S. (1890): Psychische Behandlung (Seelebehandlung). GW V. Frankfurt a. M., S. 287 – 315.

Freud, S. (1895 d): Studien über Hysterie. GW I. Frankfurt a. M., S. 75 – 312.

Freud, S. (1912 a): Zur Dynamik der Übertragung. GW VIII. Frankfurt a. M., S. 364 – 374.

Freud, S. (1912 b): Ratschläge für den Arzt bei der psychoanalytischen Behandlung. GW VIII. Frankfurt a. M., S. 376 – 387.

Freud, S. (1917 e): Trauer und Melancholie. GW X. Frankfurt a. M., S. 427 – 446.

Freud S. (1920): Jenseits des Lustprinzips. GW XIII. Frankfurt a. M., S. 1 – 69.

Freud, S. (1925): Selbstdarstellung. Die Technik der Psychoanalyse: freie Assoziation. GW XIV. Frankfurt a. M., S. 31 – 96.

Freud, S. (1926 d); Hemmung, Symptom und Angst. GW XIV. Frankfurt a. M., S. 111 – 205.

Fuchs, T. (2007): Fragmented selves: Temporality and identity in borderline personality disorder. *Psychopathology*, 40, S. 379 – 387.

Fuchs, T. (2008): Leibgedächtnis und Unbewusstes – Zur Phännomenologie der Selbstverborgenheit des Subjekts. In: *Psycho-Logik. Jahrbuch für Psychotherapie, Philosophie und Kultur* (Methode und Subjektivität, Bd. 3), S. 33 – 50.

Fuchs, T. (2013): Temporality and psychopathology. In: *Phenomenology and the Cognitive Science*, 12, S. 75 – 104 (https://doi.org/10.1007/s11097-010-9189-4).

Fuchs, T. (2020): Randzonen der Erfahrung. Beiträge zur phänomenologischen Psychopathologie. Freiburg.

Gabbard, G. O. (2003): Misslungene psychoanalytische Behandlungen suizidaler Patienten. In: *Zeitschrift für psychoanalytische Theorie und Praxis*, 18, S. 170 – 188.

Gabbard, G. O. (2010): Psychodynamische Psychiatrie. Ein Lehrbuch. Gießen.

Gabbard. G. O. (2021): Übertragung und Gegenübertragung in der Behandlung von Patienten mit Narzisstischer Persönlichkeitsstörung. In: Doering, S.; Hartmann, H.-P. & Kernberg, O. (Hg.): Narzissmus. Grundlagen, Störungsbilder, Therapie. Stuttgart, S. 625 – 634.

Gerisch, B. (2012): Suizidalität. Gießen.

Giernalczyk, T. (2003): Psychodynamische Krisenintervention – »Affektregulation zu zweit«. In: *Psychotherapie im Dialog*, 4, S. 347 – 353.

Gill, M. M. (1996): Die Übertragungsanalyse. Theorie und Technik. Frankfurt.

Glatzel, J. (1978): Allgemeine Psychopathologie. Stuttgart.

Gödde, G. (2016): Die Weichenstellung der therapeutischen Beziehung als vorrangigem Therapiefokus. In: Gödde, G. & Stehle, S. (Hg.): Die therapeutische Beziehung in der psychodynamischen Psychotherapie. Ein Handbuch. Gießen, S. 19 – 49.

Grawe, K. (1998): Psychologische Therapie. Göttingen.

Green, A. (1993): Le travail du négatif. Paris.

Green, A. (2004): Die tote Mutter. In: ders. Die tote Mutter. Gießen, S. 233 – 265.

Greenson, R. (1973): Technik und Praxis der Psychoanalyse. Stuttgart.

Heim, E. (2000): Der Bewältigungsversuch in Krise und Krisenintervention. In: Schnyder, U. & Sauvant, J. D. (Hg.): Krisenintervention in der Psychiatrie. Bern, S. 27 – 43.

Heimann, P. (1950/2016): Zur Gegenübertragung. In: Heimann, P. (ebd.): Gegenübertragung und andere Schriften zur Psychoanalyse. Vorträge und Aufsätze aus den Jahren 1942 – 1980. Stuttgart, S. 111 – 117.

Heinz, A. (2015): Der Begriff der psychischen Krankheit. Frankfurt a. M.

Henseler, H. (1984): Narzisstische Krisen. Zur Psychodynamik des Selbstmords. Opladen.

Henrich, D. (1982): Fluchtlinien. Frankfurt a. M.

Hoff, P. & Vetter, J. F. (2022): Hat die psychiatrische Diagnose eine Zukunft. In: *Leading Options Neurologie und Psychiatrie*, S. 18–19.

Hohage, R. (2006): Die Beendigung von tiefenpsychologisch fundierten Psychotherapien. In: Diederichs, P. (Hg.): Die Beendigung von Psychoanalysen und Psychotherapien. Gießen, S. 137–156.

Holzhey-Kunz, A. (2014): Daseinsanalyse: Der existenzphilosophische Blick auf seelisches Leiden und seine Therapie. Wien.

Honneth, A. (1992): Kampf um Anerkennung. Zur Grammatik sozialer Konflikte. Frankfurt a. M.

Husserl, E. (1928/1980): Vorlesungen zur Phänomenologie des inneren Zeitbewusstseins. Tübingen.

Iliakis, E. A.; Ilagan, G. S. & Choi-Kain, L. W. (2021): Dropout rates from psychotherapy trials for borderline personality disorder: A meta-analysis. In: *Journal of Personality Disorders*, 12, S. 193–206 (doi: 10.1037/per0000453. Epub 2021 Feb 15. PMID: 33591777).

Insel, T.; Cuthbert, B.; Garvey, M.; Heinssen, R.; Pine, D. S.; Quinn, K.; Sanislow, C. & Wang, P. (2010): Research domain criteria (RDoC): Toward a new classification framework for research on mental disorders. In: *American Journal of Psychiatry*, 167, S. 748–751 (doi:10.1176/appi.ajp.2010.09091379. PMID: 20595427).

Janssen, P. L.; Dahlbender, R. W.; Freyberger, H. J.; Heuft, G.; Mans, E. J.; Rudolf, G.; Schneider, W. & Seidler, G. H. (1996): Leitfaden zur psychodynamisch-diagnostischen Untersuchung. *Psychotherapeut*, 41, S. 297–304.

Janzarik, W. (2004): Autopraxis. Desaktualisierung, Aktivierung und Willensthematik. In: *Nervenarzt*, 75, S. 1053–1060.

Jaspers, K. (1913/1973): Allgemeine Psychopathologie. Berlin/Heidelberg.

Kernberg, O. F. (1978): Borderline Störungen und pathologischer Narzissmus. Frankfurt a. M.

Kernberg, O. F. (1981): Structural interviewing. In: *The Psychiatric Clinics of North America*, 4, S. 169–195.

Kernberg, O. F. (1985): Schwere Persönlichkeitsstörungen. Stuttgart.

Kernberg, O. F. (1998): Liebesbeziehungen. Normalität und Pathologie. Stuttgart.

Kernberg, O. F. (2014): Pathologischer Narzissmus und die Zerstörung der Zeit. In: Kernberg, O. F. (ebd.): Liebe und Aggression. Eine unzertrennliche Beziehung. Stuttgart, S. 97–113.

Kernberg, O. F. (2014): Betrachtungen zum Trauerprozess. In: Kernberg, O. F. (ebd.): Liebe und Aggression. Eine unzertrennliche Beziehung. Stuttgart, S. 171–193.
Kind, J. (1992/2011): Suizidal. Die Psychoökonomie einer Suche. Göttingen.
Kläui, C. (2008): Psychoanalytisches Arbeiten. Eine Theorie der Praxis. Bern.
Kläui, C. (2017): Tod – Hass – Sprache. Psychoanalytisch. Wien.
Klein, M. (1962/2006 a): Über das Seelenleben des Kleinkindes. Einige theoretische Betrachtungen. In: Dies.: Das Seelenleben des Kleinkindes. Stuttgart, S. 187–213.
Klein, M. (1957/2006 b): Neid und Dankbarkeit. Einige theoretische Betrachtungen. In: Dies.: Das Seelenleben des Kleinkindes. Stuttgart, S. 225–242.
Klüwer, R. (2001): Szene, Handlungsdialog (Enactment) und Verstehen. In: Bohleber, W. & Drews, S. (Hg.): Die Gegenwart der Psychoanalyse – die Psychoanalyse der Gegenwart. Stuttgart, S. 347–358.
Kotov, R.; Krueger, R. F.; Watson, D.; Achenbach, T. M. & Althoff, R. R. u. a. (2017): The hierarchical taxonomy of psychopathology (HiTOP): A dimensional alternative to traditional nosologies. In: *Journal of Abnormal Psychology,* 126, S. 454–477 (doi: 10.1037/abn0000258. Epub 2017 Mar 23. PMID: 28333488).
Kreuzer-Haustein, U. (2015): Chronisches Schweigen und Redekur – Überlegungen zu einem Paradox. In: *Psyche,* 69, S. 685–713.
Küchenhoff, J. (2005): Die Achtung vor dem Anderen. Psychoanalyse und Kulturwissenschaften im Dialog. Weilerswist.
Küchenhoff, J. (2012 a): Psychose. Gießen.
Küchenhoff, J. (2012 b): Perspektiven produktiver und destruktiver Negativität. Ein psychoanalytischer Versuch. In: Storck, T. (Hg.): Zur Negation der psychoanalytischen Hermeneutik. Gießen, S. 61–71.
Küchenhoff, J. (2013): Der Sinn im Nein und die Gabe des Gesprächs. Psychoanalytisches Verstehen zwischen Philosophie und Klinik. Weilerswist.
Küchenhoff, J. (2016): Die Analyse der therapeutischen Beziehung und die Psychopharmakotherapie. In: Ders. (Hg.): Psychoanalyse und Psychopharmakologie. Grundlagen, Kritik, Forschung. Stuttgart, S. 13–33.
Küchenhoff, J. & Mahrer, R. (2009): Das Ende der Behandlung. In: Küchenhoff, J. & Mahrer, R. (Hg.): Psychotherapie im psychiatrischen Alltag. Die Arbeit an der therapeutischen Beziehung. Stuttgart, S. 164–178.
Lacan, J. (2001): Proposition du 9 octobre 1967 sur le psychanalyste de l'École. In: Ders.: Autres Écrits. Paris, S. 243–259.
Laimböck, A. (2011): Das psychoanalytische Erstgespräch. Frankfurt a. M.

Lambert, M. J. (1992): Psychotherapy outcome research: Implications for integrative and eclectic therapists. In: Norcross, J. C. & Goldfried, M. R. (Hg.): Handbook of psychotherapy integration. New York, S. 94–129.

Lang, U. (2013): Innovative Psychiatrie mit offenen Türen. Deeskalation und Partizipation in der Akutpsychiatrie. Berlin.

Lempa, G. (2015): Eine psychoanalytische Theorie des schizophrenen Wahns. In: *Forum für Psychoanalyse,* 31, S. 353–374.

Lempa, G.; von Haebler, D. & Montag, C. (2017): Psychodynamische Psychotherapie der Schizophrenien. Gießen.

Leuzinger-Bohleber, M.; Röckerath, K. & Strauss, L. V. (2010): Depression und Neuroplastizität: psychoanalytische Klinik und Forschung. Frankfurt a. M.

Lohmer, M. (2005): Borderline-Therapie. Psychodynamik, Behandlungstechnik und therapeutische Settings. Stuttgart.

Lohmer, M. (2017): Ein Wirkmodell der Supervision. In: Möller, H. & Lohmer, M. (Hg.): Supervision in der Psychotherapie. Grundlagen – Forschung – Praxis. Stuttgart, S. 21–33.

Lohmer, M. & Wernz, C. (2009): Sexualität und Abwehrmechanismen In: Dulz, B.; Benecke, C. & Richter-Appelt, H. (Hg.): Borderline-Störungen und Sexualität. Ätiologie – Störungsbild – Therapie. Stuttgart, S. 148–157.

Lohmer, M. & Wernz, C. (2019): Narzissmus und Übertragungsfokussierte Therapie. In: *Psychotherapie im Dialog,* 20, S. 48–52.

Lorenzer, A. (1983): Sprache, Lebenspraxis und szenisches Verstehen in der psychoanalytischen Therapie. In: *Psyche,* 37, S. 97–115.

Lorenzer, A. (1984): Intimität und soziales Leid. Archäologie der Psychoanalyse. Frankfurt a. M.

Maio, G. (2017): Zur Bedeutung des Vertrauens in der Medizin. In: *Swiss Archives Neurology, Psychiatry and Psychotherapy,* 168, S. 232–238.

Marrero, R. J., Fumero, A., de Miguel, A. & Peñate, W. (2020): Psychological factors involved in psychopharmacological medication adherence in mental health patients: A systematic review. In: *Patient Education Counseling,* 103, S. 2116–2131.

McNulty, N.; Ogden, J. & Warren, F. (2013): »Neutralizing the patient«: Therapists' accounts of sexual boundary violations. In: *Clinical Psychology and Psychotherapy,* 20, S. 189–198 (doi: 10.1002/cpp.799. Epub 2011 Dec 28. PMID: 22213429).

Meins, E. C.; Fernyhough, C.; Russel, J. & Clark-Carter, D. (1998): Security of attachment as a predictor of symbolic and mentalizing abilities: A longitudinal study. In: *Social Development,* 7, S. 1–24.

Mentzos, S. (2010): Lehrbuch der Psychodynamik. Die Funktion der Dysfunktionalität psychischer Störungen. Göttingen.

Mentzos, S. (2015): Dilemmatische Gegensätze im Zentrum der Psychodynamik der Psychosen. In: *Forum für Psychoanalyse*, 31, S. 341–352.

Merleau-Ponty, M. (1966): Phänomenologie der Wahrnehmung. Berlin.

NICE – National Institute for Health and Care Excellence, United Kingdom (2009): Borderline personality disorder: Recognition and management. Clinical guideline (www.nice.org.uk/guidance/cg78; letzter Zugriff 22.12.21).

Nietzsche, F. (1873/1982): Über Wahrheit und Lüge im außermoralischen Sinn. Bd. 3. München, S. 309–322.

Nietzsche, F. (1878/1982): Menschliches, Allzumenschliches. Bd. 1. München, S. 435–1008.

Nietzsche, F. (1886/1982): Jenseits von Gut und Böse. Bd. 2. München, S. 563–759.

Ogden, T. H. (1992): Comments on transference and countertransference in the initial analytic meeting. In: *Psychoanalytic Inquiry*, 12, S. 225–247.

Orlinsky, D. E. & Howard, K. J. (1986): Process and outcome in psychotherapy. In: Garfield, S. & Bergin, A. E. (Hg.): Handbook of psychotherapy and behavior change. New York.

Peirce, C. S. (1983): Phänomen und Logik der Zeichen. Frankfurt a. M.

Racker, H. (1970): Übertragung und Gegenübertragung. München.

Reddemann, L. (2016): Imagination als heilsame Kraft: Ressourcen und Mitgefühl in der Behandlung von Traumafolgen. Stuttgart.

Resch, F. & Westhoff, K. (2013): Das biopsychosoziale Modell in der Praxis: Eine kritische Reflexion. In: *Resonanzen* (https://resonanzen-journal.org/index.php/resonanzen/article/view/190; letzter Zugriff 17.01.22).

Resch, F. & Prazer, P. (2016): Gibt es psychopathologische Modelle zur Erklärung der Wirkungen von Psychotherapie und Psychopharmakotherapie? In: Küchenhoff, J. (Hg.): Psychoanalyse und Psychopharmakologie. Grundlagen, Kritik, Forschung. Stuttgart, S. 72–90.

Reuter, L., Scheidt, C. E. (2014): Vorzeitige Beendigung der Therapie in der stationären psychosomatischen Krankenhausbehandlung und Rehabilitation. In: *Psychotherapie, Psychosomatik und Medizinische Psychologie*, 64, S. 297–308 (German. doi: 10.1055/s-0034-1368730. Epub 2014 Apr 23. PMID: 24760412).

Ricoeur, P. (2005): Das Selbst als ein Anderer. Paderborn.

Rieber-Hunscha, I. (2007): Wann ist zu Ende therapiert? In: *Psychotherapie im Dialog*, 2, S. 108–116.

Rogers, C. R. (1951/1993): Die klientenzentrierte Gesprächspsychotherapie. Frankfurt a. M.

Rohde-Dachser, C. (1986): Ringen um Empathie. In: *Forum für Psychoanalyse,* 2, S. 44–58.

Ronningstam, E. (2006): Silence. Cultural function and psychological transformation in psychoanalysis and psychoanalytic psychotherapy. In: *International Journal of Psychoanalysis,* 87, S. 1277–1295.

Rose, S.; Bisson, J.; Churchill, R. & Wessely, S. (2002): Psychological debriefing for preventing post traumatic stress disorder (PTSD). In: *Cochrane Database Systematic Review*: CD000560 (doi: 10.1002/14651858.CD000560. PMID: 12076399).

Rosenfeld, H. (1971): A clinical approach to the psycho-analytical theory of the life and death instincts: An investigation into the aggressive aspects of narcissism In: *International Journal of Psychoanalysis,* 52, S. 169–178.

Rosenfeld, H. (1997): Sackgassen und Deutungen. Therapeutische und antitherapeutische Faktoren bei der psychoanalytischen Behandlung von psychotischen, Borderline- und neurotischen Patienten. Stuttgart.

Rudolf, G. (2004): Strukturbezogene Psychotherapie. Leitfaden zur psychodynamischen Therapie struktureller Störungen. Stuttgart.

Sachse, R. (2016): Therapeutische Beziehungsgestaltung. Göttingen.

Safran, J. D. & Kraus, J. (2014): Alliance ruptures, impasses, and enactments: A relational perspective. In: *Psychotherapy,* 51, S. 381–387.

Safran, J. D. & Muran, J. C. (200): Negotiating the therapeutic alliance: A relational treatment guide. New York.

SAMW – Schweizerische Akademie der Medizinischen Wissenschaften (2015): Zwangsmaßnahmen in der Medizin https://www.samw.ch/de/Publikationen/Richtlinien.html; letzter Zugriff 06.01.2022).

SAMW – Schweizerische Akademie der Medizinischen Wissenschaften (2020): Rechtliche Grundlagen im medizinischen Alltag. Ein Leitfaden für die Praxis (https://www.samw.ch/de/Publikationen/Leitfaden-fuer-die-Praxis.html; letzter Zugriff 06.01.2022).

Sandler, J. (1976): Gegenübertragung und Bereitschaft zur Rollenübernahme. In: *Psyche.* 30, S. 297–305.

Schawohl, A. & Odenwald, M. (2018): Häufigkeit und Risikofaktoren des Therapieabbruchs in einer verhaltenstherapeutischen Hochschulambulanz: Der Einfluss von riskantem Alkoholkonsum zu Therapiebeginn. In: *Verhaltenstherapie,* 22, S. 222–228.

Schmahl, C.; Niedtfeld, I. & Herpertz, S. C. (2018): Borderline-Persönlichkeitsstörung: Veränderung der Hirnstruktur und -funktion durch Psychotherapie. In: *Nervenarzt,* 89, S. 1232–1236.

Scott, R. M.; Baillargeon, R. (2017). Early False-Belief Understanding. In: *Trends in Cognitive Sciences*, 21, S. 237–249.

Segal, H. (1952): A psychoanalytic approach to aesthetics. In: *International Journal of Psychoanalysis,* 33, S. 196–207.

Segal, H. (1957): Notes on symbol formation. In: *International Journal of Psychoanalysis,* 38, S. 391–397.

Segal, H. (1990): Bemerkungen zur Symbolbildung. In: Bott Spillius, E. (Hg.): Melanie Klein heute. Bd. 1: Beiträge zur Theorie und Praxis. München/Wien, S. 202–224.

Segal, H. (1991): Dream, phantasy, and art. London.

Segal, H. (1996): Traum, Phantasie und Kunst. Stuttgart.

Seiffge-Krenke, I. (2017): Widerstand, Abwehr und Bewältigung. Göttingen.

SGPP (2018): Behandlungsempfehlungen Borderline-Persönlichkeitsstörung (https://www.psychiatrie.ch/sgpp/fachleute-und-kommissionen/behandlungsempfehlungen; letzter Zugriff 22.12.21).

Soler, J.; Casellas-Pujol, E.; Fernàndez-Felipe, I.; Martin-Blanco, A.; Alemnta, D. & Pascual, J. C. (2021): »Skills vor pills«: The dialectical-behavioural therapy skills training reduces polypharmacy in borderline personality disorder. In: *Acta Psychiatrica Scandinavica,* 4, S. 332–342.

Sollberger, D. (1994): Metaphysik und Invention. Die Wirklichkeit in den Suchbewegungen negativen und positiven Denkens in Schellings Spätphilosophie. Würzburg.

Sollberger, D. (2013 a): On identity: from a philosophical point of view. *Child and Adolescent Psychiatry and Mental Health,* 31, 7, S. 29 (doi: 10.1186/1753-2000-7-29. PMID: 23902741; PMCID: PMC3751052).

Sollberger, D. (2013 b): Andersartigkeit und Liminalität. Zur biographischen Identität von Nachkommen psychisch kranker Eltern. In: Wiegand-Grefe, S. & Wagenblass, S. (Hg.): Qualitative Forschungen in Familien mit psychisch erkrankten Eltern. Weinheim, S. 214–242.

Sollberger, D. (2015): Wider die Fragmentierung des Selbst. In: Sollberger, D.; Kapfhammer, H. P.; Boehlke, E.; Hoff, P. & Stompe, T. (Hg.): Bilder der Schizophrenie. Berlin, S. 215–225.

Sollberger, D. (2020): Geduld und Ungeduld. Komplementäre Haltungen in der (zeitbegrenzten) institutionellen psychoanalytischen Psychotherapie. In: *Journal der Psychoanalyse,* 61, S. 37–52.

Sollberger, D. (2021): Identität als Konzept in Philosophie, Psychologie und psychodynamischer Psychotherapie. In: *Psychodynamische Psychotherapie*, 20, S. 3–15.

Sollberger, D. (2022): Rezension zu Thomas Fuchs: Randzonen der Erfahrung. In: *Swiss Archives of Neurology, Psychiatry, and Psychotherapy*, 173, S. 125.

Staats, H. (2017): Die therapeutische Beziehung. Spielarten und verwandte Konzepte. Göttingen.

Stein, C. (2015): Psychotherapeutische Krisenintervention. Tübingen.

Steiner, J. (1993): Orte des seelischen Rückzugs. Stuttgart.

Sterba, R.F. (1934/1975): Das Schicksal des Ich im therapeutischen Verfahren. Wiederabdruck in: *Psyche*, 29, S. 941–949.

Stern, D.N. (1986): The interpersonal world of the infant. New York.

Stern, D.N. (2005): »Der Gegenwartsmoment« – Veränderungsprozesse in Psychoanalyse, Psychotherapie und Alltag. Frankfurt a.M.

Storck, T. (2016): Verstehen und Nicht-Verstehen als Elemente der therapeutischen Beziehung. In: Gödde, G. & Stehle, S. (Hg.): Die therapeutische Beziehung in der psychodynamischen Psychotherapie. Ein Handbuch. Gießen, S. 97–112.

Streeck, U. & Boothe, B. (2000): Selbstgerechtes Wohlwollen in der Psychoanalyse. In: *Psychotherapie und Sozialwissenschaft*, 2, S. 278–291.

Swift, J.K. & Greenberg, R.P. (2012): Premature discontinuation in adult psychotherapy: A meta-analysis. In: *Journal of Consulting and Clinical Psychology*, *80*, S. 547–559.

Tellenbach, H. (1961): Melancholie. Zur Problemgeschichte, Typologie, Pathogenese und Klinik. Berlin.

Till, W. (2009): Psychoanalytische Aspekte in der Krisenintervention. In: *Psyche*, 63, S. 773–793.

Theunissen, M. (1991): Negative Theologie der Zeit. Frankfurt a.M.

Thomä, H. & Kächele, H. (2006): Psychoanalytische Psychotherapie. Grundlagen. Berlin.

Treml, J. & Kersting, A. (2018): Anhaltende Trauerstörung. In: *Nervenarzt*, 89, S. 1069–1078.

Tronick, E.Z. (1989): Emotions and emotional communication in infants. In: *American Psychologist*, 44, S. 112–119.

Veling, W.; Susser, E.; van Os, J.; Mackenbach, J.P.; Selten, J.P. & Hoek, H.W. (2008): Ethnic density of neighborhoods and incidence of psychotic disorders among immigrants. In: *American Journal of Psychiatry*, 165, S. 66–73.

Voigtel, R. (2016): Die Wirkung von Hierarchie und Macht in der therapeutischen Beziehung. In: Gödde, G. & Stehle, S. (Hg.): Die therapeutische Beziehung in der psychodynamischen Psychotherapie. Ein Handbuch. Gießen, S. 441–454.

Wierzbicki, M. & Pekarik, G. (1993): A meta-analysis of psychotherapy dropout. In: *Professional Psychology: Research and Practice, 24*, S. 190–195.

Wiswede, D.; Taubner, S.; Buchheim, A.; Münte, T. F.; Stasch, M.; Cierpka, M.; Kächele, H.; Roth, G.; Erhard, P. & Kessler, H. (2014): Tracking functional brain changes in patients with depression under psychodynamic psychotherapy using individualized stimuli. In: *PLoS One, 9*, S. e109037 (doi: 10.1371/journal.pone.0109037. PMID: 25275317; PMCID: PMC4183537).

Winnicott, D. W. (1947/1983): Hass in der Gegenübertragung. In: Ders.: Von der Kinderheilkunde zur Psychoanalyse. Frankfurt a. M., S. 77–90.

Winnicott, D. W. (1963/1984): Die Entwicklung der Fähigkeit der Besorgnis. In: Ders.: Reifungsprozesse und fördernde Umwelt. Frankfurt a. M., S. 93–105.

Winnicott, D. W. (1974/1991): Die Angst vor dem Zusammenbruch. In: *Psyche*, 45, S. 1116–1126.

Wittgenstein, L. (1978): Philosophische Untersuchungen. Frankfurt a. M.

Wolf, L. (2022): Beziehung von Substanz(en) – Spotlight am Valentinstag. Vortrag am 14. Februar an der Psychiatrie Baselland, Liestal.

Yeomans, F. E.; Clarkin, J. F. & Kernberg, O. F. (2017): Übertragungsfokussierte Psychotherapie für Borderline-Patienten. Das TFP-Praxismanual. Stuttgart.

Zeeck, A. (2016): SSRI in der psychodynamischen Psychotherapie der Bulimia nervosa. In: Küchenhoff, J. (Hg.): Psychoanalyse und Pharmakotherapie. Stuttgart, S. 187–198.

Containing

Nach Wilfred R. Bion, einem englischen Psychoanalytiker, haben Betroffene mit psychotischen Symptomen in ihrer Entwicklung nicht die Gelegenheit bekommen, dass empathische Bezugspersonen ihnen die Erfahrung der äußeren Welt in einem stellvertretend-beschützenden Rahmen ermöglichten. Die elterliche Rahmung und ggf. Abmilderung von zu intensiven Reizerfahrungen aus der Umwelt, aber auch aus dem eigenen Körper bezeichnet Bion als »Containing«. Durch die empathisch-fürsorglich angepasste, also eine dem Kind gerechte Rückvermittlung der unmittelbaren Eindrücke von der Welt, werden diese für das Kind erträglich und verarbeitbar (»Du hast dir jetzt den Kopf gestoßen, das tut sehr weh, aber das wird gleich weniger«).

Menschen mit psychotisch labilen Denk- und Erlebensstrukturen und einer entsprechend fragmentierten Identität haben oft größte Schwierigkeiten, innere Eindrücke, Gefühlsanteile, innere Eindrücke anderer Personen symbolisch in sich abzubilden und damit stabil in sich festzuhalten. Dies kann bis zur grundsätzlichen Infragestellung der eigenen Identität gehen.

BEISPIEL Der seit Jahrzehnten chronisch psychotisch erkrankte Patient Herr W., der insgesamt ein sehr zurückgezogenes und nach außen schwankungsarm wirkendes Leben führt, erscheint manchmal innerlich angespannt und verzweifelt. In solchen Momenten richtet er mit einem flehentlichen Unterton eine Frage an den Therapeuten: »Herr L., gibt es mich?« ✖

Für all diese fragilen Erlebnisinhalte und bei dem drängenden Bedürfnis nach »Identitätsbeweis« kann das therapeutische Gegenüber eine ungeheuer wichtige stabilisierende Funktion bekommen. Die therapeutische Person nimmt das auf, was dem Klienten aus den Händen rinnt, »hält« es und wird damit, profan ausgedrückt, zum »Container« wichtiger psychischer Inhalte, für die der Klient in unverdauter Form (noch) keine Möglichkeit des inneren Aufbewahrens hat.

Das Containing kann sehr große Bedeutung für eine produktive Beziehungsgestaltung im sozialpsychiatrischen Beziehungskontext (und nicht nur mit psychotisch Betroffenen) erlangen. Immer davon ausgehend, dass die entsprechenden Klientinnen und Klienten nicht genügend innere Verarbeitungspuffer für erlebte Eindrücke haben, vor allem negativer Art, kann es sehr wichtig werden, ihnen im Sinne eines Holding »die Welt zu erklären«, ihre intensiv geäußerten Ängste (»Ich weiß überhaupt nicht, wer ich bin, ich glaube, ich werde gleich langsam schrumpfen und verschwinden, wenn ich jetzt nach draußen gehe«) in gelassener Haltung aufzunehmen und in geschützt-angepasster Form zurückzugeben, zum Beispiel: »Sie sind sehr unsicher, was da draußen passieren könnte, ob es Sie völlig überfordern könnte, aber wenn Sie erst mal rausgegangen sind, wird es Ihnen wahrscheinlich gar nicht so schwerfallen.«

In seinen Ausführungen zur Phänomenologie psychotischer Zustände konkretisiert Hans-Peter Kapfhammer, wie psychotisch Leidende in ihrer Realitätserfahrung eingeschränkt sind. Es handelt sich um eine »selbstdestruktive Auflösung sensorisch-perzeptiver und kognitiver Funktionen und Strukturen, die Realität vermittelnd wahrzunehmen« (KAPFHAMMER 2006, S. 30). Im heute sehr verbreiteten ätiologischen Modell für Psychosen, dem sogenannten Vulnerabilitäts-Stress-Modell, wird die Folge dieses Defizits in Wahrnehmung und Denken oft als subjektiv empfundene »Reizüberflutung« beschrieben. Den Betroffenen fehlt sozusagen eine Schutzhülle von Verarbeitungsfunktionen, mit der Aspekte der umgebenden Realität eingeordnet, verstanden und in ihrer Bedeutung relativiert werden können. Es kommt zu einem »unmittelbaren Ausgeliefertsein an die ›Realität an sich‹« (ebd.).

Wenn Menschen ohne frühkindliche Containing-Erfahrung durch die Eltern aufgewachsen sind, so hat das eine innere Entleerung zur Folge, bei der innerseelische Verarbeitungsstrukturen gar nicht erst zustande gekommen sind. Das kann nun dazu führen, dass das eigene Körperbild, das Körperselbst als »nicht zuverlässig von der Außenwelt abgegrenzt« erlebt wird: »Die Haut ist nicht als quasi natürliche Grenze zwischen dem Selbst und dem Anderen verfügbar« (ebd., S. 31).

Begreifen wir dies, wird es verständlicher, wenn psychotisch Leidende im direkten Kontakt sehr auf eine räumliche Distanz achten, die gelegentlich weit über die normale Distanz bei einem Gesprächskontakt hinausgeht. Der weiter oben mit seiner Identitätsunsicherheit zitierte Herr W. legte bei Gesprächen manchmal Wert darauf, dass man sich in die gegenüberliegenden Ecken eines Raumes begab, um so innerhalb des Zimmers die größtmögliche Distanz zueinander zu halten.

Kritische Reflexion und gemeinsame Aushandlung

Als Ausgangspunkt ist eine Haltung hilfreich, die versucht, den Menschen ganzheitlich in den Blick zu nehmen und ihn in seinen Erlebensweisen zu verstehen – und ihn damit auch zu ermutigen, sich selbst als Mensch (in Beziehungen) zu erleben, zu verstehen und mitzuteilen. Eine derartige Haltung schließt die Bereitschaft ein, Ambivalenzen, Widersprüchlichkeiten, das Nebeneinander unterschiedlicher Positionen und Perspektiven sowie Lücken, Unverständliches und offene Fragen auszuhalten. In diesem Prozess die eigene therapeutische Haltung immer wieder kritisch zu reflektieren, bedeutet zum einen, das eigene Selbsterfahrungswissen zu vertiefen und einzubeziehen, um die eigenen wunden Punkte und Widersprüchlichkeiten (Gegenübertragungen) zu erkennen und sich eigener Tendenzen zu »Unwerten« bewusst zu werden. Zum anderen bedeutet es, die eigene Positionierung und den Umgang mit Macht und Diskriminierung kritisch zu reflektieren und in das therapeutische Handeln einfließen zu lassen. Dies schließt wiederum ein, das eigene Verhaftetsein in vereinfachten, traditionellen und potenziell die Macht- und Diskriminierungsverhältnisse stabilisierenden Krankheitsbildern zu hinterfragen.

Wenn wir die Selbstexpertise unseres Gegenübers als Grundlage für unsere therapeutische Arbeit betrachten, dann entwickeln sich daraus die Antworten auf Fragen danach,

- welche Erfahrungen und Erkenntnisse wann hilfreich und aushaltbar sind,
- welche Veränderungen zu welchem Zeitpunkt möglich und erstrebenswert sind,
- welche Risiken eingegangen, welche Schritte gewagt werden wollen,
- wann Verantwortung selbst übernommen werden oder zwischenzeitlich entlastend abgegeben werden kann.

All dies kann niemand für sein Gegenüber definieren oder entscheiden. Die gemeinsame Aushandlung dieser Fragen erfordert einen behutsamen zwischenmenschlichen Zugang, der offen ist für die Signale des anderen – auch wenn sie in Form von »Symptomen« ausgedrückt werden –, um zu verstehen, welche Botschaft auch *an uns* darin enthalten ist. So können auch diese Fragen und mit ihnen verbundene Spannungsverhältnisse angesprochen und miteinander abgewogen werden.

BEISPIEL Frau Q. brachte mir ein Geschenk mit in die Therapie, mit dem sie sich bedanken wolle, dass ich für sie da sei und ihr helfe. Da wir schon ab und zu über Geschenke in der Therapie gesprochen hatten, betonte sie, wie wichtig es ihr sei, ihre Dankbarkeit auszudrücken, und bat mich, das Geschenk anzunehmen. Ich teilte ihr mit, dass ich ihre Dankbarkeit spüre und diese Botschaft bei mir angekommen sei, dass ich aber gleichzeitig aus unseren bisherigen Gesprächen wisse, dass sie oft andere genau dann versorgen würde, wenn sie in sich Bedürfnisse, versorgt zu werden, wahrnehme – und daher zurückhaltend sei, das Geschenk anzunehmen. Sie erzählte daraufhin, dass sie in sich einen »Schrei nach Liebe« spüre, ein ganz tiefes Bedürfnis und das Gefühl, dass immer etwas gefehlt habe.

Es entwickelte sich ein sehr berührendes Gespräch über diese bedürftige Seite in ihr, in dem sie auch über ihr Gefühl, »eine Mutter zu vermissen«, und ihre Beziehung zu ihrer Mutter sprach, die sie durch deren eigene psychische Erkrankung und Alkoholabhängigkeit als nicht verfügbar erlebt hatte und mit der sie die Erfahrung gemacht hatte, um »überhaupt geliebt zu werden, den anderen versorgen zu müssen«. Am Ende der Sitzung entschieden wir zusammen, dass die Dekoration des Geschenks als Zeichen ihrer Dankbarkeit bei mir bleiben würde, sie das Geschenk aber für sich selbst mitnehmen würde – es war auch etwas, was sie sich selbst zwar wünschte, für das sie für sich aber niemals so viel Geld ausgeben würde. ×

Thomas Bock hat immer wieder betont (zuletzt siehe Bock 2020), dass sich in der Therapie von Menschen mit Psychose-Erfahrungen alle Therapieschulen notwendigerweise annähern müssten, um beziehungsfähiger zu werden. Sozialen Beziehungen und somit auch der therapeutischen Beziehungsgestaltung kommt in der Psychotherapie eine zentrale Bedeutung zu. Das macht es notwendig, dass wir uns als Therapeutinnen und Therapeuten verstärkt mit der Beziehung beschäftigen, unsere eigene Rolle in der Beziehung reflektieren, Gegenübertragungen klären und in der Beziehung als emotionales und soziales Gegenüber zur Verfügung stehen – und dies möglicherweise mehr, als wir das sonst insbesondere in verhaltenstherapeutischen Therapien gewohnt sind.

Die Notwendigkeit einer besonderen Reflexion der Beziehung und einer kritischen Auseinandersetzung mit der eigenen Rolle kann aus zwei Perspektiven begründet werden. Zum einen kann die besondere Sensibilität psychose-erfahrener Menschen dazu führen, dass Beziehungen als notwendig und bedrohlich zugleich erlebt werden. Es kann eine starke Sehnsucht nach Beziehung und

Nähe gehen, die gleichzeitig mit einer starken Angst vor Bindung einhergeht. Das heißt, schon die grundsätzliche Beziehungssituation und das damit verbundene Bindungsangebot können als konflikthaft und existenziell bedrohlich erlebt werden – und mit enormer innerer Anspannung verbunden sein. Die schon erwähnte, von den Teilnehmenden einer Gruppentherapie formulierte zentrale Frage »Wie kann ich in Beziehung geben, ohne dabei selbst verloren zu gehen?« macht diese Herausforderung (nicht nur) psychose-erfahrener Menschen auf besondere Weise deutlich.

In der Therapie geht es also darum, gemeinsam einen Begegnungsraum zu entwickeln, in dem nicht nur Beziehung zueinander, sondern vor allem der Kontakt zu sich selbst möglich wird, sodass sich die Person im Kontakt selbst erleben und wahrnehmen kann und gleichzeitig ein Kontakt zum Gegenüber möglich wird. Dabei kommt den individuellen, sich in der therapeutischen Beziehung reaktualisierenden Beziehungserfahrungen und -mustern eine zentrale Funktion zu, die sicherlich in psychodynamisch orientierten Psychotherapien bislang deutlich mehr berücksichtigt wurde als etwa in verhaltenstherapeutischen. Diese sich manchmal schon im initialen Kontakt aufdrängenden oder entfaltenden Reaktualisierungen erfordern von uns eine besondere Reflexion unserer Haltung und *unserer* Art der Beziehungsgestaltung. Meiner Erfahrung nach spielen oft Beziehungserfahrungen eine Rolle, die mit Grenzüberschreitung, Übergriffigkeit oder einer Verletzung der eigenen Integrität verbunden waren. Dies macht es notwendig, dass wir sensibel und behutsam vorgehen und unseren eigenen Umgang mit Grenzen kritisch reflektieren.

Darüber hinaus sind Menschen mit Psychose-Erfahrungen in besonderem Maße einer Diskriminierung ausgesetzt, die meist auf der interpersonellen Ebene vermittelt bzw. mindestens aktualisiert wird. Deshalb ist es notwendig, dass wir unsere eigene Haltung, unsere Behandlungspraktiken und unsere Formen der Beziehungsgestaltung und deren Eingebundensein in Formen der Macht und Machtausübung immer wieder kritisch reflektieren. Im therapeutischen Kontext sind dabei neben den Formen offener Diskriminierung vor allem Formen internalisierter Dominanz und Unterdrückung von Bedeutung. Hierzu zählen entmündigende und/oder schädigende Formen von Hilfe, die durch Schuld-, Scham- oder Überlegenheitsgefühle motiviert sind, letztendlich aber insbesondere die Fähigkeit, sich selbst zu helfen und Selbstverantwortung zu übernehmen, einschränken können.

Das betrifft auch die »benevolente Diskriminierung«, bei der das Gegenüber zwar aus einer wohlmeinend erlebten Intention »besser« behandelt oder unterstützt wird, dies aber in den gleichen Stereotypen (Mitleid mit dem